新编公共管理教学丛书

■ 主 编 吴宗辉

U0240729

健康服务与管理概论

JIANKANG FUWU YU
GUANLI GAILUN

西南大学出版社

国家一级出版社 全国百佳图书出版单位

图书在版编目(CIP)数据

健康服务与管理概论 / 吴宗辉主编. -- 重庆：西南大学出版社, 2022.9
ISBN 978-7-5697-1584-2

Ⅰ.①健… Ⅱ.①吴… Ⅲ.①卫生服务—高等学校—教材②健康—卫生管理学—高等学校—教材 Ⅳ.①R197.1②R19

中国版本图书馆CIP数据核字(2022)第134319号

健康服务与管理概论

主　　编:吴宗辉

责任编辑:牛振宇
责任校对:张　丽
封面设计:李建卫
出版发行:西南大学出版社(原西南师范大学出版社)
　　　　　地址:重庆市北碚区天生路2号
　　　　　邮编:400715
经　　销:全国新华书店
印　　刷:重庆天旭印务有限责任公司
幅面尺寸:185mm×260mm
印　　张:16.25
字　　数:405千字
版　　次:2022年12月　第1版
印　　次:2022年12月　第1次
书　　号:ISBN 978-7-5697-1584-2
定　　价:58.00元

编委会

编　者（按姓氏笔画排列）

马　辰　马　珂　王梦菊　方　燕　帅　放

代春燕　朱　琰　任　杰　刘紫薇　杜盼盼

李家聘　杨兴琼　吴　娟　吴泽昕　吴雪莲

陈　倩　陈　蓓　苟翠萍　罗燕妮　周思奇

胡永国　胡晓琳　黄文杰　董　艳　覃　然

程　杰　游　莉　谢　冰　蒲学静　管　萌

熊明洁　燕婷婷　戴　丽　戴　璘　魏瑶瑶

前 言 //QIANYAN

　　健康是促进人全面发展的必然要求，也是经济社会发展的基础条件。2019年发布的《国务院关于实施健康中国行动的意见》指出要"加快推动卫生健康工作理念、服务方式从以治病为中心转变为以人民健康为中心，建立健全健康教育体系，普及健康知识，引导群众建立正确健康观，加强早期干预"；《"健康中国2030"规划纲要》也指出到2030年，促进全民健康的制度体系更加完善，健康领域发展更加协调，健康生活方式得到普及，健康服务质量和健康保障水平不断提高，健康产业繁荣发展。为响应号召，促进我国健康服务事业和产业更好更快发展，培养一批从事健康服务与健康管理工作的专业化人才，我们组织有关健康管理的专家编写了此本教材。

　　健康管理是指在健康管理医学理论指导下开展的健康服务，以人的健康需求为中心，以提高生命质量为目的，对个体或群体开展健康评估，提供健康咨询和指导并对健康危险因素进行干预的全过程。其本质是以医学技术为工具，对居民健康进行管理与控制的过程，因此仍然遵循管理的五大职能，即计划、组织、指挥、协调、控制。基于这一思路，邀请相关专家及同行进行了本书的编写工作。

　　本教材共分为十二章。第一章绪论，总述性介绍健康服务与健康管理的定位和价值、起源与发展。第二章、第三章重点介绍健康服务与管理相关的管理学理论、医学理论、经济学理论以及健康服务与管理相关的政策法规。第四至七章重点围绕健康服务战略、健康服务质量、健康服务产业以及健康服务营销展开,阐明健康服务相关领域内容。第八至十二章重点介绍健康风险评估、健康教育与健康促进、健康管理信息化、健康保险以及健康管理的实践运用。

　　既往关于健康管理的教材多从医学视角切入,重在阐述医学技术及其运用,本教材力求内容的实用性、新颖性,基于管理学的学科定位,实现管理学与医学融合,重点突出理论与实践相结合的特色,以管理学视角搭建健康服务与管理理论框架,分析实践运行逻辑,探究管理基础要素,以满足高等院校健康管理、社会保障等专业的教学需要。本书亦可作为健康管理师、卫生管理人员的参考用书,同时可供广大从事健康管理和健康教育工作的人员参考。

　　鉴于本书涵盖范围广泛,限于编者水平,难免会有纰漏之处,敬请各位读者批评斧正,以便不断完善。

编写组
2022 年 6 月

目　录

第一章 绪论

≫ 学习目标

1.掌握健康服务与健康管理的基本概念、特征、分类及其组成,明确健康服务与管理的经济和社会价值。

2.熟悉健康服务与管理的起源,总结国外健康服务与管理的实践经验。

3.了解我国健康服务与管理发展现状及未来发展趋势。

≫ 结构导图

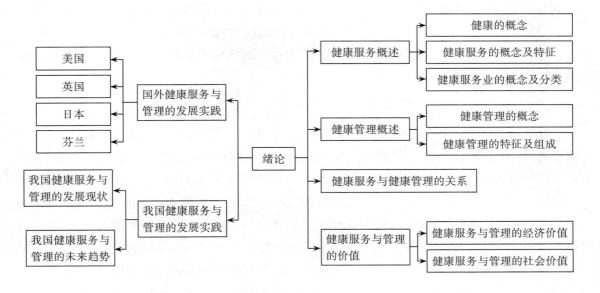

第一节　健康服务与管理概述

一、健康服务

（一）健康的概念

健康是人类矢志不渝的追求,维护与促进人民健康是各国不懈奋斗的目标。关于健康的概念,不同学科有不同界定:生物学的观点认为"健康就是身体的良好状态";流行病学的观点认为"宿主对环境中的致病因素具有抵抗的状态";生态学的观点认为"健康是人和生态协调关系的产物";社会学的观点认为"健康是人在一个特殊团体中被认为身体和(或)行为是正常的";经济学中消费观点认为"健康是一种商品,一种投资,在某种程度上是能够购买的";统计学观点认为"健康是人体检查数据在统计学正常值范围内"。

当前,关于健康较为全面的定义是世界卫生组织(WHO)于1989年提出的"四维健康观",认为健康应该是生理、心理、社会适应和道德四个方面的完好状态。据此,本书将健康表述成四个维度递进层次的状态:第一,生理健康,又称身体健康或躯体健康(Physical Health),指人体结构完整,生理功能正常。第二,心理健康,亦称精神健康(Mental Health),是指心理的各个方面及活动过程处于一种良好或正常的状态,包括智力正常、情绪健康、意志健全、行为协调、人际关系适应、反应适度、心理特点符合年龄等七个方面。第三,社会适应健康(Social Well-being),是指个体的生理和心理的活动及行为能够适应外界复杂的环境变化,使自己在环境中有充分的安全感。第四,道德健康(Moral Health),指的是个体能够不损害他人的利益来满足自己的需要,能按照社会公认的道德准则来约束、支配自己的言行,具备良好辨别真伪、善恶、美丑、荣辱、是非的能力。生理健康、心理健康、社会适应健康和道德健康相互联系、互相作用,是构成个体健康不可或缺的四个维度。

（二）健康服务的概念及特征

健康服务的定义有广义和狭义之分。狭义的健康服务是面向个体或群体,基于人群健康需要而提供的预防保健、疾病诊断和治疗、康复护理、健康维护与促进等卫生服务的总称,强调利用医疗卫生技术为居民提供健康服务。广义上的健康服务则是指所有能够促进国民身心健康的服务,涵盖了人类从孕育到死亡的全生命周期,为满足人群的健康需求,提升人的整体功能与生存质量而提供的预防保健、疾病治疗、护理康复、心理咨询、健康管理、健康教育、健康促进等可促进并维护人体健康的相关服务。作为一种特殊的公共产品,健康服务具有以下特征:

1.健康服务以人的需求为中心。健康服务的对象是人,人的需求是健康服务的出发点。随着现代医学模式从"以疾病为中心"转变为"以病人为中心",健康服务更加强调尊重和维护人的健康权,主张全面关注病人的实际需求,尽可能从人们的需求出发提供更加丰富多样的健康服务。如今,健康服务愈发强调"以人为本"的服务理念,注重提升服务质量、加强人文关怀、坚持人性化健康服务,从行为、流程、环境、质量等方面不断拓展人性化的健康服务手段,为人们提供更高质量的全方位健康管理服务。

2.健康服务的范围具有广阔性。在服务对象上,健康服务的半径从患病人群逐步扩展到健康人群、亚健康人群以及需要长期照顾和特需服务的人群,发展出了健康人养生、亚健康人调理、已病治疗、病愈后康复等多种健康服务形式。在服务内容上,健康服务提供生理、心理、精神、生活、安全等多种服务,包括通过健康教育培养健康生活方式的治未病服务、通过健康体检开展健康评估的治欲病服务、通过健康诊断进行疾病治疗的治已病服务,以及通过动态观察实时管理的治慢病服务等。在服务领域上,健康服务则囊括养生、疾病预防、医疗、康复、健康体检、健康咨询等广阔的健康服务领域。随着健康服务理念的不断更新和健康需求的不断扩展,健康服务的范围也不断扩大。

3.健康服务有一定的地域垄断性。健康服务的地域垄断性由健康服务的服务产品本质决定,健康服务中涉及的医疗技术只有在进行实际诊疗服务时才能发生所有权的转移,它不能物化到某种物质产品中随着产品所有权转让而发生转移。因此,在某个特定地域范围内的医疗技术具有相对垄断性,一般患者就近就医的消费习惯也导致医疗技术的需求弹性较低,在一定程度上体现了医院医疗服务地域垄断性特征。但如今,随着互联网的普及,网络医疗逐渐发展起来,医疗资源共享成为健康服务发展的新趋向。

(三)健康服务业的概念及分类

2011年以来,我国新一轮医药卫生体制改革不断推进,至今已经取得了许多阶段性成效,如国民人均寿命延长、全民医保基本实现、基本医疗卫生制度初步建立、人民群众得到明显实惠等等,这些都为健康服务业的快速发展创造了良好条件。2013年,发布《国务院关于促进健康服务业发展的若干意见》(国发〔2013〕40号),明确界定了健康服务业的概念及类别,即健康服务业是以维护和促进人民群众身心健康为目标,主要包括医疗服务业、健康管理与促进业、健康保险以及相关服务业,还包括药品、医疗器械、保健用品、保健食品、健身产品等在内的健康服务支撑业,具有覆盖面广、产业链长的特征。

1.医疗服务业

医疗服务是健康服务的核心内容。所谓医疗服务,是指以患病对象及一定的社会群体为服务客体,以医疗技术为服务手段,由专业卫生技术人员遵照执业规范提供的包含预防保健、疾病诊治、健康咨询等在内的健康促进服务,具有差异性、高风险性、伦理性、医患关系特殊性等特点。尽管健康服务业覆盖面广、产业链长,但医疗服务是健康促进事业的题中之义,对促进健康服务业高质量发展起着关键性的支撑作用。

2.健康管理与促进业

随着经济的快速发展和社会文明的不断进步,人民健康成为国家优先发展的战略重点和广大人民群众的共同追求。如何进行健康管理,不断提升人民健康水平已经成为社会关注的热点问题,并由此催生了健康管理与促进业的兴起和发展。具体而言,健康管理与促进业面向所有人群提供服务,覆盖国民的全生命周期,以提高生命质量为主要目标,在传播健康理念、创新健康服务模式、激活服务主体、发展行业新业态、满足人民群众对美好生活向往等方面具有十分重要的意义。

3.健康保险及相关服务业

健康保险是指投保人向保险机构购买保险服务,当被保险人身体出现疾病时,由保险人向其支付保险金的人身保险,主要包括医疗保险、疾病保险、失能收入损失保险、护理保险以及医疗意外保险等类型。健康保险是健康服务业的重要组成部分,已成为现代健康服务产业的支柱之一,产生了巨大的社会效益和经济效益。近年来,伴随着医疗卫生体制改革的深入推进,各级政府按照全覆盖、保基本、多层次、可持续的方针,加强了健康保险业的顶层设计与统筹协调,遵循先易后难、循序渐进的原则,逐步在全国范围内建立起了统一的城乡居民医疗保险制度,推动了健康保险朝着医疗保障更加公平、管理服务更加规范、医疗资源利用更加有效的方向深入发展,促进全民医保体系不断完善。在实践运行中,健康保险业在减轻病人经济负担,减缓因病致贫、因病返贫等方面具有重要作用。

4.健康服务支撑业

健康服务支撑业是指健康服务业衍生出来的各类产业,主要包括药品、医疗器械、保健用品、健身产品等研发制造与应用产业,同时还涉及健康信息化、第三方服务评估、健康市场调查以及健康咨询服务等各类产业。健康服务业的发展必须要有这些产业的大力支撑,与此同时,健康服务业的兴旺发达也必然促进健康服务相关支撑产业的繁荣,两者相互依存、共同发展。因此,要大力培育健康服务业相关支撑产业,只有着力打造健康服务产业集群,才能形成规模效应,促进健康服务业及其相关产业的长远发展。

二、健康管理

(一)健康管理的概念

健康管理起源于20世纪六七十年代的美国,但由于学科及专业视角的局限性,当前国内外尚未形成关于健康管理的统一概念。1999年,美国学者查普曼(Chapman)提出,健康管理是指个人或组织有意识且积极主动地采取干预措施,以帮助特定人群改善不健全的状态(如疾病和伤害负担等)、提高健康水平和对卫生保健的利用。查普曼关于健康管理的定义,突出了主动预防、多种措施对人群健康管理的作用,与传统的公共卫生定义十分接近。我国学者黄建始认为,健康管理是对个体或群体的健康进行全面监测、分析、评估,提供健康咨询和指导以及对健康危险因素进行干预的全过程。学者李鲁指出:健康管理是以不同健康状况人群的健康需求为导向,对个人或群体健康状况以及各种健康危险因素进行全面检测、分析、评估和预测,向人们提供专业健康咨询和指导服务,进而提出相应的健康计划,协调个人、组织和社会的行动,针对各种健康危险因素进行系统干预和管理的过程。

据此,本书将健康管理定义如下:健康管理是指在健康管理医学理论指导下开展的健康服务,以人的健康需求为中心,以提高生命质量为目的,对个体或群体开展健康评估,提供健康咨询和指导并对健康危险因素进行干预的全过程。这一概念包含以下含义：

1.实施健康管理必须尊重顾客需求且以健康评估为前提。公民依法享有获取健康服务的权利,健康管理必须要在尊重客户需求及健康权的前提下进行。而健康评估是健康管理程序的首要环节,也意味着它是健康管理的核心服务内容,旨在倡导科学的健康管理。健康管理全过程的每一个环节都要以健康评估作为行动实施依据和效果考核依据。

2.健康管理是对健康的主动预防和维护。不同于传统的医疗卫生服务,健康管理强调健康服务的关口前移,引入中医"治未病"和现代预防医学的科学理念,提供主动管理与提前干预的手段,对威胁身体健康的危险因素状况进行长期连续的检测,从而提升人民的身体素质,减少疾病发生概率和医疗费用。

3.健康管理强调服务活动的连续性。主要反映在两个方面:一是指服务供需双方最好建立长期、连续的服务关系。持续性的服务关系有利于双方信任的建立和健康信息的系统管理,同时也会大大减少消费者因更改服务主体造成的转换成本。二是健康资料收集的连续性更加有利于健康管理的效果。供需双方连续的服务关系保证了健康资料的不间断收集,使得运用现代信息管理技术对健康信息进行处理和管理更加便捷高效,从而促进健康水平的提升。

(二)健康管理的特征及组成

1.健康管理的特征

健康管理不仅是一个概念,也是一种方法,更是一套完善、周密的服务程序,它是在综合医学、管理学、心理学等多学科理论、技术和方法的基础上,服务主体针对服务对象的需求和健康评估结果,对人的健康资产实施主动、连续且系统的一系列健康管理服务过程的总和,其目的是让人民更好地拥有健康、恢复健康、促进健康,并有效降低医疗支出。鉴于以上对健康管理的理解,可将其特征总结如下:

(1)健康管理的对象是人,必须以人的健康需求为前提

健康管理强调"以人为本",打破了以往传统医疗"以疾病为中心"的常规模式,将关注点放在"人"上。个体因其不同的体质,存在着不同的健康危险因素,因而对其健康的影响和疾病的危险度以及干预措施存在个体差异,其实际的健康需求亦有很大的不同。因此,健康管理主体需要建立多元化的服务项目,进行个性化的管理,实施对健康多维度、多层面的干预管理,提供具有人文关怀的服务,才能满足被服务者的基本需求和特殊需求,达到人人参与和人人享受健康管理服务的目的。

(2)健康管理的供给主体多元化

健康管理是一个系统工程,它针对个人或群体的健康提供全方位的服务,是一个涉及多维度、多层次、多样化的健康服务且不断循环往复的过程,因而需要多元主体共同参与提供多样化的健康服务。在健康管理领域,学者们普遍认为,任何有能力进行健康管理项目开发及服务的机构都应该是健康管理服务的提供者。健康管理服务供给的多元主体包括医院、健康服务机构、社区、工作单位、政府、企业、保险公司甚至个人。

(3)健康管理的主要目标是为了提升人民健康水平

健康管理的目标可以划分为三个层次,分别是宏观目标、微观目标和最终目标。健康管理的宏观目标是进一步完善全社会的健康福利,维护和促进全社会健康公平,通过调动个体、群体及整个社会的积极性,最大限度地利用有限的资源实现最大的健康效应。微观目标则是要提高个体或群体的健康意识,促进其学习与掌握健康管理知识和技能,使个体或群体能够实现健康的自我管理,提升自身健康水平。但总体而言,健康管理服务的最终目标还是以人为本,提升人民健康水平和生活质量,使人们达到身心健康的生活状态。

(4)健康管理需要保持科学性并借助科学技术发展

健康和疾病的动态平衡、疾病发展机理以及医学干预策略等领域的相关研究是开展健康管理的科学基础,同时,随着社会的进步和现代科学的不断发展,科学技术也成为健康管理高质量发展的重要推动力。首先,人体从健康状态到疾病状态存在一个演变发展的完整过程,身体状况要在大量的检测数据和生物临床指标的基础上,遵循医学和疾病相关诊断指南来加以评估。科学地评估个体健康危险因素,并进行分层分类管理,才能使健康管理真正惠及全体人群。其次,在健康管理过程中利用先进的信息技术,如健康管理信息化平台、身体数据智能监测、网上医疗等等,能使得管理与服务更加便捷,被服务者可随时随地查询健康信息并享受科学的健康管理服务。因此,通过利用疾病预防控制信息化管理,促进健康信息资源共享,对于提升健康管理服务与医疗救治工作效率有着十分重要的意义。

2.健康管理的组成

健康管理是一个全方位全流程的系统,根据图1-1-1所示,健康管理的过程主要由以下四部分组成。

第一部分为全面收集健康信息,建立健康档案。通过收集个人的健康及生活方式相关的信息,发现健康问题,为评价和干预健康管理提供基础数据,这部分是进行健康服务与管理的基础和前提,保证了服务提供者在充分了解服务对象基本特征及健康需求的情况下提供针对性的健康服务。

第二部分为健康危险因素评估。通过对收集到的个体或群体的健康或疾病信息进行系统、综合、连续的科学分析与评价过程,对个人的健康现状及发展趋势做出预测,以达到健康警示的作用,以此提高人们的健康意识。

第三部分为健康干预与健康促进。通过个人健康改善的行动计划及指南对不同危险因素实施个性化的健康指导,这是解决健康问题、维护个体健康最实质性、最重要的一环。根据处于患病、亚健康、健康三种不同状态的人群的健康需求,分别采取不同的健康干预和健康促进措施。

第四部分为个人健康管理的后续服务。在采取健康干预之后,可以通过一系列后续服务进一步巩固和促进服务对象的健康情况。如对已患有慢性病的个体,可以选择针对性管理。对于没有慢性病的个体,可以选择个人健康教育、生活方式改善咨询、疾病高危人群的教育及维护项目等。还要对健康干预的效果进行评估,了解本轮健康管理取得的效果与存在的不足,为更好开展下一轮健康管理过程奠定基础。

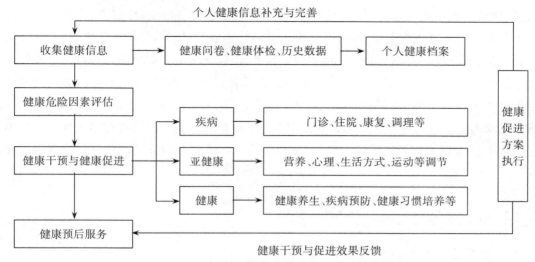

图 1-1-1　健康管理的组成部分及流程示意图

　　健康信息收集、监测与危险因素评估能够对个体健康状况及其发生疾病的危险性进行较为充分的了解,健康干预与健康促进有助于从源头上控制疾病发生率不断增长的风险,从而有利于减少医疗费用的支出,健康干预评估在于获取干预情况,有利于进行针对性管理。健康管理由收集健康信息、健康危险因素评估、健康干预以及干预效果评估四部分组成,健康管理实际运作是以上四部分不断循环往复的过程。

三、健康服务与健康管理的关系

　　总体而言,健康服务与健康管理同属于健康管理领域,其目的都是维护和促进人民群众身心健康,提升人民生活水平。不过二者的侧重点有所不同,主要表现在以下两方面:

　　1.着力点不同。健康管理是对个体或群体的健康进行全面监测、分析、评估,提供健康咨询和指导以及对健康危险因素进行干预的全过程,既强调个体层面的指导,又注重宏观层面的整体管理,注重调动社会群体的健康参与积极性,力求健康资源的合理配置并实现效用最大化。健康服务则更多指针对个体性的服务以及由此延伸出来的健康服务产业,具有较强的个体性,更多从微观视角考量。

　　2.应用手段不同。健康管理囊括的管理内容和范围相对较广,涉及多个步骤和流程,需要采用多样化、多路径的健康管理手段,如健康教育、健康体检、健康咨询、医疗康复、生活方式调节等,通过全过程、多方面的健康管理最终达到促进与维护健康的目的。相比于健康管理,健康服务的手段比较具体,且带有强烈的服务性。目前,学者将健康服务划分为医学服务和非医学服务,健康医学服务主要包括健康体检与评估、慢性病风险筛查与干预、慢性病康复与管理、中医养生保健、心理咨询等。非医学服务则主要包括养生保健、运动健身、生活美容与按摩、营养指导、健康旅游、养老与健康照护等。

虽然健康管理与健康服务在维度和手段上存在一定的区别,但随着健康管理思想的不断深入,把微观层面的健康服务与宏观层面的健康管理相结合,整合各种资源,构建更加完善的健康管理服务体系已成为共识。因此,健康服务与管理成为更普遍使用的学术概念,它在内涵上更加丰富,不仅包括微观层面的多样化健康服务,更包含对服务提供的全过程进行整体性管理的理念和方法。目前学界对健康管理服务的概念做了如下界定:健康管理服务是指专业医疗保健技术人员运用健康管理的理论、技术、资源等,为健康人群、亚健康人群、慢病早期以及疾病康复期人群提供旨在维护和增进其健康的一系列活动。这一概念将健康服务与管理的理念、技术、方法进行了整合运用,本书后续章节中将对健康服务与管理的各部分内容进行详细介绍。

四、健康服务与管理的价值

(一)健康服务与管理的经济价值

1. 健康管理服务有利于缓解我国医疗资源供需矛盾

随着我国新一轮医疗卫生体制改革的推进,当前覆盖城乡居民的基本医疗保障体系已经建立,但医疗资源分配不合理、使用效率低下、医疗成本较高等问题依旧十分突出,特别是当下的几个趋势进一步加剧了医疗资源供需矛盾:一是日益上涨的医疗服务支出,加剧了国家医疗保障服务的成本压力;二是医疗资源的地域分布不均促使基层的病患前往经济发达地区求医,导致基层医疗体系无法发挥作用;三是健康服务供给增量无法满足消费者增长的多样化、多层次、高质量的健康服务需求。在这种情况下,健康管理服务作为一种新兴的健康服务模式和产业,受到了广泛的关注。

健康管理服务业以"健康"为中心,通过主动管理、提前干预来维持和促进人们的健康,实现"不生病、少生病"的目的。因此,健康管理服务对于缓解我国较为突出的医疗资源供给矛盾具有十分重要的作用。一方面,健康管理提供的是以公众需求为导向的多样化服务,包括疾病治疗、健康教育、健康体检、健康咨询、生活方式调节等,能够在有效提升人们的健康素质、节约医疗资源的同时,带来巨大的健康管理服务产业经济效益,并带动医药品、保健食品、保健产品制造等健康支撑产业的发展。另一方面,健康管理服务对于缓解我国当前较高的医疗成本压力、解决人口老龄化问题和慢性疾病多发等问题、满足人们多样化和高质量健康服务需求、推动"健康中国"建设具有巨大潜力,是一个兼具经济效应和社会效应的人文产业、绿色产业。

2. 健康管理服务有利于提升人才队伍的健康素质

在如今世界经济、科技、资源激烈竞争的背景下,人才无疑是各国竞争的关键要素。"高素质的健康人"成为保障和促进社会经济发展的主要生产力。而提高生产力的关键手段之一就是增加工作效率,工作效率的增加得益于适宜的工作环境、和谐的人际关系、健康的人才队伍。健康管理的基本策略就是对人们的生活方式、疾病、灾难性病伤、残疾、综合的群体健康进行管理,调动个体和群体及整个社会的积极性,充分利用有限的资源来达到最大的健康效果。

在日趋激烈的社会竞争之下,超长的工作时间和高强度的工作压力成为压在大多数工作者身上的"大山","亚健康"问题严重威胁着人们的健康,也威胁着企业生产效率的提升,更是对社会整体生产力的提升带来了严重影响。在此背景下,人们也越来越关注健康的重要性。健康管理服务通过建立动态健康档案、实施健康实时跟踪及健康咨询,根据健康档案分析、分类,进行合理的工作方式选择、生活方式建议及健康提醒,在很大程度上缓解了人们的亚健康状态,实现个人健康的良性循环。这对于降低猝死率、减少健康风险、保障员工身心健康、提高劳动生产率具有重要意义。由此可见,健康管理是增加工作效率和提高生产力的有效途径之一,是保障社会经济发展的基础之一。

3. 健康管理服务产业促进我国产业结构的优化

产业可划分为第一产业、第二产业和第三产业。其中第一产业指提供生产资料的产业,包括种植业、林业、畜牧业、水产养殖业等直接以自然物为对象的生产行业;第二产业是指加工产业,利用基本的生产资料进行加工并出售;第三产业又称服务业,是指第一、第二产业以外的其他行业,第三产业范围广泛。根据我国《国民经济行业分类(GB/T4754—2011)》关于产业的分类,第一产业是农、林、牧、渔业等,第二产业为采矿业、制造业、电力、热力、燃气及水生产和供应业、建筑业等,第三产业是除第一、第二产业之外的其他行业。

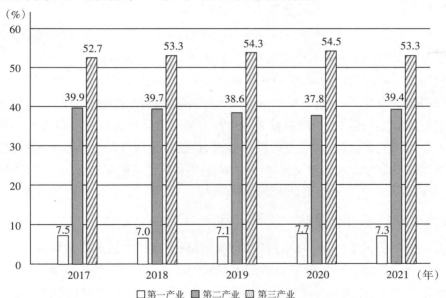

图 1-1-2　2017—2021 年三次产业增加值占国内生产总值比重
资料来源:中华人民共和国2021年国民经济和社会发展统计公报,数据经过四舍五入。

图1-1-2显示了2017年至2021年我国第一、二、三产业占国内生产总值比重的变化情况。随着经济总量的不断增长,第一、第二、第三产业的比重也有细微的变化,总体呈现出第一产业比重越来越小,第三产业比重逐渐提升的趋势。2021年,第三产业占国内生产总值的比例达到53.3%,超过国内生产总值的一半,充分说明了服务业对国民经济增长具有不可忽视的重要作

用。其中,健康产业作为服务业的重要组成部分,近年来在我国逐渐发展起来,通过多元化的办医格局,催生了一系列健康新产业、新业态、新模式。健康产业覆盖多个领域,贯穿三大产业,具有产业链条长、附加值高、新业态多、吸纳就业能力强等特点,在推动我国产业结构的优化升级、增加就业岗位、缓解能源紧张等方面具有十分突出的作用。

(二)健康服务与管理的社会价值

1.健康管理服务助推"健康中国"战略实施

由于我国健康服务与管理起步较晚,健康服务与管理覆盖率仍然较低,慢性病预防和康复供给明显不足,对"健康保障全覆盖"目标的实现造成了巨大的制约。人口老龄化趋势加快、慢性疾病发病率增加、新冠肺炎疫情突发等种种健康问题亟须科学合理的健康管理在我国大范围、多领域推广。一方面,发展健康服务与管理是"健康中国"战略目标的题中之义,对于内化人们的健康观念、提升国民健康水平、提高人们的幸福指数等具有突出作用。另一方面,通过学界对健康管理理论与实践问题的深入研究,能够进一步丰富我国健康管理理论研究,推动健康管理和服务实践的科学发展,使健康管理真正成为服务"健康中国"建设、服务国民健康、服务医学科技发展与进步的重要力量。

2.健康管理服务有利于解决国民突出的健康问题

当前,我国国民普遍面临以下健康问题:一是国民身体素质不够高与亚健康问题突出;二是慢病存量与增量同步上升与医疗负担加剧;三是环境与健康问题不容乐观;四是生殖健康与儿童健康问题依旧严峻;五是人口老龄化带来的老年健康管理问题凸显;六是精神压力与心理方面的健康问题不容忽视;七是不良生活方式与行为带来的健康问题十分突出;八是互联网与信息消费引发新健康问题;九是职业健康与生产力健康管理问题依旧不容忽视。系列健康问题深深影响着人民健康,需要通过发展健康管理,让健康管理落地成为每个人的健康维护者,为个体和群体开展全生命周期健康管理,建立从出生到死亡的健康档案,从而解决当下严峻的健康问题,化解社会民生领域尖锐的问题,提高健康质量,促进人民幸福感的提升。

3.健康管理服务为健康医学发展开拓新领域

作为健康医学的重要组成部分,健康服务与管理具有更为显著的学科价值与学科意义。我国现代意义上的健康管理起步于21世纪初,虽然在20多年的发展中得到了飞速提升,但其理论与实践还存在不少问题,如尚未建立起成熟的管理模式、医学知识和专业技术结合力度不够、专业人才队伍培养不足等突出问题亟须解决。深入发展健康服务与管理有利于拓展健康医学的服务范围,促进医学知识的普及,让医学惠及更多人群。对健康服务与管理的科学研究有利于充实健康医学理论,一线医务人员、教师的产学研结合模式将实践中总结出的经验与理论研究相结合,能够进一步丰富医学相关理论。同时,计算机技术的崛起与发展为健康服务与管理提供了发展机遇,通过大数据、云计算、物联网等新兴技术作用机制,推动了健康服务与管理信息化的快速发展,为挖掘新时代下健康服务与管理发展提供了更多可能性,为健康医学的发展提供了新方向。

第二节　健康服务与管理发展

健康服务与管理的产生和发展是健康观念转变、社会科技进步、医学不断发展以及人们健康需求不断增加的必然结果。虽然健康管理的理念在我国古代早有涉及,如中医"治未病"、养生等理念就是健康管理的重要体现,但那时的健康管理并未形成一个系统的模式。直到1972年,美国政府出台的《社会保障法修正案》中正式发布有关健康管理的措施,并于次年出台《健康维护法案》,才标志着现代意义上以健康管理为主的新型卫生服务正式诞生。之后,健康管理的理念迅速扩展到英国、德国、日本、芬兰等国家。时至今日,健康服务与管理已经成为解决社会健康问题的重要手段,在全世界范围内都得到了十分快速的发展。

一、国外健康服务与管理的发展实践

(一)美国

二战后,美国开始实行市场化的健康体检服务,这是健康管理的最早形式,后来逐渐扩展到健康医疗、健康教育与咨询等领域。但是高度市场化也带来了医疗费用过高、医疗资源分配极度不均、医疗体制不能满足人们需求等问题,导致民众怨声不断。人口老龄化、慢性病和残疾、全国缺乏统一协调的医疗服务成为让美国政府头痛的三大医疗健康难题。随着研究和实践的逐步深入,美国政府渐渐意识到,打破困境的着力点不是投入大量资源建设疾病诊疗系统,而是要建立能同时为健康和不健康人群服务的健康服务与管理系统。

在此背景下,美国政府开始重视健康管理,通过发展健康体检、支持健康教育的方式推动健康关口前移,并出台了一系列政策支持健康管理的发展。1969年,美国联邦政府出台了将健康管理纳入国家医疗保险计划的政策。1971年,尼克松政府为健康维护组织(Health Management Organization,HMO)提供了立法支持,特许健康管理组织设立关卡限制医疗服务,以控制不断上升的医疗支出。1978年,美国密执安大学成立了健康管理研究中心,旨在研究生活方式行为对人一生健康、生活质量、生命活力和医疗卫生使用情况的影响。同年,健康管理概念被正式提出,当时的核心内容是医疗保险机构及医疗服务机构通过对其医疗保险客户(包括疾病患者或高危人群)或医疗服务客户开展系统的健康管理,达到有效控制疾病的发生或发展,从而减少医疗保险赔付损失的目的。1991年,美国卫生福利部正式出版了《健康人民2000年:健康促进与疾病预防国家目标》,这一目标包含延长美国人健康年龄的时限,消除美国各种族、各民族间的健康差距以及让所有美国人得到健康预防服务的机会三个总目标。2000年,在前期实践与经验总结的基础上,美国卫生福利部发布了《健康人民2010》,明确提出到2010年要实现两个目标:提高健康生活质量,延长健康寿命以及消除差距。美国健康管理服务对象是大众,但其直接客户是健康保险公司,健康保险公司依据投保人健康状况进行分类,将可能感染或者已经感染慢性疾病的人群分别交给不同专业的疾病管理中心,由这些机构对投保人进行日常健康管理。总体而言,美国健康服务与管理发展是一种需求牵引、技术推动、企业主导、政府跟进的市场自发成长模式。

(二)英国

英国作为最早开展社会福利制度探索的国家,于1601年颁布了《济贫法》,1834年再次颁布《新济贫法》,规定国家对病人提供生活救助与医疗服务,工人自发成立的各类互助性组织和慈善组织也为成员提供医疗服务与生活救助。随着英国经济的发展以及健康管理理念的普及,逐渐形成了由国家提供健康服务的观念,主张构建统一的、全覆盖的国民健康服务体系。1945年,英国卫生部长贝文正式制定《国家健康服务法》(*National Health Service Act*),经会议批准,1948年在英国正式实施,标志着英国国民健康服务制度(National Health Service,NHS)的形成。NHS制度实施以来,由于不断受到公众与一些专业机构的质疑,NHS的组织结构与服务内容不断调整。到20世纪70—80年代,随着美国健康管理思想的传入,英国政府开始探索适合本国国情的健康管理模式,其主要思路是进一步完善NHS制度,并基于民众的多样化需求,发展科学的健康管理体系。2013年,英国英格兰地区开始实施《健康和社会促进法案》,意味着NHS制度的组织结构、服务提供方式以及新型管理模式开始启动。NHS制度的组织主要由卫生部、NHS委托服务理事会(NHS Commissioning Board 或 NHS England)、临床服务委托组织、NHS基金信托、服务质量委员会(Care Quality Commission,CQC)和英格兰公共卫生委员会等组成。

英国临床服务委托组织(CCGs)拥有卫生资源的配置权,负责服务委托购买、服务提供与费用支付,根据居民的健康需求,向符合NHS医疗与支付标准的健康服务提供机构购买所有的健康服务。服务机构包括公立医院、私立机构、志愿者组织以及一些慈善团体。英国国民健康服务制度的保障项目广泛,服务内容包括预防服务、社区健康服务、医院服务、急诊服务、精神类健康服务、康复服务等,涵盖了从出生到生命终点的连续性健康服务,重视社区健康服务是NHS制度的一大特色。其分支服务团队(Local Area Teams,LATs)负责直接委托并提供社区基本健康服务。NHS制度坚持社区健康服务建设与国家经济共同发展,严格执行双向转诊制度与社区全科医生守门人职责,并重视社区健康工作专业人员的教育培训,保持全科医生与医院医生的受教育水平相同,社区护士受教育水平高于医院护士,为开展社区健康服务提供人力资源保障。

(三)日本

日本的健康服务与管理始于20世纪50年代末,彼时日本经过战后十多年恢复重建,虽然工农业发展取得巨大进步,经济发展开始步入高速增长期,但人民健康问题依旧十分突出。此背景下,日本八千穗村率先开展了健康服务与管理活动,八千穗村从建立人手一本的健康手册开始,通过一年一度的健康诊断并坚持记载与健康有关的各种情况,村政府则建立全村村民健康手册、每户和每人的健康手册,目前这本健康手册在日本已经普及到人手一本。健康手册使人们的健康状况和卫生状况得到了有效的提升。20世纪80年代,日本颁布《健康管理法规》,

2005年，日本又进一步更新颁布了《食育基本法》，规定政府必须制定健康促进政策，每年向国会提交报告，要将健康促进作为一项国民运动。2009年，日本设立"国民癌症检查达到50%推进部"，以市、町、村为单位，强制要求全民参加5种癌症检查。2011年，日本厚生劳动省建立了"特定健康诊疗和保健指导"制度，为在体检中被认定为慢性病高危人群提供健康管理指导，且大部分费用由政府承担。2013年6月，安倍政府在内阁会议上通过了《日本再兴战略–Japanis-back》，强调将健康医疗战略作为提升国民生命质量的重要组成部分。为促进日本健康管理体系化、制度化发展，日本成立了健康促进部，通过定期开会促进省内交流和数据流通，提出了国家整体健康管理措施，保障国民健康。由此形成了较为全面的健康保障体系。日本在健康管理方面有三个显著特点：科学健全的医疗体系；严密有效的癌症筛查；特定健康诊疗和特定保健指导。

1. 科学健全的医疗体系

日本健全的医疗保障体系和科学的分级诊疗制度，为提高国民健康水平做了重要贡献。全方位的医疗体系保障下，日本民众看病只需支付10%—30%的医疗费用，加上政府免费提供的各种疾病筛查与诊疗，极大地缓解了民众的医疗负担，"看不起""治不起"现象得到有效缓解，民众健康状况及健康管理意识得到有效提升。此外，科学合理的分级诊疗制度也大大缓解了医疗系统的压力，保障了民众健康质量。日本分级诊疗制度体现在两方面：一是将医疗机构按规模和等级分类，一种是可以为民众提供基础医疗的基层医院或私人诊所；另一种是能够提供更加高级、更加有效的医疗服务的公立大医院。二是提高优质医疗资源的流动性与均衡性，使民众在家门口就能享受到优质医疗服务，破解了农村居民看病难、医疗资源不均衡的难题。

2. 严密有效的癌症筛查

日本厚生省2000年发布的统计数据显示，日本国民死亡原因中有28.7%是癌症。同时有研究发现，癌症早期发现治愈率高达65%，其中宫颈癌早期发现治愈率甚至达到100%。于是，日本政府于2009年设立了"国民癌症检查达到50%推进部"，并制定一系列措施推进以地域为单位的国民癌症检查。比如以市、町为单位，开展包括胃癌、宫颈癌、肺癌、乳腺癌、大肠癌在内的5大癌症检查，强制参加的年龄最小（20岁）的是宫颈癌的检查。费用方面，癌症筛查、体检费用均十分惠民，以京都市的各项癌症检查为例，最贵的也不会超过3000日元，这一标准对日本居民来说普遍不会造成太大经济压力。

自"国民癌症检查达到50%推进部"建立以来，日本的癌症早期筛查率大幅提高，《平成28年（2016）国民生活基础调查》显示，日本80%的癌症发现于早期，癌症治愈率达68%，位居世界第一。通过一系列政策措施，日本政府将更多资源用在疾病发现前的预防上，有效提高了资源的使用效率，优化资源配置结构，同时显著地提升了居民健康水平及健康管理意识。

3. 特定健诊和特定保健指导

2015年，日本学者岩濑博太郎开展的一项调查显示，日本前10位死亡原因中恶性新生物（28.7%）、心脏疾病（15.2%）、脑血管疾病（8.7%）导致的死亡达52.6%，这些疾病都是不良生活习惯导致的。为了改变居民不良的生活习惯,日本政府在2008年实施特定诊疗计划,通过体检筛选出身患高血压、脂质异常症、糖尿病等疾病的群体。居民在被认定为慢性病高危人群后,可到指定医院接受调整饮食习惯、改变生活方式、培养健康饮食观念等健康指导,由此产生的大部分费用由政府承担。

(四)芬兰

20世纪60年代末至70年代初,芬兰冠心病和其他心血管疾病的死亡率居高不下,其中男性的死亡率全球最高。研究人员发现,导致心血管疾病的风险因素——高胆固醇含量,与芬兰人的饮食有密切关系。芬兰的科研人员、医学专家和决策者经过仔细研究后,决定实施干预措施。1972年,芬兰在心血管疾病发病率最高的北卡累利阿区率先实施健康干预,项目办公室负责制订项目目标和培训参与人员,协调并促进各项活动正常开展,项目顾问委员会负责管理并实施项目,由社区成员组成的工作小组则在理事会和顾问委员会的指导下开展具体工作。这一项目实施5年后,北卡累利阿区居民行为有了很大改变,健康危险因素大大降低。结果显示,1972—1997年,该省25—64岁男性心血管疾病、冠心病、肺癌死亡率分别下降68%、73%、71%,男性和女性的期望寿命分别增长了约7年和6年。1997年健康服务与管理项目推广至芬兰全国,1969—2001年,北卡累利阿区和芬兰全国的心血管疾病死亡率分别从600/10万和450/10万下降到约150/10万,分别下降75%和66%,干预取得显著效果。

芬兰的健康服务与管理起源于对慢性疾病的管理,是一种通过改变人群生活习惯,从源头上干预疾病危险因素的新型健康管理模式。其健康管理模式的特点在于与社区开展合作,并定期由国家公共卫生学院进行健康管理项目评估。芬兰的基层社区卫生服务组织比较成熟,构建了流行病学和行为学研究框架,对人们的行为进行监测和干预,这不仅改善了健康水平,还为医疗资源的利用做出了巨大贡献。

二、我国健康服务与管理的发展实践

我国健康管理的思想最早可以追溯到战国时期,《黄帝内经》《伤寒杂病论》等中医经典古籍中都体现了"治未病"的健康管理思想,但并没有形成系统的健康管理模式。直至20世纪初,受国外现代健康管理思想的影响,我国开始逐步发展健康服务与管理。虽然我国健康服务与管理兴起较晚,长期以来受美国、英国、日本等发达国家健康管理运动的影响,但我国一直十分重视人民健康服务与健康保障。中华人民共和国成立以来,我国卫生工作方针随着政治、经济、文化以及医学科学的发展不断充实并完善:新中国成立初期,为改变过去医疗卫生资源短缺、水平低下的卫生状况,制定了"面向工农兵、预防为主、团结中西医、卫生工作与群众相结合"的卫生工作方针,其中"预防为主"是最为关键的原则,自始至终贯穿于中国公共卫生事业发展的全过程;改革开放阶段,中国经济迅速转型,由计划经济体制转变为市场经济体制。市场经济浪潮下,我国卫生事业方向也由"预防为主"发展为"重医轻防",各大医疗机构依傍市场竞争机制扩大规模、增加床位、看重经济效益,但这种侧重效率的方针调整并未达到预期效果,逐渐形成资源"倒三角"局面,优质医疗资源集中于城市的大医院,基层医疗机构却面临资金不足和人才流失的现实困境;新医改阶段,为满足人民群众日益增长的医疗卫生服务需求,我国政府提出建立健全以基本医疗保险为主体的医疗保障体系、公平可及的公共卫生服务体系、运行高效的医疗服务体系以及安全规范的药品供应保障体系,实现"重治疗"向"重预防"转变的前提。为了更好地提供和管理基本公共卫生服务,国家卫健委分别于2009年、2011年和2017年发布了三版《国家基本公共卫生服务规范》,聚焦城乡居民存在的主要健康问题,以儿童、孕产妇、老年人、慢性疾病患者为重点人群,面向全体居民提供免费的基本公共卫生服务。中国的公共卫生事业发展和改革"摸着石头过河",现今已走出了一条具有中国特色的公共卫生之路,为发展符合中国国情的高质量的健康服务与管理事业奠定了基础。

(一)我国健康服务与管理的发展现状

1. 我国健康服务与管理机构现状

2009年原国家卫生部印发的《健康体检管理暂行规定》(卫医政发〔2009〕77号)对健康体检机构提出了关于机构场所、诊疗科目、人员配备、设备配置和检查项目共五大类要求。随同下发的还有《健康体检基本项目目录》,目录中提供的体检项目主要包括一般性检查及物理检查、化验检查、影像检查、电生理检查及其他特殊检查(如亚健康检测、体适能测试、心理测评、中医体质辨识)。这是对医疗机构下设健康体检机构关于服务内容(健康体检基本项目)方面最早也是唯一的政策规定。在实地调研方面,北京协和医学院、中华医学会、中南大学健康管理研究中心先后于2007年7月、2012年9月、2018年4月对我国健康管理相关机构现状进行了抽样调查,其中包含了对健康管理相关机构部分服务内容的初步调查。

北京协和医学院开展的中国健康管理相关机构现状调查(2007—2008年)针对机构业务内容、经营等情况对585家机构进行了调查。调查结果显示,健康管理服务内容主要包括健康信息搜集、体格检查、健康风险评估等层面,其中,提供健康信息搜集服务的机构占比85%,提供健康风险评估服务的机构占比47%,提供生活方式管理服务的机构占比58%,42%的机构提供疾病管理服务,74%的机构提供灾难性病伤服务,25%的机构与其他单位签订合同主要负责其员工的健康管理。中华医学会对我国103家健康管理(体检)机构的规模与人员结构、学科与科研、信息化服务能力等方面的现状(2012年)及存在的主要问题进行调查,调查结果显示,54%的机构目前已开展了健康或疾病风险评估服务,而仅有21%的机构提供心理体检(测评)服务。中南大学健康管理研究中心在《中国健康管理与健康产业发展报告(2018)》刊文称,截至2017年末,我国各级各类健康管理(体检)机构超万家,其中90%为公立医疗机构(含军队医疗机构)设置,10%为民营、社会办或连锁健康管理(体检)公司。健康管理(体检)量5亿人次,95%以上的健康管理服务仍以体检为主,健康管理服务单一,缺少检后服务;地区与机构间的健康管理服务内容和质量存在明显差异,健康管理服务与医疗服务之间发展不协调;健康管理总体服务水平有待提高。2015年,学者李林蔚对6所杭州市域内的公立医院健康管理中心人、财、物与服务内容等基本情况进行调查。调查结果显示公立医院健康管理中心人力资源、科室与设备配置等情况差别较大;健康体检项目设置较为齐全,但问诊问卷与心理测量等体检项目与检后健康管理服务项目的发展有所欠缺,服务量及营业额水平参差不齐;业内统一的规章制度有待完善。

2. 我国健康服务与管理模式

我国健康服务与管理虽发展速度快,但目前仍处初级阶段,尚未形成成熟模式。按执行主体分类,我国健康服务与管理模式可分为依托医院的健康管理、依托社区的健康管理以及依托第三方健康管理公司的健康管理。依据管理对象的差异,可将健康管理分为重点人群健康管理和一般人群健康管理。其中重点人群健康管理主要针对癌症、高血压、糖尿病等慢性疾病的管理,一般人群健康管理则为全生命周期管理。

(1)依托医院的健康管理

医院健康管理主要是指医院体检中心所提供的健康体检、健康指导、健康咨询等相关服务。医疗机构凭借其自身先进的医疗设施设备以及专业化的医务人员,开展健康管理具有显著的优势,也有利于体现医院的社会服务职能。四川省人民医院是依托医疗机构开展健康管理的典范,率先开创了四川省"医检分离"的全新体检模式。目前医院健康管理主要是面向单位或个人提供健康体检及即时保健咨询,主要工作在于优化体检项目和流程。但由于在医院里面健康管理的理念尚未得到充分传播和认可,专业健康管理人员尚未配备或配备不足,医院健康管理主要集中于健康体检和即时健康指导咨询两个环节,对体检前的健康调查及体检后的持续监测、健康风险评估、健康干预等缺乏足够的重视,医院健康管理尚未形成完整的健康管理服务流程,服务内容较为单一,服务效果有限。

(2)依托社区的健康管理

城乡社区是国家治理体系的基石,推进国家治理体系和治理能力现代化更需加强社区治理,社会治理的重心也在城乡社区。社区作为基层单位,与人民群众接触最频繁密切,依托社区的健康管理有其独特的优势。社区卫生服务具有以社区居民群体为服务对象的特点,便利化、专业化是其显著性特点,社区健康管理受众广,可面向大部分人群,体现了医疗服务与健康管理的可及性;同时社区健康管理能够从起始地解决居民看病难、看病贵的问题,利于更好地利用卫生资源,促进双向转诊机制的完善。家庭医生制度以社区为范围,家庭成员为服务对象,由全科医生组成团队,向其提供连续适宜的健康管理及医疗服务。上海市家庭医生制度的完善极大发挥了"守门人"的作用,是社区卫生服务中心健康管理模式中可行有效的实践案例。

(3)依托第三方健康管理公司的健康管理

依托第三方的健康管理主要是指以商业健康管理服务机构为主的社会组织提供的健康管理。我国第一家专业健康管理服务机构——北京博益美华健康管理有限公司于2001年注册成立。我国商业健康管理机构起步晚于其他发达国家,但发展迅速,到2008年已迅速增至5000多家,截至2020年底,我国健康管理行业的市场规模增长至270亿元。商业健康管理服务机构以爱康国宾体检中心、北京美兆体检、北京慈济健康体检等为典型。爱康国宾体检中心充分利用互联网技术的发展,采用"IT+健康管理服务"模式,提供一般性健康管理项目、专家约诊和健康保险等服务。北京美兆体检服务对象面向高端人群,根据家庭成员组合及需求个性化设计健康卡,为会员建立个人健康档案、个人专属网页,还为会员家庭培训"家庭健康管理师"。北京慈济健康体检做法是将健康管理和健康保险结合起来,体检机构依据服务对象所参加保险类型开展健康管理。

（4）以慢性病为导向的健康管理

国内各地都在积极探索建立科学的健康管理模式,较典型的有厦门的三师共管模式、北京的昌平慢性病管理模式,服务对象主要是慢性病患者或者签约家庭医生的人群。社区是厦门慢性病管理的主要场所,慢性病管理的实施主体则是家庭医生团队。这一团队由数名二三级医院专科医生、一名健康管理师(或社区护士、公卫医师、医技人员)、一名全科医生和后勤团队所组成,其中健康干预方案的制定由作为团队主干的专科医生制定,健康管理师与全体医生共同负责健康干预方案的执行,后勤团队作为辅助和健康管理师一同制订随访的日程。同时,厦门市也将互联网与健康管理相结合,实现"互联网+医疗"。通过APP、微信公众号、智能穿戴设备等工具采集健康数据、监测健康状况,同时发布健康管理相关知识,达到防治一体的目的,由此形成"医院—社区—家庭医生团队—患者"的"三师共管"健康管理模式。北京昌平区慢性病管理模式将管理职责下放到基层社区卫生服务中心,以基层社区卫生服务中心为主体,区疾控中心专业人员做指导,对包括糖尿病、高血压、超重肥胖、脑卒中、肿瘤等在内的慢性疾病开展管理,采取定期随访、危险因素监测和多种形式的健康教育宣传相结合的健康管理措施。对社区慢性病患者和高危人群进行分级管理、一对一指导、制订个性化管理方案,并取得了较好的效果。

（5）以全生命周期为导向的健康管理

以全生命周期为导向的健康管理服务对象是全年龄段人群,服务提供者是全科医师、健康管理师和护士,通过健康档案建立、健康风险评估、健康干预、干预效果评价形成完整且无限循环的健康管理模式。国内主要有PDCA循环的健康管理模式、4CH8模式以及Precede-proceed Model(格林模式)健康管理模式。

PDCA循环健康管理模式是一种将健康管理过程的4个环节(建立健康档案、健康风险评估、健康干预、效果评价)与PDCA循环质量管理的4个过程——Plan(计划)、Do(执行)、Check(检查)、Action(纠正、处理)相结合的健康管理模式,针对个体和群体分别制订个性化干预措施,完成一个健康管理流程后进入下一个健康管理流程,通过流程间不断的循环以提高健康质量。具体管理中,由全科医生、健康管理师进行管理,将健康管理4环节与PDCA循环质量管理4过程结合,全科医生从生活方式、睡眠质量、心理、慢病、运动、功能医学、中医体质辨识7个角度进行风险评估,9个方面进行个体和群体的健康干预,10个层面对人群健康进行监测。

4CH8健康管理模式是将健康管理4个环节(4C),儿童健康管理家园、妇女健康管理家园、老人健康管理家园、慢性病健康管理家园这4个健康管理家园(4H),以及8个健康管理模块:生物学模块、心理学模块、社会学模块、睡眠模块、眼保健模块、体重模块、膳食模块和体质分析模块结合组成4CH8模式。

格林模式,是一种发展成熟并在多个领域得到广泛应用的模式,包括流行病学诊断、行为和环境诊断、教育和组织诊断、管理和政策诊断、实施干预、过程评价、影响评价、结果评价。格林模式是通过前期评估和分析,明确健康问题,进一步制订措施的健康管理方法,将格林模式用于健康管理中,从流行病学诊断、行为和环境诊断、教育和组织诊断、管理和政策诊断、实施干预、过程评价、影响评价、结果评价等9个方面入手,及时跟踪监测干预效果并改进干预手段。

(二)我国健康服务与管理的未来发展趋势

经过20多年的发展,健康服务与管理的理念在我国已逐步获得社会认可,我国在2003—2021年期间共召开了14届中国健康产业论坛与健康管理学术会议,在健康服务与管理方面已经达成了不少基本共识,领域内相关研究论文数量逐年增加,中国的健康管理在探索中不断前行。数字化体检系统也已经在我国健康体检中得到应用,先进的信息处理技术通过提高体检质量从而提高健康管理的水平。

但是目前国内健康管理仍与国际水平存在着一定的差距,具有中国特色的健康管理服务系统和运营模式都还有待发展。作为发展中的社会主义国家,在以人为本理念的引导和政府对人民健康的高度重视之下,我国的健康服务与管理必将沿着科学化、人民化、方便化、专业化等方向深化发展。今后我们将进一步区分健康服务类型和性质,针对传染病防治、公共防疫、基本医疗服务,继续坚持新农合、城镇居民医疗保险、医疗救助制度不变的情况下,开放养生保健、个性化健康检测评估、健康教育咨询服务、调理康复、商业健康保险等健康管理服务市场,利用市场竞争机制、利润驱动资本机制,实现组织、商业模式和业态创新,满足多样化、高层次健康服务需求,是解决当前健康服务需求和医疗供给资源有限之间矛盾的重要手段。

尽管目前我国健康服务与管理行业还未发展成熟,但其前景是非常宽广光明的。在专业人才培养方面,2005年,我国建立健康管理师职业制度,希望通过正规有序的培训填补我国健康管理专业人才的空白,并且于2010年开始在全国高校管理学一级学科下增设健康服务与管理专业,大大满足了健康产业和养老产业人才发展需要。在政策支持方面,政府在健康管理发展中发挥了积极引导的作用,卫生部门颁布预防性诊疗服务规范,将健康相关产业的主题定为健康管理,卫健委、保监会及劳动和社会保障部出台政策,明确健康管理是医疗保险控制的有效策略。这些都为健康服务与管理指明了发展方向。

健康服务与管理在我国还是一个新兴起的年轻学科,在理论和实践上都需要不断学习和摸索发展,尽管西方发达国家已经有多年的研究和实践,在很多方面可以为我国健康管理的发展提供经验和借鉴,但是依然没有形成全面系统的理论,健康管理还需要广大专业人才的不断努力。在未来的发展中,不论是国内还是国外,健康管理都必将发展壮大起来。

≫ 本章小结

1.健康是指人在生理、心理、社会适应和道德四个方面的完好状态,四个维度是层层递进、相互联系的统一体。伴随着健康观念的转变,人们对健康服务与管理的需求越来越多样化,由此推动了健康服务业与健康管理的兴起和发展。

2.健康服务是指所有能够促进国民身心健康的服务,包括预防保健、疾病治疗、护理康复、心理咨询、健康管理、健康教育、健康促进等可促进并维护人体健康的相关服务。健康服务业是以维护和促进人民群众身心健康为目标,主要包括医疗服务业、健康管理与促进业、健康保险以及相关服务业,还包括药品、医疗器械、保健用品、健身产品等健康支撑业。

3.健康管理是指以中医"治未病"的思想和现代健康理念为引导,运用医学、管理学等相关学科的理论、技术和方法,对个体或群体健康状况及影响健康的危险因素进行全面连续的检测、分析、评估以及健康咨询、指导和健康危险因素干预,实现以促进人人健康为目标的新型健康服务过程。具有以人的需求为中心、供给主体多元、以提升人民健康水平为目的、具有科学性等特征。

4.美国是最早进行健康服务与管理研究与实践的国家,之后在英国、日本、芬兰等国家扩展开来,健康服务与管理的理念已成为社会共识,西方发达国家在健康服务与管理理念、体制机制、内容建设等方面的经验值得我国借鉴。

5.我国健康服务与管理起步于2000年,但发展十分迅速,在学术研究、理念推广、体制建设、人才培养、组织保障等方面都取得了较大的进步,虽然尚未形成系统的健康管理服务体系,但其在中国的发展前景十分光明。

≫ 课后思考题

1.阐述健康服务与健康管理的含义,并指出其联系和区别。

2.发展健康服务与管理有什么价值和意义?

3.总结国外健康服务与管理经验,指明其对我国健康服务与管理发展的借鉴意义。

4.我国健康服务与管理的未来趋势如何?

电子资源

第二章　健康服务与管理理论基础

≫ 学习目标

1.掌握传统医学、现代医学的基本理论及其在健康服务与管理中的运用。
2.熟悉管理学相关理论及其在健康服务与管理中的应用。
3.了解经济学、心理学等学科理论及方法在健康服务与管理中的作用。

≫ 结构导图

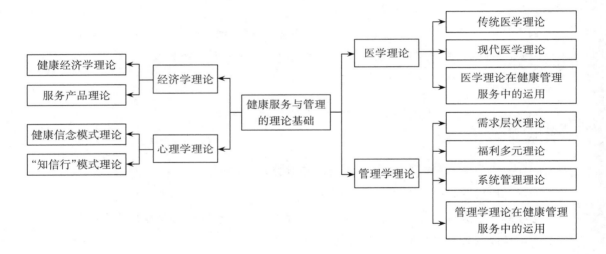

第一节　健康服务与管理的医学理论

一、传统医学理论

　　中医学起源于中国,在长期的生产、生活与医疗实践中产生且不断发展,是一门研究人体生命、维护身心健康、防治疾病,具有独特理论体系与实践方式的医学科学。中国传统医学的健康服务与管理侧重于运用健康整体观来指导体质辨识、健康体检、健康教育、生活方式干预、危险因素控制等,把人看作一个整体,强调"整体观念""治未病""养生"等观念,注重调动人的主动性和积极性,把健康管理的主体从病者转为未病者,形成了"以预防为主、防治结合"的疾病控制模式,是一个具有中医特色的疾病预防控制体系。时至今日,中医的养生观念及理论仍运用甚广,对现代健康服务与管理发展有着重要的指导意义。

(一)中医的基本观念

1. 中医的养生思想

养生是人类历史发展过程中亘古不变的话题。"养生"一词最早出现在《庄子·内篇》,其中"养"是保养、调养、护养、补养之意,"生"是生命、生存、生长之意。"养生"一指延长生命的时限,二指提高生活的质量。在古代,人们倡导一种顺乎自然、人与自然和谐相处的观念,注重践行"天人相应"和"形神合一"的整体观,提倡在顺应万物生长规律的基础上调节身体,达到身心健康的状态。中医养生理论源远流长,《周易》《黄帝内经》《脉经》《伤寒杂病论》等中医名著都为中医养生理论的形成奠定了坚实基础,经过几千年的发展,中医养生学形成了深厚的理论基础与实践经验,对健康服务与管理起着重要的推动作用。

中医养生学是一套研究如何增强体质、预防疾病,以达到延年益寿的理论和方法。中医养生,就是以传统中医理论为指导,遵循阴阳五行生化收藏之变化规律,对人体进行科学调养,保持生命健康活力,包括形神共养、协调阴阳、顺应自然、饮食调养、谨慎起居、和调脏腑、益气调息、动静结合等养生原则,强调健康自我管理。

随着社会的发展,人们生活质量逐步提高,对身体的健康状况也越来越关注,中医养生越来越受到人们的重视。在长期的实践运用中,人们已经证实中医养生对于一些常见疾病如糖尿病、高血压、高脂血症、心脏病等的预防与治疗有着独特的疗效。中医养生的对象多为老年人,以调节运动、饮食、情志等多种方法相结合,对预防、改善已病状态和提高老年人的健康质量等方面具有明显效果。近年来,中医养生市场逐渐兴起,提供中医养生保健的服务类场所数量逐渐增多,中医经络养生、针灸推拿、足疗保健、中医美容养生、中药药膳、各类中医养生网络平台等等在日常生活中也越发常见。

2. 中医的"治未病"理论

"未病先防,既病防变"是中医的核心与特色。"治未病"思想源于中医四大经典之一的《黄帝内经》,其诸多篇章都强调了"治未病"理念,多次论及"治未病"实践原则,如"圣人不治已病治未病,不治已乱治未乱,此之谓也。""上工治未病,不治已病"等。其中的"治"即为"管理"之意,强调"预防为主"的健康管理战略,主张遵循自然界与人体的阴阳平衡,通过调摄精神情志、节制饮食、规律生活起居、顺应四时寒暑变化以及强身健体等方式,达到人与自然环境协调统一,提高机体防病、抗病能力,从而阻止疾病的发生与发展。之后,"治未病"思想经过历代医家的发展与完善,成为中医药理论体系不可或缺的重要组成部分,其价值在于将"治未病"作为医学理论的基础和医学的崇高目标,倡导人们珍惜生命、注重养生、防患于未然。"治未病"思想对健康服务与管理具有重要的指导意义,它与现代预防医学思想相一致,在养生保健以及有效干预亚健康状态等医疗实践中发挥着极其重要的指导作用。

"治未病"理论包含"未病先防""已病早治""既病防变""瘥后防复"4个层次,并贯穿于疾病隐而未显、显而未成、成而未发、发而未传、传而未变、变而未果的全过程。

(1)未病先防。中医理论认为,大多数疾病在无不良症状的早期都是可防、可治的。在疾病未发生之前,就要采取各方面的预防措施,以防止疾病的发生。在实践中,它要求人们结合年龄、身体状况等差异,采取适合个体的防控措施,消除疾病发生的条件,把疾病控制在萌芽状态。中医强调"正气存内,邪不可干",认为正气的强弱是发病的根本条件,因此,增强体内正气就是未病先防的重点。在日常生活中,做到规律饮食起居、加强体育锻炼、注重精神调养、采取药物预防与人工免疫等都是预防疾病发生的有效方式。

(2)已病早治。已病早治是指一旦发现身体有患病趋势,就要及时采取措施,利用医疗技术进行诊断,力争做到早发现、早诊断、早治疗,让疾病停留在可控阶段。

(3)既病防变。《医学源流论·防微论》有言:"病之始生浅,则易治;久而深入,则难治。"疾病初期,病情轻浅,正气未衰,所以比较易治。倘若不及时治疗,病邪就会由表及里,严重耗损身体正气,以至病情危重。因此,在发现疾病之后,就要把握时机及早诊治,防止疾病由小到大、由轻到重、由局部扩散到整体,这是防治疾病的重要原则。此外,还要根据疾病的转变规律,实施预见性治疗,以控制其病理转变。

(4)瘥后防复。在经过一系列防治措施后,疾病的某些症状虽然已经消失,但很可能会由于养护治疗不彻底、正气不足、病根未除,而在某些因素的作用下引起旧病复发。因此,瘥后防复是指病愈后注意调养,采取适当治疗措施,防止疾病再度发生,其首要原则就是杜绝病根、防止死灰复燃。

中医"治未病"思想源远流长。它实质上强调个体对自己的健康状况进行自我管理,在健康评价的基础上,根据不同的健康问题和危险因素来制订改善目标,选用有效的干预措施,最终达到有效避免疾病危险因素的目的。以"未病先防,既病防变"的治未病思想作为指导,将"生命在于运动""精神调养""饮食节制"等理论运用于健康服务与管理中,深入开展健康宣传教育活动,对改善和预防脂肪性肝病、高血脂、高血压等亚健康状态有十分明显的效果。

3.中医的"身心互动"理论

"身心互动"理论是中医理论中"形神合一"生命观的重要体现。它强调人的精神和躯体是生命体中矛盾运动的两方面,认为躯体是精神产生的物质基础,而精神又是躯体各器官运行的主宰。正如明代杰出医学家张介宾所说:"形者神之体,神者形之用;无神则形不可活,无形则神无以生。"身和心(躯体和精神)是相互依存的,又是相互影响、相互作用的,正是二者的矛盾运动,才使人的生命活动得以维持、发展、变化,因此身、心的互动作用对人的健康有着重要的意义。

中医"身心互动"理论中的"身"主要指人的躯体因素,具体为人身体中的各个器官,也称为"形",如"五脏六腑"。"心"主要指人的心理因素,也称为"神",指人的情绪、性格、态度等。中医"身心互动"理论,既论证了身、心的相生相克关系,又阐述了修身可以养性,养性利于修身的双赢原则。"身心互动"理论是中国古人从系统论的角度来看待人的生理、心理活动现象及规律,表现了中国古代对于人体健康的全面认识。

在身心整体中,如果人的心理活动与生理活动相互协调,气血运行通畅,则可以处于完整的健康状态。但是,如果身心任何一方由于各种原因出现了异常,如遭受重大情绪打击,身体遭受意外伤害等情形,都可能导致身心互动失调而引起生理或心理疾病的产生。根据"形神合一"的思想,中医认为,身心互动失调所致的疾病多是由于整体中阴阳失衡造成的。因此,中医的整体论要求在治疗过程中,把人体各个脏腑器官视为一个整体,把躯体与心理、功能与物质、心理与社会,即把人与自然、社会视为一个整体,通过整体调节以促进局部病变的恢复。

因此,对于由身心互动失调导致的疾病,中国传统医学主张采用整体方法施治。针对由于躯体功能失调导致的心理性疾病,除采用情志相胜、以理遣情等心理疗法之外,还可以采用活血化瘀、理气解郁、清热泻火等中药疗法,以调整躯体状况,改善心理从而使整体达到平衡。而针对心因性原因造成的躯体疾病,除用生理治疗方法外,还需运用心理疗法施治。

当今社会,许多心理疾病的产生是与躯体因素有直接关系的,同样许多身体疾病也是以压抑、焦虑等心理问题为诱因的。"身心互动"理论对于身心疾病的治疗思想具有重要的指导意义。依据"身心互动"理论,对于身体有疾病的人,不仅需要药物治疗,还应进行心理方面的调整;同样,对于遭受生活挫折等问题出现心理危机的人,除了应用心理治疗方法,还应运用调整躯体机能的身体治疗法。

(二)中医理论在健康服务与管理中的运用

1. 中医体质辨识

中医理论体系十分重视人的体质与疾病发生的关系。中医理论认为,体质是指人体生命过程中,在先天禀赋和后天获得的基础上所形成的形态结构、生理功能和心理状态方面综合的、相对稳定的固有特质,是人类生长、发育过程中形成的与自然、社会环境相适应的人体个性特征,表现为结构、功能、代谢及对外界刺激反应等方面的个体差异性,对某些疾病的易感性及疾病传变转归中某种倾向性,具有个体差异性、群类趋同性、相对稳定性和动态可变性等特点。中医学将人的体质分为平和型与偏颇型,一旦体质向偏颇型发展,就可能导致各种疾病发生与发展。因此,辨识患者中医体质,并基于辨识结果进行针对性调理是维护患者健康、预防疾病发生的重要手段。

中医体质学普遍认为中国人有9种体质类型:血瘀质、特禀质、气郁质、平和质、湿热质、痰湿质、气虚质、阴虚质、阳虚质。其中,平和质是指身体健康,心理正常,对外界环境、社会环境的适应能力强,其余8类属偏颇体质,机体可能处于亚健康或疾病状态。中医体质辨识通过传统中医的望、闻、问、切等方法对受检者的身体数据进行收集,再利用2009年国家通过的《中医体质量表》标准判断个体的主要中医体质类型。根据"辨体施养"原则,采取适合体质的健康措施,调整偏颇体质为健康体质。目前,中医体质辨识已经成为筛选疾病预防、治疗与康复的干预手段之一,为高血压前期、糖尿病前期等很多慢性疾病预防提供了有效手段,还为各种老年疾病、心血管疾病、肿瘤等疾病的治疗与康复提供有效措施。该体质辨识体系科学性强,是有效制订个性化健康调养指导方案的基础。

2. 中医预防保健

2008年,国家中医药管理局启动了中医"治未病"健康工程,探索构建中医特色预防保健服务体系,力争用30年时间构建起较完善的中医预防保健服务体系。2011年,《中医养生保健技术规范膏方》《中医养生保健技术规范药酒》《中医养生保健技术规范穴位贴敷》《中医养生保健技术规范砭术》《中医养生保健技术规范艾灸》《中医养生保健技术规范少儿推拿》《中医养生保健技术规范脊柱推拿》《中医养生保健技术规范全身推拿》8种技术规范发布,提升了中医养生保健的科学化、规范化。2015年,国务院颁布《中医药健康服务发展规划(2015—2020年)》(国办发〔2015〕32号),指出支持中医养生保健机构发展;2018年,国家中医药管理局发布《中医养生保健服务规范(试行)》(征求意见稿),进一步促进和规范中医养生保健服务的发展。中医养生保健日渐受到国家重视,初步形成规模。随着社会对中医养生保健的需求量不断提高,当前中医预防保健理念已经被广泛认可和接受,人们在健康保健方面的意识和关注度越来越高,社会对于中医预防保健的需求持续增大,中医预防保健服务正在以多种不同的形式迅速发展。

一方面,医疗机构的中医预防保健服务项目逐渐增多,中医预防保健服务正逐渐发展成为中医医疗机构的一项主要服务内容,部分中医医院设有专门的保健服务中心,将现有的资源有效地整合在一起,开展中医预防保健服务,还有医疗机构将中医预防保健以及中医医疗工作融合在一起进行,推动中医预防保健朝着多样化、数量化方向发展。另一方面,作为对中医预防保健服务的补充,社会独立养生保健机构在预防保健服务方面发挥的作用也越来越突出,很多非医疗机构在中医预防保健服务理论下展开了大规模的预防保健服务,如药浴、按摩、足疗、针灸、刮痧、拔罐等,此外,以中医预防保健服务为指导的保健品以及保健食品也正在逐渐发展。在中医理论的指导下,预防保健服务朝着规范化、科学化、多样化的方向发展,惠及更多群众,进一步提升了人们身体素质,减少了疾病发生的可能性。

3. 中医健康干预

中医理论认为疾病应临症施护,根据患者不同的体质类型、不同疾病症状给予相应的健康干预措施。在中医学"治未病"理论的指导下,应当结合受检者的体质,有针对性地实施健康干预,主要方式有饮食干预、运动干预、情志干预、药物干预等。

(1)饮食干预。在日常生活中,应该保持合理的膳食结构,保证每日活动所需营养的摄入。不同体质类型的人群应当采用合适的膳食进补措施,通过饮食调整体质是中医养生常用的方法。此外,在临床工作中,还根据患者不同体质给予不同的饮食干预措施,使患者有目的地进行饮食调护,做到未病先治,已病防变。

(2)运动干预。《吕氏春秋》有云:"流水不腐,户枢不蠹,动也。"强调了生命在于运动。中医也主张通过体育锻炼增强体质,预防疾病发生、助力身体恢复。在日常生活中,可以通过参加一些体育运动如太极拳、八段锦、五禽戏等,通过形体运动配合调息、调神,以达到形神共养、动静互涵、强身健体的作用。

（3）情志干预。根据中医的"身心互动"理论，古代医家早已发现情志不和会引发或加重各种疾病，如"过喜伤心、过怒伤肝、过虑伤脾、过悲伤肺"等，人体情志活动与人体脏腑气血关系密切，因此中医强调要把人看作一个整体，不仅要重视身体的健康也要重视精神和心理上的健康。中医重视心理和身体的相互作用，强调平时要保持精神乐观，调和情绪变化，避免七情过激，要不断提高思想修养，正确对待和排解各种因素刺激，以保持身心健康。

（4）药物干预。中医药是中华文化中闪耀的瑰宝之一，中医有着数千年的制药与用药历史，在防病、治病等方面都有着十分丰富的理论基础和实践经验，尤其是对一些慢性病的防止和调理有良好的成效。因此，我们要重视中医药在健康服务与管理中的突出作用，让中医药更好地在提高人们健康素质、防治重大疾病等方面发挥作用。

二、现代医学理论

健康是人类最基本的需求，也是一项最重要的社会目标。经过几百年的发展，现代医学不断发展，形成了多层次多样化的医学体系，在维护人类健康、提高人均寿命等方面做出了突出贡献。随着人们健康观念的转变，现代医学正朝着疾病预测、预警和个性化健康干预的方向转变，这与健康管理的内涵及目标相一致，在现代医学理论的指导下，健康管理愈加科学化和多样化。

（一）现代医学的基础理论

1.疾病危险因素积累理论

健康状态到疾病状态的过程，就是一个疾病发生、发展的过程。对于急性传染性疾病，从健康状态到发病状态这一过程是一个较短时期，引发疾病的各种因素快速积累致使疾病发生，此时需要采取紧急的治疗措施。而对于慢性传染性疾病，这一过程大多会很长。疾病危险因素积累理论认为，个体生来就有一定的初始健康存量，体育锻炼以及健康维护等行为可以增加健康存量。但随着年龄的增长，这一存量会逐渐降低，当健康存量下降到某个值时，不健康的状态就会显现，相关的疾病也随之而来。在遗传、社会、自然环境、医疗条件及个人生活方式等因素的综合作用下，多数疾病都要经历"健康→低危险状态→高危险状态→早期病变→出现症状→疾病→最终结局"的过程。而这种演变过程通常不易被察觉，且往往需要几年到十几年，甚至几十年之久。在这一过程中，疾病危险因素不断积累，当危险因素积累到一定量时，疾病也就随之显现。而在实际生活中，个体产生的变化很难察觉，且没有明确的阶段划分。危险因素随年龄而变化的趋势如图2-1-1所示：

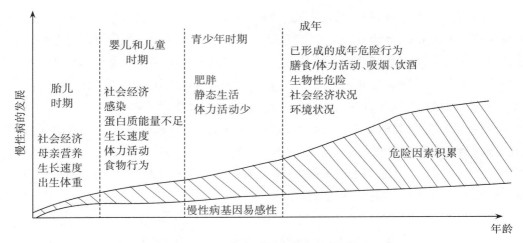

图 2-1-1　疾病危险因素随年龄变化趋势图

图片来源:张开金,夏俊杰.健康管理理论与实践[M].南京:东南大学出版社,2011.

虽然疾病危险因素积累是一个长期且不易发现的过程,但在此过程中,发挥人的能动性实施积极防治,能有效地延缓疾病的发生。1986年,国家卫生部组织医学专家在大庆开展了一个历时6年的试验。这一试验选取577名IGT(糖耐量减低)人群,将其随机分为生活方式干预(饮食、运动或饮食运动)组与对照组,6年后,对照组66%发生了糖尿病,而干预组仅有43%患病。2006年,当研究人员再次对实验组与对照组进行统计后发现,当初接受生活方式干预的人群糖尿病发生率较未干预人群降低了43%。此项试验结果也证明:简单的生活方式干预(合理饮食,增加体力活动)就能使糖尿病高危人群发病风险降低30%—50%,这一试验因此被称为糖尿病大庆试验。此后,芬兰、美国等国也开展了类似的试验,都得出了类似的研究结果。

疾病危险因素积累理论的指导意义在于明确了疾病的发生存在一个循序渐进的过程,而这一过程我们可通过多种手段,对导致疾病产生的主要危险因素进行积极干预、阻断或是减少危险因素,就有可能推迟疾病的发生,甚至可以阻断疾病的发生,从而起到维护健康的作用,为开展健康管理提供较充分的支撑。

2.健康行为转变阶段理论

行为转变阶段理论模式是美国心理学教授普罗察斯卡在1983年提出的,该理论以行为变化的过程以及研究对象的需求为切入点,通过多方位的引导,以改变研究对象的日常不良行为,其核心要义在于根据干预主体行为变化过程的不同阶段来确定干预策略。行为转变阶段理论是一种综合化、系统化地改变行为的方法,这一理论创立之初被用于吸烟人群的戒烟,现已扩展到多领域。

具体而言,行为转变阶段理论由没有准备阶段、犹豫不决阶段、准备阶段、行动阶段和维持阶段这5个阶段所组成(见图2-1-2)。

(1)没有准备阶段:或称未考虑阶段,这一阶段个体尚未意识到不良行为的危险性,在未来六个月内也无改变不良行为的意识和行动。这一阶段的干预重点在于提高个体对不良行为危险性的认识,消除其抵制情绪。

（2）犹豫不决阶段:或称考虑阶段,个体已认识到不良行为的危险性,已接受行为改变的相关信息,准备在未来六个月内做出相关改变。这一阶段的干预策略是帮助其制订转变计划,协助做出改变。

（3）准备阶段:个体为执行良好行为做了准备工作,如参加讲座、自主学习等,计划在未来一个月内付诸行动。这一阶段的干预策略为提供转变指南与切实可行的计划,克服可能遇到的困难。

（4）行动阶段:个体已执行良好的行为,但执行良好行为的时间尚未超过六个月,复返到前几个阶段的风险较高,行为尚未稳定。激励是这一阶段最需要的干预策略。

（5）维持阶段:个体执行良好行为的时间为六个月以上,复返到原来状态的风险降低,已养成良好的行为习惯。这一阶段的干预策略重点要放在行为的维持上,可通过多种方式如激励、创造支持性环境等帮助个体不断强化健康行为。

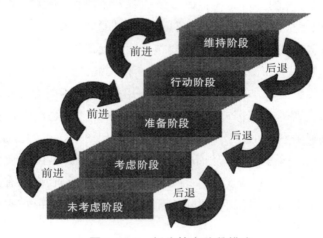

图2-1-2　行为转变阶段模式

图片来源:况杰.行为分阶段转变理论指导吸烟者行为改变的纵向研究[D].昆明医学院,2009.

行为转变阶段理论模式较充分地解释了人们从接受知识到行为转变的过程及思想发展演变情况,对于健康干预过程中不同阶段策略的选取具有较强的指导作用,同时对于健康干预后的反弹以及健康生活方式的养成能起到很好的解释作用。

（二）现代医学理论在健康服务与管理中的运用

1.疾病控制与预防

随着健康观念和医学管理模式的转变,现代医学逐渐从"以疾病为中心"转变为"以人为中心",推动健康关口前移,实现了"疾病治疗"向"疾病预防,防治结合"的模式转变。截至2020年底,我国人口中患有高血压的人数约2.5亿,糖尿病1亿,乙肝病毒感染者9000万,每年新发癌症300万—400万例。如果不对这些健康风险的上游人群进行健康干预,仅仅依靠扩大医院规模和改善医疗条件,无法给予所有人良好医疗服务。面对着生存与死亡这一无解的命题,现代医学认为,人类是可以通过努力实现健康促进的。如根据世界卫生组织估算,慢病患者经过一般性生活方式调整,就可以避免40%的发病率以及60%的死亡率。如果采取个体针对性措施,包括将精准医疗提前到精准预防,结合预防性治疗,有效减少发病和减少不良结局的比例还会大大提高,去医院寻求医疗救助的数量将大大减少,这对于减轻医生处理均质性疾病工作量、缓解医疗资源压力、降低就医成本等具有十分突出的效果。

新中国成立以来,我国相继建立覆盖各个层级的疾病控制中心,对普遍发生的慢性疾病、传染性疾病进行针对性防控,加大公共卫生保障力度,在很大程度上提升了人民的健康水平。此外,随着健康体检业的蓬勃发展,定期体检也成为人们保持健康、预防疾病的重要措施之一。

2. 健康知识教育

随着社会和科技的发展,人们对疾病和健康有了新的认识,健康教育作为传播卫生知识,培养卫生行为,提高自我保健能力,提高生命质量的有效手段,是健康服务与管理的重要组成部分。健康教育就是把现代医学知识通过人们喜闻乐见的方式传递给群众,从而增长群众对医学知识的了解,从而实现自我健康管理。主要包括两方面医学知识的宣传教育:

(1)疾病防治及一般卫生知识的宣传教育。包括传染病的防治知识、慢性非传染性疾病、常见病防治、治疗仪器器械治疗、身体检查指标知识、用药知识、疼痛管理知识、就诊知识、疾病康复技术知识、日常饮食营养起居等方面的卫生知识。这些知识是医学在长期探索和实践中形成的宝贵财富,通过科普科学的医学知识,能够帮助人们树立正确的健康观念,帮助人们利用科学的医学方法实现自我健康管理,从而增强人们的体质,提升全民健康水平。

(2)心理健康教育。针对不同类型病人的心理特点和心理矛盾,介绍有关疾病的防治知识及心理保健的方法,正确对待自身疾病,消除心理异常和心理负担,帮其树立战胜疾病早日康复的信心。

第二节　健康服务与管理的管理学理论

一、管理学相关理论

随着健康管理服务与管理产业的深入发展,健康管理的范围与深度不断扩展,涉及的主体及对象越来越多,人们逐渐认识到了对健康进行科学化管理的必要性,并进一步将管理学相关理论知识运用于规范健康服务业及健康管理行业的发展,科学的管理理论为提升健康服务质量和服务效率,提高人们的健康水平提供了重要理论指导。

(一)需求层次理论

需求层次理论是管理学常用理论之一,它是对个体为何实施特定行为的科学解释,由马斯洛于1943年在《人类动机理论》中正式提出。马斯洛将人的各种需要按其重要程度和产生的先后顺序依次分为生理需要、安全需要、社交需要、自尊与受人尊重的需要、自我实现的需要。

如图2-2-1马斯洛需求层次模型所示,五种需要像阶梯一样从低到高,按层次逐级递升,在低层次需要没有得到满足前,高层次需要基本不会起作用。在一个人身上,这几种需要可能同时存在,但由于其心理发展程度不同,占主导地位的需要也就不同。人的需要是发展的、动态的,各层次需要相互依赖、重叠,在高层次的需要得到一定满足时,低层次需要仍然存在,只是对行为影响程度相对减小。马斯洛认为,对需求的激励是动态的、有因果关系的,人们总是优先满足生理需求。其中健康是人的最基本需求,是一切需求的前提。

个体的健康水平与其基本需要是否满足及满足程度有密切关系。而进行有效的健康服务与管理的前提就是认识服务对象的基本需要,辨别服务对象尚未满足的基本需要,从而帮助其满足基本健康需要。不同类型的病人对健康的需要是多种多样且富有层次的,如急性疾病患者需要健康治疗、康复服务,而慢性病患者更加需要长期的健康护理,不同经济水平、年龄、性别的人群对健康的需求也各不相同,这就要求我们要大力推动建立多层次多样化的健康服务,将各种健康资源进行整合,在充分分析人们健康需求的基础上提供针对性的健康服务。

现代健康服务和管理的基本要求是针对不同个体病人的需求设计健康程序,保存维护、促进人的健康需求。在进行健康管理及临床护理时,首要工作是确定患者需要解决的健康问题,判断问题的轻、重、缓、急,以确定解决问题的先后顺序,即满足病人需要的顺序从低级到高级依次为:生理的、安全的、爱与归属的、自尊的与被尊重的、自我实现的需要。并根据病人不同的心理特点及需要,制定健康服务项目,使病人在住院期间得到系统的、动态的、连续的、有针对性的健康服务。

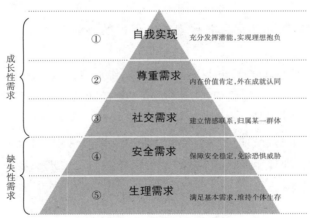

图2-2-1　马斯洛需求层次模型

(二)福利多元理论

1986年,罗斯在《相同的目标、不同的角色——国家对福利多元组合的贡献》一文,首次明确论述了"福利多元主义"这一概念。首先,罗斯对福利国家的概念予以澄清,长久以来人们认为福利保障是完全的政府行为,但罗斯主张福利是全社会的产物,应由市场、家庭、国家共同提供,仅由国家完全承担责任是错误的。市场、国家和家庭在社会中提供的福利总和即社会总福利,用公式表示为:TWS=H+M+S。其中,TWS是一个社会的总福利,H代表家庭提供的福利,M

是市场提供的福利,S代表国家提供的福利。罗斯提出福利提供主体分为国家、市场和家庭的三分法,之后,约翰逊、伊瓦斯等学者在罗斯三分法的基础上加入志愿机构,倡导国家、市场、社会组织、社区为主体的四分法。不管是三分法还是四分法,福利多元理论所传达的核心要义在于主体多元化与政府分权化。主体多元化,即福利提供主体应包含国家、市场、社会组织、家庭等多元主体,依据各个主体提供福利的不同形成互补之势;政府分权化,要求政府合理放权,平衡好中央政府与地方政府之间、政府与市场之间的关系。

从健康服务与管理视角来看,健康管理属于公共物品,带有较强的公共性,存在不完全的非竞争性与非排他性。公共性决定了健康服务与管理须有政府参与;不完全的非竞争性与非排他性又决定了由政府提供必然会导致低效率,因而需引入市场、社会力量参与。福利多元理论为健康服务与管理多元主体参与提供了理论依据,同时引入市场力量能使健康服务与管理多样化、个性化,有利于更好地满足人民需求、提升人民健康质量。

(三)系统管理理论

系统是指由若干相互联系、相互作用的部分组成,在一定环境中具有特定功能的有机整体。现代社会网络下,任何组织都是由人、物、信息组成的系统,任何管理都是对系统的管理,可以说没有系统就没有管理。系统论是研究系统的一般模式、结构和规律的学问,它研究系统的共同特征,用数学方法定量地描述其功能,寻求并确立适用于一切系统的原理、原则和数学模型,是具有逻辑和数学性质的科学。系统管理具有整体性、动态性、开放性、环境适应性、综合性等特点,它把组织看成是一个系统,用系统论的观点和方法来解决管理中遇到的各种问题,通过建立组织与环境、组织内部各要素相互促进的协调关系,以实现组织的高效率和高效益。

系统管理要求在开展健康管理时,贯彻整体性、综合性思想,健康信息收集、健康档案建立、健康风险评估、健康干预与健康促进以及健康干预后的效果评价形成了健康管理的一个周期,完整的健康管理是这一周期的循环往复,运用管理系统思想,健康管理作为一个开放的系统,不是一个时期的健康管理,而应该是全生命周期的健康管理,综合利用健康管理这一系统内外部因素促进健康管理环境发展,利用健康管理环境的发展进一步推动健康管理往高水平方向发展。

二、管理学理论在健康服务与管理中的运用

近年来,伴随着经济社会的快速发展,居民的健康需求不断增长,健康管理这一服务模式逐渐发展起来。管理学认为,健康管理是指对健康、亚健康、患疾病等人群的健康问题及健康危险因素进行监测、分析、预防、预测、评估和维护管理等提供健康咨询、指导及进行干预的全过程管理,目的是为有健康需求的对象提供针对性的科学健康信息,并为其创造相应条件、采取措施并改善健康服务,既为了提高个体健康意识进行积极健康管理,同时也为了改变组织(包括政府)行为,提高需求对象的健康质量。根据管理对象不同,可分为个人、家庭、社区以

及社会等方面的健康管理。总而言之,健康管理在调动全社会人群乃至整个社会进行健康管理的积极性,及时有效地利用有限资源实现最佳健康效果等方面具有不可或缺的重要作用。健康管理正在挑战现代以疾病为核心的医疗卫生服务理念,有着巨大发展前景。

在健康管理过程中,根据管理学的需求层次理论、系统管理理论、福利多元主义理论等,逐渐发展出了一套规范化的健康管理服务流程,实现了从收集服务对象的健康信息,到进行健康评估,再到实行健康干预等服务的流程化管理。具体而言,健康服务与管理按照以下八个步骤开展服务:签署客户服务合约、采集健康信息、建立完整健康档案、开展健康风险评估、制定健康干预计划和方案、实施健康干预、健康动态跟踪、健康管理效果评价。

(1)签署客户服务合约。在深入了解客户健康需求的基础上,依据自身服务能力,实事求是地与客户签署健康服务合约,并按照合约履行工作职责,尽最大可能满足客户服务要求,做到诚信服务。

(2)采集健康信息。通过各种医疗技术手段尽可能全面收集个人健康信息,根据个人健康状况有针对性地设计个性化健康体检项目。在安排健康体检后,还要通过健康信息问卷调查等方式,全面系统地采集与健康相关的个人信息,予以汇总分析,是开展个人健康风险评估的基础。

(3)建立完整健康档案。健康档案是用来记录客户生命体征以及自身所从事过的与健康相关的行为与事件。个人健康档案是将整个健康管理周期的所有健康信息资料,如服务合约、个人健康档案管理首页、会员服务要求、个人会员服务须知、个人健康信息调查问卷、既往健康体检报告、健康体检项目设计、现实健康体检报告、健康风险评估报告、健康干预计划和方案、健康干预实施过程记录等进行系统的、完整的管理,以利于客户随时查看和后续干预,为医疗服务提供翔实的资料。

(4)开展健康风险评估。针对客户健康危险因素开展相关疾病风险评估,通过健康风险评估对客户的健康状况予以综合判断和评价,预测其未来5—10年内的健康走向,以加强预警提示作用,使客户对自己的健康给予高度重视和早期防范,为制订健康干预计划和方案提供量化指标。如生活方式评估报告、卒中因子风险预测评估报告、糖尿病危险因子预测评估报告等。

(5)制定健康干预计划和方案。根据健康风险评估存在的健康风险来制订其控制目标和降低危险因素的干预计划和方案。首先,要制定干预的目标、方法、时间等。尤其是应确定优先干预解决的健康问题,如亚临床状态的异常指标、生活方式等;制订中期干预解决的健康问题,如单种疾病、生活方式等;制订远期干预解决的健康问题,如多种疾病、生活方式等。其次,制订干预方案,应包括干预的内容、途径、手段、频率等,如异常指标或单种疾病、多种疾病、生活方式、其他健康问题等;医疗干预包含门诊、会诊、特诊、监测、餐导、跟踪等;生活方式干预包含膳食干预、运动干预、心理干预、行为干预、环境干预等。

(6)实施健康干预。依据健康管理干预计划和方案,有步骤地以多种形式来帮助个人采取行动,纠正不良的生活方式和习惯,控制健康危险因素,实现个人健康管理计划的目标。在此过程中重视干预计划的实施和执行情况,包括干预的具体内容、干预的手段、频率和时间等,以确保客户主动参与干预的积极性和有效性。

（7）健康动态跟踪。人体是不断变化的，因此对健康的监测、跟踪与干预服务是健康管理服务中的根本。通过多种方式跟踪个人执行健康管理计划的状况，并定期进行评估，给个人提供最新的改善结果反馈，使健康得到有效的管理和维护。更重要的是随时掌握客户的身体变化和健康状况，以不断调整和修订健康干预计划和方案。

（8）健康管理效果评价。在管理过程中对客户的健康状况予以阶段性效果评价和年度效果评价，如单项干预、综合干预效果评价、干预前后生活方式改善评价、行为因素方式改善评价等，以便及时了解客户健康状况的改善情况，再依据评价修正调整健康管理干预计划和方案，实施更好的干预服务，最终使客户的健康状况得到有效的改善和促进。

第三节　健康服务与管理的其他学科理论

一、健康服务与管理中的经济学理论

伴随着健康观念的转变，人们更加注重健康的全面发展，认为健康既是消费品又是投资理念的不断深化，并在不断发展变化中释放出新的健康需求。为了满足人民群众不断增长的健康需求，以加快健康消费、促进健康投资、发展新型健康产业为重点的"生产—消费—投资"经济发展新模式逐渐兴盛起来。由此，在健康服务业与健康管理业的快速发展之下，将经济学理论运用到健康服务与管理中越来越受到学界的关注。

（一）健康经济学理论

健康经济学作为一门独立学科是在20世纪60年代才得以确立，其始于肯尼斯·阿罗（Kenneth Arrow）对医疗市场的不确定性分析，之后桑福德·格罗斯曼（Sanford.J. Grossman）基于加里·贝克尔（Gary Becker）的人力资本理论将家庭生产函数成功引入健康的效用函数分析中，进而确立了医疗保健需求的人力资本模型，进一步将健康经济学体系完善。其主要观点包括以下三方面：

1. 医疗市场的不确定性

健康经济学（Health Economics）是应用经济学领域的一个分支，是把古典经济学应用于卫生保健部门而发展起来的新兴学科。健康经济学为世界各国卫生发展、医疗保障制度改革以及卫生政策的制定提供了科学的理论支持。健康经济学起源于20世纪50年代的美国。二战后，西方发达国家普遍建立了包括医疗保障制度在内的福利制度，完备的医疗保障制度随之而来的是巨额的医疗费用。美国联邦统计局发布的有关数据显示，1960年美国医疗费用总支出为2699亿美元，占当年GDP的5.1%。到1998年，医疗费用支出已达11491亿美元，占当年GDP的12.2%。剧增的医疗费用使得美国开始反思现今的医疗保障制度，一些学者逐渐认识到，资源总是有限的，能够投入到医疗领域的资源更是极为有限，在此背景下，经济学家们开始用经济学方法分析医疗保障领域资源配置问题。

1963年,肯尼斯·阿罗发表了《不确定性与医疗保健的福利经济学》一文,开创性地将经济学思想方法运用于健康医疗市场研究,指出医疗服务的提供方和需求方都存在的不确定性是健康行业的显著特征,由此成为健康经济学的奠基,标志着健康经济学作为一门学科正式成立。在《不确定性与医疗保健的福利经济学》这篇文章中,阿罗应用福利经济学第一定理和第二定理界定了医疗服务市场与完全竞争市场的偏离,尤其是疾病发生的不确定性带来的风险分担市场的缺失,以此为背景,他着重谈论了三个方面:第一,讨论医疗市场的特殊性,指出医疗需求的不稳定性。医生作为病人的代理人也是利润最大化行为者,同时强调了医疗市场产出的不确定性以及医疗服务供给方存在的进入障碍。第二,在确定性假设下,分析了医疗市场与完全竞争市场的差异主要在于收益递增,进入障碍以及医疗定价行为的价格歧视三方面。第三,在不确定性假设下,比较了医疗市场与完全竞争市场的差异。他运用期望效用函数描述了理想的保险原则(在风险规避的假设下),然后讨论了道德风险、第三方支付和逆向选择行为对于医疗保险市场的影响,并最终建立风险规避条件下最优保险政策的理论模型。阿罗在《不确定性与医疗保健的福利经济学》一文中围绕医疗保健的不确定性,排除了通过市场竞争找到最优解决方案的可能性,认为需要政府介入以解决这些不确定性。

2.健康资源的有效配置

根据经济学的观点,健康也可以作为一种资源,经济学者定量地把教育、收入、性别、环境、行为、心理,甚至基因等因素全都纳入了影响健康的研究范围之中,特别是将跨学科性质的分析工具引入健康的定义、测量和评价后,涌现出很多跨学科色彩的健康经济学研究。如行为经济学与健康的交叉,现实世界中人们并不是完全理性的,即使是最理性的人,也不能够保证自己在任何时刻、任何地点、任何状态、任何场景下都是理性的。尤其在健康领域,很多疾病的产生与管理是与个人行为密切相关的,习惯、情绪、社会规范等都会影响人们的健康决策,帮助人们更加理性地做出健康方面的决策是行为经济学家们的心愿,为此,塞勒等行为经济学学者将"助推(Nudge)"理论应用到健康领域,促进了人们的疾病管理与预防行为,提高了社会健康水平。

将健康当作资源就不得不提及效率的问题,因为效率是衡量人们对经济配置满意度的普适标准,而低效率的配置与各种导致市场失灵的要素密切相关。例如,垄断势力、公共物品(主要是信息和再分配)、外部性等是导致低效率的主要因素,为了纠正这些因素对健康和医疗服务市场机制的扭曲,建立了引入政府干预的政策,即健康政策就是对于这些资源的规制。当纠正健康和医疗服务市场失灵被视为政府干预的必要条件后,政治经济学的工具要素就自然而然地运用到健康和医疗服务体系中。例如,关于公共选择理论的文献中涉及很多的政策制定和实施过程中的问题,新政治经济学者利用公共选择理论回答如何通过政治过程做出决策,即政府和市场在健康领域的角色作用。

3.人力资本理论

现代人力资本理论兴起于20世纪五六十年代。西奥多·舒尔茨(Theodore W. Schultz)被称为"人力资本之父",是人力资本理论的提出者。如今,人力资本理论已经成为健康经济学的重要理论基础之一,他从劳动力市场上不同类型劳动者的收入差别入手,发现教育与健康因素是引起收入差别的主要原因,并进一步明确提出收入存在差别的原因是劳动生产率的不同。对于美国国民收入的增长速度高于各类投入要素的增长速度,而且差异越来越大的问题,舒尔茨认为,尽管存在规模收益提高等原因,但最重要的原因仍是劳动力质量,即人的能力的提升。劳动者实际收入增长的根本原因是劳动者人力资本投资带来的单位时间劳动生产率的提升。

舒尔茨的人力资本概念包括以下四点:(1)人力资本体现在人的身上,表现为人的知识、技能、资历、经验和熟练程度等能力和素质;(2)在前者既定的情况下,人力资本表现为从事工作的总人数及劳动市场上总的工作时间;(3)人力资本是对人力的投资而形成的资本,是投资的结果;(4)对人力的投资会产生投资收益,人力资本是劳动者收入提高的最主要源泉。根据这一概念,他将人力资本投资分为五个方面:(1)卫生保健设施和服务,概括地说包括影响人的预期寿命、体力和耐力、精力和活动的全部开支;(2)在职培训,包括由商社组织的旧式学徒制;(3)正规的初等、中等和高等教育;(4)不是由商社组织的成人教育计划,特别是农业方面的校外学习计划;(5)个人和家庭进行迁移以适应不断变化的就业机会。

按照舒尔茨人力资本理论,劳动者的人力资本存量由健康、知识、技能及工作经验等因素组成,其中最为关键的健康存量是人力资本发挥作用的前提。1999年,桑福德·格罗斯曼(Sanford.J. Grossman)指出,每个人通过遗传都获得一笔初始健康存量,这一初始存量会随年龄渐长而折旧,但也能随健康投资而增加。进入后工业时代,人力资本在生产中的作用越来越大,对人力资本的重视首要体现在健康保障,健康保障既是人力资本可及性的重要前提,也是维系人力资本持久性的重要基础。因此,在健康服务与管理中,必须要坚持人本原理,以人为中心,把人看作是最重要的资源,采用各种方法尽可能满足人们的健康需求,从而提升人们的劳动能力。

(二)服务产品理论

我国学者李江帆在20世纪80年代就开始系统研究服务产品,建立了服务产品理论,构建了第三产业经济学理论体系。服务产品理论认为服务产品为"非实物形态的劳动成果",是"社会产品的一部分"。服务产品理论是第三产业经济学的基础,其内涵包括非实物产品理论、非实物使用价值理论和服务质量理论。李江帆认为,教育服务、医疗服务、文艺服务、交通服务、旅游服务、信息服务等非实物劳动成果都无可争辩地具有满足人多方面需求的功能,并与实物劳动成果构成互补或互代的关系,因此非实物劳动成果理所应当纳入社会产品范畴。社会产品的更新突破了传统政治经济学限定的物质产品的界限,不仅全面、客观、真实地反映全社会投入与产出的状况,而且丰富了马克思的两大部类理论。按照使用价值的用途,第一、第二产业生产所需的服务产品,以及第三产业本身生产所需的服务产品,构成服务型生产资料;用于生活消费的服务产品,构成服务消费品。据此,可对社会产品做一个分类。(如图2-3-1)

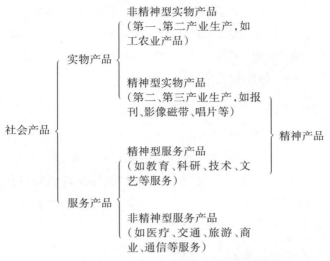

图2-3-1　服务产品理论视角下社会产品分类

资料来源：黄奕祥.健康管理的服务模式与发展趋势研究[D].中山大学,2010.

　　服务产品理论强调非实物产品和实物产品一样具有使用价值,其使用价值是一种不采取实物形式的与劳动过程紧密结合在一起的,只能在活动状态中被消费从而满足某种需要的价值。服务产品具有非实物性,生产、交换与消费的同时性,非贮存性,非转移性,再生产的严格被制约性以及作为人类劳动产物的必然性等特性。在现实生活中"以药养医""以械养医""检查补医"等现象难以根治的原因很大部分在于对医疗服务这一特殊经济产品的医疗卫生补偿机制、激励机制和管理方式的忽略。因此,服务产品理论对于医疗系统体制机制的完善、对促进健康服务产业的发展具有很强的指导意义。

　　总体而言,经济学理论运用到健康服务与管理中是社会发展的必然趋势,健康服务业及健康管理的发展也必将促进社会经济的发展。今后,健康服务与管理将通过进一步融合经济学前沿理论与方法,从经济学的角度重新审视健康、幸福、效用以及财富等社会价值的判断,从而指导个体健康行为的改变以及公共政策的制定。在充分学习吸收西方发达国家先进经验的同时,坚持以中国特色社会主义国情为基础,始终牢牢坚持以人为本,把提高全体民众的健康水平放在首位,在发展市场经济的同时把握好政府的宏观调控,用经济学的思维方式将大健康与经济学更好地融合在一起,更好地处理复杂的健康问题,在注重效率的同时也兼顾公平,进一步推动中国医疗改革与卫生事业的发展。

二、健康服务与管理中的心理学理论

　　随着社会前进的步伐越来越快,人们所承受的压力也越来越大,心理健康服务也成为健康服务与管理中的重要组成部分之一。心理健康服务是运用心理学及医学的理论和方法,预防或减少各类心理行为问题,促进心理健康,提高生活质量,主要包括心理健康宣传教育、心理咨询、心理亚健康恢复指导、心理危机干预等。加强心理健康服务、健全社会心理服务体系是提高公众心理健康水平、促进社会心态稳定和人际和谐、提升公众幸福感的关键措施,是培养良好道德风尚、促进经济社会协调发展、培育和践行社会主义核心价值观的基本要求,是实现国家长治久安的一项源头性、基础性工作。由此,将心理学运用到健康服务与管理中是十分必要且十分广泛的,常见的心理学健康理论有两个。

(一)健康信念模式理论

健康信念模式是由霍克巴姆(Hochbaurn)于1958年首次提出,经克里赫特(Krischt)、比彻(Becher)等心理学家完善发展而形成的一种社会认知理论。健康信念模式理论以价值期望理论为基础,综合认知理论和动机理论而成,旨在"解释人们面对疾病的预防和监控束手无策的普遍现象",这一理论从个体健康信念形成的视角出发,通过影响个体的态度和信念,促进其健康依从行为,其模型示意图如图2-3-2所示。

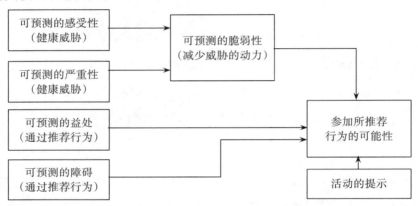

图2-3-2　经典健康信念模式示意图

资料来源:*Michael P.O'Donnell.Health Promotion In The Workplace*[M].常春等译,化学工业出版社,2009.

起初,健康信念模式理论由可预测的感受性、可预测的严重性、可预测的益处和可预测的障碍四个部分组成。可预测的感受性指一个人对其自身陷入某种健康风险的客观估计(如"我不可能得肺癌");可预测的严重性指个人对健康状况严重性的评价(如"肺癌是件可怕的事");可预测的益处是指针对这种减轻健康威胁的建议的有效性所做出的客观评价(如戒烟可以有效地减少患肺癌的概率);可预测的障碍包括将这些建议付诸实践的过程中所产生的任何负面效应和后果(如进行体育锻炼并不舒服)。经典健康信念模式理论在彼时社会条件下发挥了重要的作用,有效地解释了为什么人们面对疾病的预防和监控束手无策的现象。随着健康信念模式理论的研究逐渐加深,关于健康教育的理论不断完善,健康信念模式理论逐渐发展成熟。个体健康信念模式的形成一般需具备以下几个条件:

(1)感知的疾病易感性。也称危机感,这是指个体对自己患某种疾病可能性的主观判断及形成的主观信念,越是感觉到患某种疾病的可能性大,个体越是倾向于采取行动规避疾病的发生。

（2）感知的疾病严重性。也称严重感，个体认为不健康的行为所导致的疾病的危害程度，包括疾病所导致的疼痛、伤残、死亡和引起的心理、社会后果等，感知疾病的严重性越强，人们往往越会采纳健康行为以防止疾病的出现。

（3）感知的行为益处。也称益处感，指个体改变或实施某个行为后所获得的益处，一般来讲，个体认为所获益处越多，越有可能主动改变行为或接受建议。

（4）感知的行为障碍。又称威胁感，这是指个体对改变行为所可能遇到障碍的认知。

（5）行动的线索。促成采取行动的刺激或暗示可分为内部线索与外部线索，外部线索如大众媒介的疾病预防与控制运动、医生建议采纳健康行为、家人或朋友患有此种疾病等；内部线索如自觉身体不适或得病等。

（6）自我效能。个体对采取行动促进健康的主观信心与期望程度，当自我效能感越强时，所收到的效果越好，对个体维护健康越有力。

（7）修正因素。又称行为的制约因素，它直接或间接影响个体健康相关行为的认知。在内容上包括年龄、性别、种族、教育程度、社会经济地位等社会人口学资料和心理学因素。

健康信念模式理论很好地解释了个体如何调节内外部因素维护健康行为，牢牢把握住健康促进的理论内涵与机理，是目前广泛应用于个体健康相关行为领域的预测模型和框架。健康信念模式从理论上解释了人们的行动逻辑，为健康干预以及干预之后取得的效果做了较好的估计，对于在实践中开展健康管理具有较好的指导意义。

（二）"知信行"模式理论

"知信行"模式理论是一种行为干预理论，内涵为将接受的知识内化为信念，进而支配人的行动。"知信行"模式理论是结合行为学、心理学等理论发展而成，旨在解释人们从知识到行动的演变逻辑，被广泛应用于健康促进与健康教育领域。

具体而言，"知信行"模式理论包含三个层面：知是指知识和学习，是这一模式的基础；信指信念和态度，是产生行为的动力；行是产生促进健康行为、消除危害健康行为等行为改变的过程。"知信行"模式理论认为，要引起行为改变的前提是信念的改变，而信念改变的基础则是知识的传递普及，当个体接触到相关健康医学知识，了解疾病的危害，知晓采取维护健康的行动后所可能带来的有益效果，则个体往往会在情感上往有益于健康的方向靠，从而形成维护健康的信念，信念的累积与坚定带来行动的改变，"知信行"模式理论机理图如图2-3-3所示。

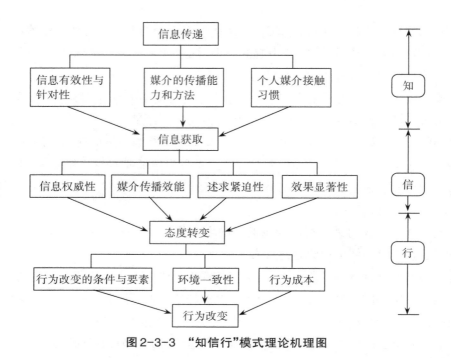

图2-3-3 "知信行"模式理论机理图

图片资料来源:张瑞.流动人口健康管理与服务问题研究[D].南开大学,2014.

此外,心理学理论运用健康服务和管理的方式有很多种,更多是从实操的角度发挥其对健康的助推作用。今后,心理健康服务应当摆脱"以心理疾病患者作为主要工作对象"和"把心理健康作为主要结果变量"的思维定式。实际上,健康不仅指整体性的身心健康,还包括超越个体健康层面的组织健康和社会健康;与之对应,健康中国建设不仅针对少数心理疾病患者的心理健康促进或针对所有人的心理健康素质提升,还包括针对所有社会成员生活行为方式、生产生活环境以及医疗卫生服务等所有健康影响因素的改进。其中涉及的每一项工作和每一个过程,都需要超越传统心理健康服务的其他心理学知识与技术的参与。

目前心理学对健康服务与管理的参与较多停留于重大事件发生后弥补的应急性自发参与阶段,尚未形成以预防为主的常态化工作机制,体系化的心理免疫机制还落后于防控此类事件的实战需求。就其工作形式而言,仍较多停留于对相关群体或个体进行个体化心理援助的传统模式,对如何促进特殊时期主流权威信息的有效传播、提高公众对医嘱行为的有效遵从、提升处理相关事件政府官员的媒介素养与沟通能力等可有效化解公众恐慌情绪的政策性和过程性策略贡献较少。为此,应当集中心理学界力量,与公共卫生和公共管理领域的专家一道,对可能发生的各类公共卫生突发事件设计出科学的心理干预方案及具体步骤,并将之作为系统性应对预案的常态性组成部分,丰富突发公共卫生事件的治理策略与政策工具。

总体而言,健康涉及人类发展的方方面面,健康管理是集医学科学、管理科学与信息科学于一体,重点研究健康的概念、内涵与评价标准、健康风险因素监测与控制、健康干预方法与手段、健康管理服务模式与实施路径、健康信息技术以及与健康保险的结合等一系列理论和实践问题。它依赖于基础医学、临床医学、预防医学的理论与技术,是一个与现代医学创新体系相匹配、能够适应和满足我国健康管理及相关产业发展需求的医学学科。多学科理论融入健康服务与管理之中,对全面促进人的健康发展,推动健康服务产业深入发展具有重要作用。

≫ 本章小结

1.健康服务与管理是在多学科理论基础上形成的综合科学,主要理论基础来自医学、管理学、经济学以及心理学等学科,在多科学理论的指导下,推进健康服务业和健康管理的深入发展,助推人的健康全面发展。

2.健康服务与管理深受中国传统医学的影响,中医养生学、"治未病"理论以及"身心互动"理论对推动人们健康观念及医学模式的转变有重要作用,形成了"以预防为主、防治结合"的疾病控制模式,把"治未病"的主体从病者转为未病者,充分调动了人的主动性和积极性,中医理论至今仍在健康服务与管理中有着广泛的运用。

3.现代医学是不断进步的,随着科学技术的发展,人们对疾病的认识更加深入,根据疾病发生的规律对疾病进行针对性预防和控制,并通过健康教育普及科学的医学知识,有力地推动了健康服务与管理的科学化和普遍化。

4.需求层次理论、福利多元理论以及系统管理理论等管理学理论进一步加强了人们对健康服务与管理的科学认知,有力地推动了健康服务的流程化管理。

5.随着健康服务产业和健康管理的深入发展,经济学理论对健康服务与管理的指导意义逐渐变强,由此催生了健康经济学和健康产品服务理论的发展。反之,经济学理论也指导着健康服务与管理朝着更加公平、更加有效率的方向前进。

6.心理学理论在健康服务与管理中的运用越来越广泛,它不仅指导着人们心理疾病的预防和康复,还推动着健康服务与管理以人们更能接受的方式深化发展。

≫ 课后思考题

1.简单概括中医"治未病"理论,并说明其对现代预防医学的启示。

2.如何推动中医在健康服务与健康管理中更好地发挥作用?

3.说明系统管理理论在健康服务与管理中的作用。

4.经济学理论如何助推健康服务业的发展?

5.心理健康管理的未来发展趋势是什么?

电子资源

第三章　健康服务与管理法规政策与伦理

≫ 学习目标

1.熟悉人身权的基本含义,了解我国涉及健康服务与管理的基本法规和政策,认识健康政策对于健康服务与管理的基本作用。

2.了解健康服务与管理工作中常见的伦理问题。

3.掌握健康服务与管理伦理的基本内容及原则。

≫ 结构导图

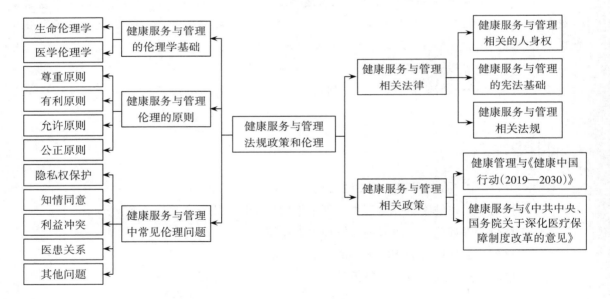

第一节　健康服务与管理相关法律法规与政策

一、健康服务与管理相关法律

（一）健康服务与管理相关的人身权

1.《民法典》中的人身权

人身权,是人格权和身份权的合称,是指民事主体依法享有的,与自身不可分离亦不可转让的没有直接财产内容的法定民事权利。人身权是民事主体享有的最基本的民事权利,自然人可能因为某种法定原因丧失某种财产权利或者政治权利,但不可能丧失基本的人身权利。人身权是民事主体从事民事法律行为,设定、取得、变更或者放弃其他民事权利的基础。其中人格权包括了民事主体享有的生命权、身体权、健康权、姓名权、名称权、肖像权、名誉权、荣誉权、隐私权等基本权利以及由人身自由、人格尊严产生的其他人格权益等。身份权是指民事主体依一定行为或相互之间的关系所发生的一种民事权利。

因健康服务与管理对人身权的各种权利都有所涉及,本节内容重点介绍人格权中的生命权、身体权与健康权。

（1）生命权

自然人享有生命权。自然人的生命安全和生命尊严受法律保护。任何组织或者个人不得侵害他人的生命权

（2）身体权

自然人享有身体权。自然人的身体完整和行动自由受法律保护。任何组织或者个人不得侵害他人的身体权。

（3）健康权

自然人享有健康权。自然人的身心健康受法律保护。任何组织或者个人不得侵害他人的健康权。

2.确立人身权法律制度的重要作用

（1）保护基本人权的需要。各项具体人身权是人所共享的基本人权在民法领域的体现。如生存时候需要人权,生存权有赖于生命权和健康权的拥有并得到严格的保护。

（2）建立和维护正常、有序的社会关系的需要。人与人之间彼此区分和相互尊重是正常、有序的社会关系的前提,而彼此区分有赖于人的个性特点,尊重的内容为个人享有的自由、名誉、隐私、肖像等基本人格利益。通过人身权法律制度保护人格权和身份权,有利于建立、维持与恢复有序的社会关系。

（3）保护人格尊严的需要。《宪法》第三十八条规定"人格尊严不受侵犯",因而需要建立人身权法律制度,以充分保护民事主体的人格尊严。

3.人身权与健康服务与管理之间的关系

由于健康服务与管理内容极为广泛,涉及对个体和群体开展健康促进、疾病预防、疾病诊断和治疗、健康维护与康复等所有服务。因此,关注法律对于自然人个体和群体权利的规定,了解健康服务与管理的相关法律显得尤为必要。健康服务与管理的最终目标是实现对自然人个体的全生命周期的健康管理并提供配套性服务,实现对个人的生命权、身体权、健康权的保障。国家出台法律法规的基础也是基于对个人权利的保障,实现国民身体素质大幅提升、精神面貌明显改善的目标。法律对人身权的规定促使健康服务与管理为个体提供更好的健康与医疗保障,健康服务与管理的发展促成了人身权的实现和发展。

(二)健康服务与管理的宪法基础

健康服务业是以医疗卫生、生物技术与生命科学为基础,以提高生命质量为主要目标而提供健康服务支撑的行业与部门的集合。促进健康服务业的发展,逐渐成为各国公众和政府的共识与选择。健康服务业成为继IT产业后新兴、成长和快速发展的产业。因此,在"大健康观"①的引导下,健康服务业不仅是一个独立的产业,更是包括所有与健康有直接或间接关系的产业链和产业体系的集合。简单地说,健康服务业是以医学知识和技术为基础,以保护和促进居民健康为目标,贯穿预防、保健、治疗、康复等环节的产业集群,它以大健康观为前提,面向健康、亚健康、患病人群,覆盖全生命周期,包括了所有与健康有直接或间接关系的产业链和产业体系。《国务院关于促进健康服务业发展的若干意见》(国发〔2013〕40号)中将健康服务业界定为:健康服务业是以维护和促进人民群众身心健康为目标的产业,它主要包括医疗服务、健康管理与促进、健康保险以及相关服务,涉及药品、医疗器械、保健用品、健身产品等支撑产业,其具有覆盖面广、产业链长等特点。

《宪法》作为我国的根本大法,其部分法律条文的规定为对健康服务业的发展提供了支撑。从经济管理的内容上,《宪法》第八条规定:"城镇中的手工业、工业、建筑业、运输业、商业、服务业等行业的各种形式的合作经济,都是社会主义劳动群众集体所有制经济。国家保护城乡集体经济组织的合法的权利和利益,鼓励、指导和帮助集体经济的发展。"第十一条规定:"在法律规定范围内的个体经济、私营经济等非公有制经济,是社会主义市场经济的重要组成部分。国家保护个体经济、私营经济等非公有制经济的合法的权利和利益。国家鼓励、支持和引导非公有制经济的发展,并对非公有制经济依法实行监督和管理。"《宪法》中对于集体经济、非公有制经济的规定为当前坚持以"以人为本、统筹推进,政府引导、市场驱动"的基本原则促进健康服务业发展提供了法律保障。

另外,从健康服务与管理的内容上,《宪法》第二十一条明确规定:"国家发展医疗卫生事业,发展现代医药和我国传统医药,鼓励和支持农村集体经济组织、国家企业事业组织和街道组织举办各种医疗卫生设施,开展群众性的卫生活动,保护人民健康。"第四十五条规定:"中华

---

①大健康观是以大健康为基础,通过凝聚、抽象、升华等理论建构方法形成科学的,达到理论高度的,体现了健康价值原则、健康价值规范、健康价值理想、健康价值信仰,具有价值观核心要素和典型表现形式的健康价值观。

人民共和国公民在年老、疾病或者丧失劳动能力的情况下，有从国家和社会获得物质帮助的权利。国家发展为公民享受这些权利所需要的社会保险、社会救济和医疗卫生事业。"宪法作为我国根本大法，其规定的这些内容为健康服务业的快速、规范发展提供了强大的法律支持。

（三）健康服务与管理相关法规

健康服务与管理涉及药品、医疗器械、保健用品、保健食品、健身产品等各类产业体系，其覆盖面广、产业链长。虽然目前尚未有一部专门的法律对健康服务与管理领域进行整体规范，但在一些具体领域例如药品管理、疾病防控领域已有相关法律进行规范和约束，主要包括《中华人民共和国民法典》《中华人民共和国中医药法》《中华人民共和国食品安全法》《中华人民共和国国境卫生检疫法》《中华人民共和国传染病防治法》《中华人民共和国母婴保健法》《中华人民共和国药品管理法》《中华人民共和国职业病防治法》《中华人民共和国合同法》《中华人民共和国劳动法》《中华人民共和国劳动合同法》《中华人民共和国执业医师法》等（详见表3-1-1）。

表3-1-1　涉及健康服务与管理领域的部分法律概览（按实施日期排序）

发布部门	法律名称	时效性
全国人大常委会	《中华人民共和国医师法》	现行有效
全国人大常委会	《中华人民共和国食品安全法》（2021修正）	现行有效
全国人民代表大会	《中华人民共和国民法典》	现行有效
全国人大常委会	《中华人民共和国基本医疗卫生与健康促进法》	现行有效
全国人大常委会	《中华人民共和国药品管理法》（2019修订）	现行有效
全国人大常委会	《中华人民共和国职业病防治法》（2018修正）	现行有效
全国人大常委会	《中华人民共和国劳动法》（2018修正）	现行有效
全国人大常委会	《中华人民共和国老年人权益保障法》（2018修正）	现行有效
全国人大常委会	《中华人民共和国国境卫生检疫法》（2018修正）	现行有效
全国人大常委会	《中华人民共和国母婴保健法》（2017修正）	现行有效
全国人大常委会	《中华人民共和国中医药法》	现行有效
全国人大常委会	《中华人民共和国传染病防治法》（2013修正）	现行有效
全国人大常委会	《中华人民共和国劳动合同法》（2012修正）	现行有效
全国人大常委会	《中华人民共和国执业医师法》	失效[①]
全国人民代表大会	《中华人民共和国合同法》	失效[②]

资料来源：根据北大法宝数据库整理。

[①]2021年8月20日，中华人民共和国第十三届全国人民代表大会常务委员会第三十次会议通过《中华人民共和国医师法》，予以公布，自2022年3月1日起施行。根据《中华人民共和国医师法》第六十七条规定，《中华人民共和国执业医师法》同时废止。

[②]2020年5月28日，十三届全国人大三次会议表决通过了《中华人民共和国民法典》，自2021年1月1日起施行。《中华人民共和国合同法》同时废止。

近年来,我国出台的涉及健康服务业、健康管理产业的相关法规数量逐渐增多且涉及面广,尤其是在《国务院发布关于促进健康服务业发展的若干意见》(国发〔2013〕40号)发布前后,相关配套法规陆续出台,如原国家卫生和计划生育委员会(现国家卫生健康委员会)和国家中医药管理局发布的《关于印发中医药健康管理服务规范的通知》《国务院关于实施健康中国行动的意见》和中共中央、国务院印发《"健康中国2030"规划纲要》,中共中央办公厅、国务院办公厅《关于构建更高水平的全民健身公共服务体系的意见》等(详见表3-1-2)。这些法规的出台将健康中国上升为国家战略层面,对进一步鼓励、支持和规范健康服务与管理产业的发展起到了巨大的支持作用。

表3-1-2　近年来涉及健康服务与管理的部分法规概览

发布部门	法律名称
中共中央办公厅、国务院办公厅	《中共中央办公厅、国务院办公厅关于构建更高水平的全民健身公共服务体系的意见》
中共中央、国务院	《中共中央、国务院关于深化医疗保障制度改革的意见》
国务院办公厅	《国务院办公厅关于成立健康中国行动推进委员会的通知》
国务院	《国务院关于实施健康中国行动的意见》
国务院办公厅	《国务院办公厅关于印发健康中国行动组织实施和考核方案的通知》
中共中央、国务院	《"健康中国2030"规划纲要》
国务院办公厅	《国务院办公厅关于促进医药产业健康发展的指导意见》
国务院办公厅	《国务院办公厅关于印发中医药健康服务发展规划(2015—2020年)的通知》
国务院	《国务院发布关于促进健康服务业发展的若干意见》
国家卫生和计划生育委员会(已撤销)和国家中医药管理局	《国家卫生计生委、国家中医药管理局关于印发中医药健康管理服务规范的通知》
中国保险监督管理委员会(已撤销)	《中国保险监督管理委员会关于健康保险产品提供健康管理服务关事项的通知》

二、健康服务与管理相关政策

(一)健康管理与《健康中国行动(2019—2030)》

党的十八大以来,我国的卫生健康事业取得了显著成绩,但是随着工业化、城镇化与人口老龄化的不断加深以及生态环境、生活行为方式的不断变化,出现了精神卫生、职业健康、地方病等新的问题,成为当前不容忽视、亟待解决的社会问题。为积极应对当前突出的健康问题,提高人民生活质量,延长健康寿命,2019年国家相关部门特制定《健康中国行动(2019—2030)》(以下简称:《健康中国行动》)。这是以较低成本取得较高健康绩效的有效策略,是解决当前健康问题的现实途径,是落实健康中国战略的重要举措,也是提高健康管理水平的基本要求。

1.总体目标

到2022年,覆盖经济社会各相关领域的健康促进政策体系基本建立,全民健康素养水平稳步提高,健康生活方式加快推广,心脑血管疾病、癌症、慢性呼吸系统疾病、糖尿病等重大慢性病发病率上升趋势得到遏制,重点传染病、严重精神障碍、地方病、职业病得到有效防控,致残和死亡风险逐步降低,重点人群健康状况显著改善。

到2030年,全民健康素养水平大幅提升,健康生活方式基本普及,居民主要健康影响因素得到有效控制,因重大慢性病导致的过早死亡率明显降低,人均健康预期寿命得到较大提高,居民主要健康指标水平进入高收入国家行列,健康公平基本实现,实现《"健康中国2030"规划纲要》有关目标。

2.实现健康管理的积极行动

《健康中国行动》通过普及健康知识、参与健康行动、提供健康服务、延长健康寿命等基本路径,采取健康知识普及行动、全民健身行动、健康环境促进行动等十五类重大行动[①],实现健康中国总体目标。各部分行动设置了具体的目标,从行动主体角度细分任务和责任,保证各类行动落到实处。以下将以健康知识普及行动为例进行部分陈述:

健康知识普及行动的行动目标是:到2022年和2030年,全国居民健康素养水平分别不低于22%和30%,其中:基本知识和理念素养水平、健康生活方式与行为素养水平、基本技能素养水平分别提高到30%、18%、20%及以上和45%、25%、30%及以上,居民基本医疗素养、慢性病防治素养、传染病防治素养水平分别提高到20%、20%、20%及以上和28%、30%、25%及以上;人口献血率分别达到15‰和25‰等。

其中个人和家庭要形成以下健康管理意识:(1)正确认识健康;(2)养成健康文明的生活方式;(3)关注健康信息;(4)掌握必备的健康技能;(5)科学就医;(6)合理用药;(7)营造健康家庭环境。

社会和政府则需要提供以下辅助机制:(1)建立并完善健康科普"两库、一机制";(2)医务人员掌握与岗位相适应的健康科普知识,并在诊疗过程中主动提供健康指导;(3)建立鼓励医疗卫生机构和医务人员开展健康促进与教育的激励约束机制,调动医务人员参与健康促进与教育工作的积极性;(4)鼓励、扶持中央广电总台和各省级电台、电视台在条件成熟的情况下开办优质健康科普节目;(5)动员更多的社会力量参与健康知识普及工作;(6)开发推广健康适宜技术和支持工具;(7)开展健康促进县(区)建设,着力提升居民健康素养。

---

①全部行动包括了健康知识普及行动、合理膳食行动、全民健身行动、控烟行动、心理健康促进行动、健康环境促进行动、妇幼健康促进行动、中小学健康促进行动、职业健康保护行动、老年健康促进行动、心脑血管疾病防治行动、癌症防治行动、慢性呼吸系统疾病防止行动、糖尿病防治行动、传染病及地方病防治行动十五类重大行动措施。

3.实现健康中国行动的保障措施

（1）加强组织领导。健康中国行动推进委员会负责《健康中国行动》的组织实施，统筹政府、社会、个人参与健康中国行动，协调全局性工作，指导各地根据本地实际情况研究制定具体行动方案，研究确定年度工作重点并协调落实，组织开展行动监测评估和考核评价，下设专项行动工作组负责推动落实有关任务。各相关部门通力合作、各负其责。推动将健康融入所有政策，巩固提升卫生城镇创建，推进健康城市、健康村镇建设，并建成一批示范市（乡村），开展全民运动健身模范市（县）评选，有效整合资源，形成工作合力，确保行动实效。

（2）开展监测评估。监测评估工作由推进委员会统筹领导，各专项行动工作组负责具体组织实施。在推进委员会的领导下，各专项行动工作组围绕行动提出的目标指标和行动举措，健全指标体系，制定监测评估工作方案。以现有统计数据为基础，完善监测评估体系，依托互联网和大数据，发挥第三方组织作用，对主要倡导性指标和预期性指标、重点任务的实施进度和效果进行年度监测评估。

（3）建立绩效考核评价机制。把《健康中国行动》实施情况作为健康中国建设国家总体考核评价的重要内容，强化各地党委、政府和各有关部门的落实责任。建立督导制度，每年开展一次专项督导。针对主要指标和重要任务，制定考核评价办法，强化对约束性指标的年度考核。建立考核问责机制，对各地区、各部门、各单位等的落实情况进行考核评价，把考评结果作为对各地区、各相关部门绩效考核的重要依据。各相关责任部门每半年向推进委员会报告工作进展。充分调动社会组织、企业的积极性，发挥行业协（学）会作用，做好专项调查，探索建立第三方考核评价机制。

（4）健全支撑体系。在推进委员会的领导下，从相关领域遴选专家，成立国家专家咨询委员会，各省（区、市）成立省级专家咨询委员会，为行动实施提供技术支撑，及时提出行动调整建议，并完善相关指南和技术规范。促进"互联网+医疗健康"发展，创新服务模式。加大政府投入力度，强化支持引导，确保行动落实到位。依托社会力量依法成立健康中国行动基金会，为行动重点工作实施提供支持。鼓励金融机构创新产品和服务，推动形成资金来源多元化的保障机制。针对行动实施中的关键技术，结合国家科技重大专项、重点研发计划，加强科技攻关，对各项行动给予支持；同步开展卫生技术评估，不断增强行动的科学性、有效性和经济性。完善相关法律法规体系，以法治保障健康中国建设任务落实和目标实现。

（5）加强宣传引导。设立健康中国行动专题网站，大力宣传实施行动、促进全民健康的重大意义、目标任务和重大举措。加强正面宣传、科学引导和典型报道，增强社会的普遍认知，营造良好的社会氛围。高度重视医疗卫生机构和医务人员在行动实施中的重要作用，完善培养培训、服务标准、绩效考核等制度，鼓励引导广大医务人员践行"大卫生、大健康"理念，做好健康促进与教育工作。

（二）健康服务与《中共中央、国务院关于深化医疗保障制度改革的意见》

医疗保障是减轻群众就医负担、增进民生福祉、维护社会和谐稳定的重大制度安排。党中央、国务院高度重视人民健康,建立了覆盖全民的基本医疗保障制度。党的十八大以来,全民医疗保障制度改革持续推进,在破解看病难、看病贵问题上取得了突破性进展。为深入贯彻党的十九大关于全面建立中国特色医疗保障制度的决策部署,着力解决医疗保障发展不平衡不充分的问题,深入贯彻落实《中共中央、国务院关于深化医疗保障制度改革的意见》(2020年2月25日)政策规划,促进健康服务与管理高质量发展就显得格外的重要。

1.总体目标规划

到2025年,医疗保障制度更加成熟定型,基本完成待遇保障、筹资运行、医保支付、基金监管等重要机制和医药服务供给、医保管理服务等关键领域的改革任务。到2030年,全面建成以基本医疗保险为主体,医疗救助为托底,补充医疗保险、商业健康保险、慈善捐赠、医疗互助共同发展的医疗保障制度体系,待遇保障公平适度,基金运行稳健持续,管理服务优化便捷,医保治理现代化水平显著提升,实现更好保障病有所医的目标。

2.建立健全医疗服务管理机制

医疗服务管理是健康管理的重要内容。提高健康管理的能力和水平,需要重点提高医疗服务管理的水平,从待遇保障、筹资运行、医保支付、基金监管等角度完善医疗服务管理机制,实现医疗机制的改革。具体如下:

(1)完善公平适度的待遇保障机制。公平适度的待遇保障是增进人民健康福祉的内在要求。推进法定医疗保障制度更加成熟定型,健全重特大疾病医疗保险和救助制度,统筹规划各类医疗保障高质量发展,根据经济发展水平和基金承受能力稳步提高医疗保障水平。通过完善基本医疗保险制度,实行医疗保障待遇清单制度,健全统一规范的医疗救助制度,完善重大疫情医疗救治费用保障机制,促进多层次医疗保障体系发展等措施实现待遇保障机制的改革。

(2)健全稳健可持续的筹资运行机制。合理筹资、稳健运行是医疗保障制度可持续的基本保证。建立与社会主义初级阶段基本国情相适应、与各方承受能力相匹配、与基本健康需求相协调的筹资机制,切实加强基金运行管理,加强风险预警,坚决守住不发生系统性风险的底线。通过不断完善筹资分担和调整机制,巩固提高统筹层次,加强基金预算管理和风险预警等路径实现筹资运行的稳健可持续。

(3)建立有效快速的医保支付机制。医保支付是保障群众获得优质医药服务、提高基金使用效率的关键机制。聚焦临床需要、合理诊治、适宜技术,完善医保目录、协议、结算管理,实施更有效率的医保支付,更好保障参保人员权益,增强医保对医药服务领域的激励约束作用。通过完善医保目录动态调整机制,创新医保协议管理,持续推进医保支付方式改革等途径促进医保支付的高效运作。

(4)健全严密有力的基金监管机制。医疗保障基金是人民群众的"保命钱",必须始终把维护基金安全作为首要任务。要织密扎牢医保基金监管的制度笼子,着力推进监管体制改革,建立健全医疗保障信用管理体系,以零容忍的态度严厉打击欺诈骗保行为,确保基金安全高效、合理使用。通过改革完善医保基金监管体制,完善创新基金监管方式,依法追究欺诈骗保行为责任等途径加强医疗基金的监管。

（5）协同推进医药服务供给侧改革。医药服务供给关系人民健康和医疗保障功能的实现。要充分发挥药品、医用耗材集中带量采购在深化医药服务供给侧改革中的引领作用，推进医保、医疗、医药联动改革系统集成，加强政策和管理协同，保障群众获得优质实惠的医药服务。采取深化药品、医用耗材集中带量采购制度改革，完善医药服务价格形成机制，增强医药服务可及性，促进医疗服务能力提升等措施实现医药供给侧改革。

（6）优化医疗保障公共管理服务。医疗保障公共管理服务关系亿万群众切身利益。要完善经办管理和公共服务体系，更好提供精准化、精细化服务，提高信息化服务水平，推进医保治理创新，为人民群众提供便捷高效的医疗保障服务。同时，不断优化医疗保障公共服务，加强高起点推进标准化和信息化建设，强化经办能力建设，持续推进医保治理创新。

3.实现医疗保障制度改革的组织保障

（1）加强党的领导。各级党委和政府要把医疗保障制度改革作为重要工作任务，把党的领导贯彻到医疗保障改革发展全过程。严格按照统一部署，健全工作机制，结合实际制定切实可行的政策措施。将落实医疗保障制度改革纳入保障和改善民生的重点任务，确保改革目标如期实现。

（2）强化协同配合。加强医疗保障领域立法工作，加快形成与医疗保障改革相衔接、有利于制度定型完善的法律法规体系。建立部门协同机制，加强医保、医疗、医药制度政策之间的统筹协调和综合配套。国务院医疗保障主管部门负责统筹推进医疗保障制度改革，会同有关部门研究解决改革中跨部门、跨区域、跨行业的重大问题，指导各地区政策衔接规范、保障水平适宜适度。

（3）营造良好氛围。各地区各部门要主动做好医疗保障政策解读和服务宣传，及时回应社会关切，合理引导预期。充分调动各方支持配合改革的积极性和主动性，凝聚社会共识。重要改革事项要广泛听取意见，提前做好风险评估。

第二节　健康服务与管理伦理

健康服务与管理伦理囊括了伦理学的基本内容和原则，更包括了生命伦理学与医学伦理学的内涵和特征。了解健康服务与管理伦理的基本内容，需要充分认识生命伦理学和医学伦理学的基本概念和主要原则。

一、健康服务与管理的伦理学基础

（一）生命伦理学

1.生命伦理学的界定

生命伦理学是20世纪60年代产生于美国，随后在欧洲发展起来的一门学科，也是迄今为止发展最为迅速、最具生命力的交叉学科之一。随着现代医学、生物学等生命科学的快速发展，以及社会学的不断成熟，传统伦理学面临许多前所未有的挑战。现代生命伦理学的出现，对生命科学的发展有着重要影响，并深刻改变着人们传统的伦理观念，它在社会生活中的作用不可低估。

生命伦理学的生命主要是指人类生命，但有时也涉及动物生命和植物生命以至生态，而伦理学是对人类行为的规范性研究。美国出版的《生命伦理学百科全书》将生命伦理学定义为："格局道德价值和原则对生命科学和卫生保健领域中人的行为进行系统研究"的一门学科。基于此，文本可以将生命伦理学界定为运用伦理学的理论和方法，针对生命科学和卫生保健的领域中人们的行为，包括决定、行动等进行系统研究的学科。但是，鉴于生命伦理学的整个发展历史以及当前面临的具体情境，应对生命作限制解释，将生命形式限定在提高人的生命质量上，而不是一切生命形式。

综上所述，生命伦理学可以定义为：为提高人们的生命质量，运用伦理学的理论和方法对生命科学和卫生保健领域内人们的行为进行系统研究的新兴学科。

2.生命伦理学在健康服务与管理中的应用

生命伦理学的研究内容包括临床医疗中维护病人的生命，使病人康复的责任；维护人们健康的责任；承担着面对现代生物医学技术临床应用引起的道德困境和挑战，帮助人们做出道德判断的责任；讨论生物医学科学研究的正当性等。

（1）生命伦理学为健康服务与管理提供生命养护和健康保障的伦理特质。无论是预防性健康服务、治疗性健康服务，还是投资性健康服务，都是面向广大人民群众，为其提供生命养护和健康保障的，这使得健康服务与管理从产生之初到后天发展都蕴含着深刻的生命伦理学特质。如我国的健康服务业发展的最新四大举措之一就是"加快健康养老服务，建立健全医疗机构和老年护理员、康复疗养等养老机构的转诊与合作机制。发展社区、农村健康养老服务"。尊重老龄人及其生命不仅仅是一项社会福利或者社会保障制度，也是一种对老龄生命的伦理体现，其哲学实质是对人类自身生命的肯定和尊重。

（2）健康服务与管理的服务全过程体现了人道主义关怀。健康服务业的顶层设计、制度安排、政策保障等落实都是为了保证健康服务机构的健全与服务过程的高效运行，其终极意义是实现人民对健康、长寿、幸福的美好期待。健康服务业的发展与健康服务过程的进行，最终将引导积极的文化取向，促进社会公正和谐。

（二）医学伦理学

1.医学伦理学的界定

随着国内外医学的发展和新技术的应用，新的医疗问题不断出现，例如：产前诊断和性别选择技术的滥用所造成的性别比例失衡，人工授精、无性繁殖、DNA重组等生殖技术的发展不断冲击着传统的血缘关系和传统的人伦关系。这些新的问题都需要医学伦理学提供道德评价的标准，对其做出合理的解释。

医学伦理学是研究医学道德,揭示医务人员和患者之间、医务人员之间,以及医务人员、医学部门和社会之间的关系的学科,是医学科学和伦理学的交叉学科。医学伦理存在于人的生老病死每一个环节,其对于整个人类的健康发展具有很大的影响,因此研究医学伦理学具有极其重要的意义。

2.医学伦理学在健康服务与管理中的应用

(1)医学伦理学更好地服务于人民的健康需求。人们对美好生活向往的基础是满足人民对健康的诉求,解决民生短板,维护人民群众的健康利益。促进的是社会公平正义,保障的是共建共享发展中人民群众的健康获得感,维系的是国家的安全和社会的稳定。但是当前,事关健康的社会问题依然突出,如看病难、看病贵、医患矛盾、伤医事件、公民健康意识不够等,诸如此类问题势必会影响健康中国建设的进程。医学伦理学以人民的健康利益为前提,积极传播人文健康理论,推动人文健康实践,为全方位全周期维护人民健康做出贡献,致力于满足服务人民的健康需求。同时也促进了健康服务与管理的实践应用和理论凝练。

(2)医学伦理学实现"以疾病为中心"向"以患者为中心"的转变。医学伦理学经历了以"解除病痛和疾苦"为目标"以疾病为中心"的传统理念向以"提高医疗服务质量"为目标"以患者为中心"的现代理念的转变历程。新医改的实施使公平正义的伦理价值观得到了更好的体现,"以患者为中心"的理念得到了较好的贯彻落实。这也为健康服务与管理突出人文关怀,保障服务对象的基本权利,提供各类有序保障奠定了基础。

(3)"以健康为中心"的发展理念推动健康中国战略实施。党的十九大进一步强调"人民健康是民族昌盛和国家富强的重要标志",这种以人民健康为中心的发展理念关系到人的全面发展和社会的全面进步,对我国的医疗卫生体制改革提出了更高的定位和要求。生命伦理学满足和服务于健康中国战略,国家层面的统筹谋划和推进,以健康理念为中心,旨在谋划健康相关学科发展方向,传播大健康理念,培养适应健康中国建设需要的卓越医学人才,助力实现健康中国战略目标。

二、健康服务与管理伦理的基本原则

伦理学原则是评价行动是非对错的框架,原则和理论是解决问题的指南,为伦理问题的解决提供伦理支撑。尽管当前少有学者对健康服务与管理伦理进行专门定义,但是其基本囊括了生命伦理学和医学伦理学的诸多原则,其中主要包括:尊重原则、有利原则、允许原则、公正原则。

(一)尊重原则

人是具有理性、自我意识和尊严的客观存在。人具有主体性,只能被当作目的,而不能被当做工具。尊重人就是尊重其存在本身、尊重其内在价值或尊严,包括尊重人格和尊重权利。尊重人格,是指人具有独立的不可侵犯的地位和身份;尊重权利,是指尊重每一个人被赋予的生命、自由、财产、健康、教育、发展等权利。尊重人的原则是基于以下的伦理标准:

1.自主性

个人应该是自主的,自主的人是能够思考个人目标并在思考后行动的人,尊重自主就是尊重人的观点和选择。自主性就是个体的独立性,自力更生和独立做出决定的能力。

2.知情同意

知情同意共有四个要素:(1)信息的告知。信息的告知是指医务人员或服务人员为当事人提供决策所需的信息,包括医疗、服务、管理的程序及其目的、其他可供选择的办法、可能带来的好处和引起的危险等,促使其做出合乎理性的选择。信息的告知包括告知的内容与方式。(2)信息的理解。信息的理解是指当事人对所掌握信息做出的适当理解。在很多情况下,对信息做出适当准确的理解才算完全知情,因此医护人员及管理人员要协助当事人尽可能准确地理解信息,在当事人未能做出适当理解时,帮助当事人对未理解的信息进行探究和考量。(3)自由的同意。自由的同意是对当事人自主性尊重的体现,是指当事人做出决定时不受他人不正当的影响或强迫。(4)同意的能力。同意的能力是指自愿理解信息和采取行动的能力。当一个人已经丧失了同意能力,就必须由其代理人运用这一能力,即代理同意。

3.秘密和隐私

所谓隐私,是指私人信息、与他人身体间距离、个人做出决定的自主性,是现代社会的根本价值,是公民权的一个标志,是个人自主性的保证。隐私指相关主体不愿意公开的信息,其内容十分广泛,往往包括属于个人的与公共利益无关的信息、私人活动、私有领域。而隐私权是指自然人所享有的一种不愿或不便他人获知或干涉的私人信息的支配和保护的人格权。个人的秘密和隐私均与自我意识和个性密切相关,保密与隐私尊重均出于避免冲突与伤害,但保密过程中往往出现被保密者的利益与其他人或社会利益发生冲突等问题。保密和隐私尊重的原则问题是,当保密的义务和其他的义务发生冲突时,应权衡利弊,在将损害降到最低程度,使被保密者和其他人或社会的利益达到最大化。

(二)有利原则

有利原则以尊重原则为前提,该原则不仅要求不伤害,而且要求服务者为服务对象提供促进健康和福利的行为。所谓有利原则(又称"有益原则"),即要求医务服务人员和管理人员、当事人或其代理人,对服务对象做出有利的行为,其所做出的决定必须有利于当事人的最佳利益,这些利益包括免于痛苦、疾病治愈、生命质量提升或者某些合理需要的满足等。

有利原则的权衡取决于对利弊的衡量和抉择,而对利弊的判断又与个体的价值取向相关。因此,对于有行为能力的(位格)个体,知情同意原则应该优先于有利原则。对于那些没有行为能力的个体(非位格人类成员),应以有利原则为根本。而关于有利的衡量与判断必须综合考量当事人身体的医学生物指标、医务人员的评价与代理人的意愿等方面。

(三)允许原则

允许原则要求人们对涉及别人的行为必须得到别人的允许,它是美国学者恩格尔·哈特

(Engle Hart)在其《生命伦理学基础》中提出的重要原则,这一原则对当代生命伦理学问题的解决具有重大指导意义,也成为健康服务与管理中处理矛盾和利益冲突的重要原则。

当代伦理学的众多问题中存在难以调节的分歧,主要根源在于不同的伦理辩护来自不同的伦理学体系。允许原则可以为这些冲突的解决提供指导:涉及别人的行动,无论得到怎样的伦理辩护,只要未经别人允许就采取行动,就是不道德的。

(四)公正原则

公正原则是社会治理最重要的道德原则之一,也是当前我国解决社会、理论等热点问题的重要原则,其涉及伦理学、政治学、法理学以及经济学等相关内容。公正、公平、正义、公道在这个层面是同一个概念,公正是行为对象应受的行为,是给予人应得而不给人不应得的行为。公正原则要求健康服务与管理的医务人员、服务人员、管理人员公平地分配医疗卫生资源,健康服务与管理的服务者和被服务对象应该根据公正的实质原则,运用自己的权利,承诺应负的责任,尽力实现被服务对象的服务和管理的平等;要求在医疗卫生资源分配的态度与行为上应该公正地对待服务对象;要求在发生医护纠纷、医护差错事故的处理中,要坚持实事求是,站在公正的立场上进行。

三、健康服务与管理工作中常见的伦理问题

(一)隐私权保护

公民隐私权保护是健康服务与管理领域常出现的问题。在医疗和康复过程中病人的隐私,即患者不愿意告知或不愿意公开的有关人格尊严的私生活秘密,有被保护的权力,如患者个人隐私,包括出生、血缘关系、生育婚恋史及其他特殊经历;患者的性生活以及患者的家庭生活和社会关系隐私,包括夫妻生活关系、家庭伦理关系、亲属情感状态和其他各种社会关系等。这些隐私属于被保护领域,未征得许可不可擅自泄露。患者或服务对象有权要求服务者审慎处理其医疗计划,不允许私自泄露相关信息,更不能与其他不相关人员讨论其病情和治疗方案。

(二)知情同意

在医学领域,完全知情是指病人拥有决定所需的所有医学信息,即通过完整充分的说明和介绍,在全面了解诊治决策利与弊的基础之上,病人能够做出合理选择。有效同意是指病人在完全知情后,自主、自愿、理性地做出负责任的承诺,这种承诺需要满足的条件是:病人具备自由选择的权利、表达承诺的合法权利、做出正确判断的充分的理解能力、做出理性选择的必要的知识水平。

而在健康服务与管理领域,知情同意原则主要是指健康服务与管理提供者做到服务对象或其家属完全知情并有效同意。对知情权的保护是健康服务与管理过程中尤需重视的关系之一。

(三)利益冲突

利益冲突是指个人的利益与职责之间的冲突,即可能存在影响个人履行其职责的经济或其他的利益。当利益不影响个人的判断,但可能导致个人的客观性受到他人质疑时,就会存在明显的利益冲突。在健康服务与管理领域,即服务提供者在提供服务时,为了自身利益,对某些行为、方法、态度及后果等存在认识、理解上的分歧,导致侵犯对方合法权益的行为发生。这类冲突会导致健康服务和健康管理的成本增加,加重服务负担,产生服务提供者和被服务对象之间的敌对情绪,不利于健康服务与管理计划和方案的实施。

(四)医患关系

医患关系是健康服务与管理诸多社会关系中最重要的一组关系。充分认识医患关系对于缓解健康服务与管理领域中的各类矛盾和冲突具有重要意义。医患关系是指医务人员与病人在医疗过程中产生的特定医治关系,是医疗人际关系中的关键。医患关系具有以下的特点:①在医患关系中病人处于脆弱和依赖的特殊地位。②当病人求医时其健康甚至生命处于危险之中。③病人的求医行为隐含着对医生的信任。④医患关系是一种合同关系,是因诊疗护理行为而产生的权利义务关系。医患关系中表现出来的医方对患方不诚信的背后折射出的实际是医方对经济利益的不正当追求,而这反过来也加剧了患方对医方的不信任。和谐医患关系的建立需要:①树立开放式、换位、风险、法制思维。②实践中狠抓医院内部管理,提升医疗服务质量。③构建良好的就医环境等。

(五)其他问题

不伤害原则是生命伦理中的重要原则,与之相对的是伤害。在生物医学中"伤害"主要是指身体上的伤害,同时也指精神上的伤害以及经济上的损失。伤害有时是不可避免的,如手术的创伤、药物的毒副作用、辅助检查导致的痛苦与不适等。在健康服务与管理的过程中,首先是考虑生命伦理学上的"无伤",其次是对医学行为进行受益与伤害的权衡。过度医疗是违反不伤害原则的,其中过度医疗尤指过度检查、过度用药和过度治疗。

≫ 本章小结

1.健康服务与管理相关的法规政策包括了宪法和相关法中关于健康服务、健康管理的内容以及涉及健康服务与管理的政策规章。

2.健康服务与管理中的人身权本质上仍是法律意义上的人身权,即人身权是民事主体从事民事法律行为,设定、取得、变更或者放弃其他民事权利的基础,由人格权和身份权组成。其中人格权包括了民事主体享有的生命权、身体权、健康权、姓名权、名称权、肖像权、名誉权、荣誉权、隐私权等基本权利以及由人身自由、人格尊严产生的其他人格权益等。身份权是指民事主体依一定行为或相互之间的关系所发生的一种民事权利。

3.健康服务与管理相关的政策有《国务院发布关于促进健康服务业发展的若干意见》《健康中国行动（2019—2030）》《中共中央、国务院关于深化医疗保障制度改革的意见》等。这系列政策在健康服务与管理领域发挥了战略规划、制度建设、意识培养等作用。

4.健康服务与管理伦理是指包括了医学伦理和生命伦理基本内涵的伦理规范。其中，生命伦理学是指根据道德价值和原则对围绕提高人的生命质量而展开的生命科学和卫生保健领域内的人类行为进行系统研究的新兴学科。医学伦理学主要是指研究医学道德关系，揭示医务人员和患者之间、医务人员之间，以及医务人员、医学部门和社会之间的关系，并制定相应的医学道德原则和规范来调节这些不同的关系的科学，是医学科学和伦理学的交叉学科。

5.健康服务与管理包括了尊重、有利、允许、公正等基本原则。

6.在健康服务与管理领域中，常见有隐私权保护、知情同意、利益冲突、医患关系处理、不伤害原则应用等伦理问题。

≫ 课后思考题

1.健康服务与管理中的人身权包括哪些内容？

2.健康政策在健康服务与管理领域发挥了哪些作用？

3.健康服务与管理伦理包括哪些基本原则？

4.在实际的健康服务与管理工作中，存在哪些伦理问题？

电子资源

第四章 健康服务战略管理

》 学习目标

1.掌握战略管理的定义、战略管理要素、战略管理层次、战略管理过程。

2.熟悉战略管理的十大思想流派,公共部门与私人部门战略管理的关系,公共部门实施健康服务战略管理的重要性与必要性。

3.了解在健康服务与管理领域中实施战略管理的基本流程及注意事项。

》 结构导图

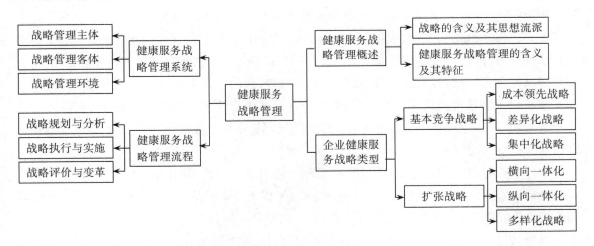

第一节 健康服务战略管理概述

公共部门战略管理是全球化、信息化、知识经济时代发展以及当代政府改革的产物,它是新公共管理运动的重要组成部分,日益受到公共部门管理者的重视。健康服务战略管理作为公共管理战略管理的重要组成部分,涉及哪些主体力量?具有怎样的特征?本节将对健康服务战略管理相关内容进行介绍。

一、战略与战略思想

1.战略的含义

中国古代常称战略为谋略、韬略、方略、兵略等。西晋史学家司马彪曾以"战略"命名历史著作。英语中与"战略"相对应的词是 Strategy，源于希腊语 Strategiess，原意为"将兵术"或"将道"。近代以来，战略在世界各国先后发展成为军事科学的重要研究领域。到如今"战略"一词已被各个领域所运用，如政治战略、经济战略、外交战略、人口战略、资源战略等等。

战略所要研究与解决的问题主要为：对国内外形势的估量和对敌对方军事、政治、经济、地理、科学技术等因素的分析；对战争可能爆发的时机、战争的性质、特点和发展趋势的判断；战略方针、战略任务、战略方向、战略阶段和主要作战形式的确定等等。

战略与一定历史时期的社会生产方式相联系。它依赖于社会物质生产、科学技术发展水平和人的觉悟程度，为国家或政治集团所规定的基本政策服务。国家的社会制度，政治、经济和军事实力以及主观指导，对战略的制定和实施起决定作用。战略因其含义丰富在西方管理学界并没有形成统一范式。不过部分学者对其含义进行了较为具体的诠释，下面是一些代表学者的观点：

安德鲁斯（K.Andrew）：确定或者反应组织的目标、意图等的决策；规定组织从事的业务或服务范围的决策；确定组织将要或者想要成为何种经济或者人力组织的决策；关于组织将要为其股东或托管人、雇员、顾客和社会所做的经济或者非经济贡献的决策。

安索夫（H.I.Ansoff）：组织在制定战略时，有必要先确定自己的经营性质。无论企业怎样确定自己的经营性质，目前的产品和市场与未来的产品和市场之间都存在一种内在联系，安索夫称这种现象为"共同的经营主线"。通过分析企业的"共同经营主线"可把握企业的方向，同时企业也可以正确地运用这条主线，恰当地指导自己的内部管理。经济发展的现实对管理学家和经理人已提出了客观要求，即企业的战略必须既能够指导企业的生产经营活动，又能够为企业的发展提供一定的空间。

明茨伯格（H.Mintebere）：组织战略有五种规范的定义阐述，即计划（Plan）、计策（Ploy）、模式（Pattern）、定位（Position）和观念（Perspective），构成了所谓的战略5P：战略是一种计划、战略是一种计策、战略是一种模式、战略是一种定位、战略是一种观念。

战略讨论的是组织如何在不确定性的未来应对各种内外变化，实现自身的稳定与转型发展。通过归纳与总结，战略具有如下特征与作用：

（1）战略对组织具有方向性的指导意义。战略规定了一定时期内组织需要实现的目标与任务，使全体成员紧紧围绕这个远景目标而奋斗，它对组织内的成员具有一定的激励作用，激发其对实现目标的信心与动力。

（2）战略使组织的行动具有一致性。战略如同船上的舵，使全体成员朝着远景目标前进，它使组织成员明白自己行动的方向，促进组织内部团结一致、相互配合，将组织统一起来。

（3）战略具有一定的稳定性与灵活性。战略是组织内部高层人员根据组织内外部环境设定的一种宏观的远景目标。只有战略具备一定的稳定性,才能为组织工作提供稳定的空间,使组织内部放心地为之奋斗去实现战略目标。同时,当外部环境发生剧烈的变化,严重违背组织事先设定的战略目标时,就要求组织迅速做出调整,针对情况与问题随机应变,及时止损。

2.战略思想十大流派

（1）设计学派(The Design School)（1950年代中期）

设计学派的观点:战略是对企业内部实力和外部机遇的匹配,是首席执行官有意识但非正式的构想过程。该学派建立了SWOT模型,通过考察企业面临的威胁和机会以及企业本身的优势与劣势,充分体现了组织内外部关系对战略制定的重要性。

对设计学派的评价:提出战略管理中的一些重要的词汇,这些词汇构成了该学派的基本观点。但该学派观点在优势与劣势的评估、战略的明确性与灵活性等方面存在一定局限性。

（2）计划学派(The Planning School)（1960年代中期）

计划学派的观点:与设计学派类似,同样将市场环境、定位和内部资源能力视为制定战略的出发点。但该学派认为企业战略的制定过程应该是一个正规、受控的计划过程,该过程被分解成清晰的步骤,并有分析技术支撑;战略应当被明确制定出来,以便于通过细致的目标、预算、程序和各种经营计划得以贯彻实施。

对计划学派的评价:由参谋部门接管战略计划的制定,但参谋部门过度重视分析和预测,缺乏真正的战略洞察力,存在预测的谬误、分离的谬误、形式化的谬误等问题。

（3）定位学派(The Positioning School)（1970年代中期）

定位学派的观点:在否定设计学派战略独特性的同时发明了一套分析方法,认为获得竞争优势是企业战略的核心,企业所处行业的盈利能力决定企业的竞争优势。因此,战略管理的首要任务是选择最具盈利潜力的行业,其次还需考虑如何在已经选定的行业中实现自我定位。该学派为企业提供了"五力"模型、价值链等一系列分析技巧,帮助企业选择行业并制定符合行业特点的竞争战略。

对定位学派的评价:为战略管理学术研究开辟了多条途径;为战略实践分析提供了一套强有力的理论工具,用目前的形势判断展望未来,强调行业的稳定性,但该学派把战略制定过程和内容过分地正规化和通用化。

（4）企业家学派(The Entrepreneurial School)（1950年代初期）

企业家学派的观点:企业成功的关键是拥有具备战略洞察力的企业家。企业家学派的最大特征在于强调领导的积极性和战略直觉的重要性,该学派一方面认为不存在规范的战略制定过程,另一方面将战略制定归功于个人直觉。这一学派的核心概念就是远见,它产生于领导人头脑之中,是战略思想的表现形式。

对企业家学派的评价:强调战略远见与个性化领导能力的作用。将战略的形成过程看作一个被掩埋在人类认识过程中的黑匣子,却没有告诉企业如何获得企业所需要的企业家才能,同时片面夸大企业家的超人能力来取代实质性的组织建设。

（5）认识学派(The Cognitive School)（1940年代末期）

认识学派的观点:战略实质上是一种直觉和概念,战略的制定过程实质上是战略家心理的认识过程。由于战略者所处的环境是复杂的,在认识之前要对输入的信息进行过滤,因此战略在实际形成过程中偏重实用性而不是最优化。同时,该学派认为战略形成过程是认识的基本过程,是较主观的学习、权力、环境和结构学派与较为客观的设计、计划、定位和企业家学派的一座沟通桥梁。

对认识学派的评价:认识学派认为战略家在认识风格上存在很大的差异性,这会对其追求的战略产生重要的影响,但对战略管理研究的贡献极为有限。

(6)学习学派(The Learning School)(1950年代末期)

学习学派的观点:认为组织环境具有复杂和难以预测的特性,战略的制定是一个不断学习的过程,在这一过程中,战略制定和执行的界限变得模糊不清、不可辨别。

对学习学派的评价:厘清了战略形成过程,这是之前的学派对战略研究所缺乏的内容;战略是一个共同学习的过程,企业在学习过程中理解和制定战略,但也可能出现战略的分散问题。

(7)权力学派(The Power School)(1970年代初期)

权力学派的观点:组织是不同的个人和利益集团的联合体,战略的制定是一个在相互冲突的个人、集团以及联盟之间讨价还价、相互控制和折中妥协的过程。

对权力学派的评价:战略制定是有关权力的,但它不仅表现为组织间的权力问题,还涉及组织内部和组织之间的利益共同性,而这种共同性在其他战略学派观点中反映颇多。

(8)文化学派(The Cultural School)(1960年代后期)

文化学派的观点:战略形成是建立在组织成员的共同信念和理解的基础上的社会交互过程。战略首先采取观念而非立场的形式,其植根于集体意向之中,并通过资源或潜能的组织模式反映出来,被视为组织的竞争优势。

对文化学派的评价:文化学派引入社会过程中重要的集体思维,赋予组织风格与个人风格同等地位,有利于整体观念的形成,但其缺点在于概念具有模糊性。

(9)环境学派(The Environmental School)(1970年代后期)

环境学派的观点:将注意力转移到组织外部,重点研究组织所处外部环境对战略制定的影响。环境作为一种综合力量,在企业战略形成过程中扮演着中心角色,企业必须适应这种力量。领导由此变成了一种被动的因素,负责观察了解环境并保证企业与之完全适应。

对环境学派的评价:环境学派将战略管理变成一种完全被动过程,企业战略管理就是企业观察了解环境并保证对环境的完全适应。

(10)结构学派(The Configuration School)(1970年代早期)

结构学派的观点:战略在一定时期需要稳定,形成某种需要从多个角度认识的架构;同时,战略变革又穿插于一系列相对稳定的战略状态之间,因而战略架构也需要变革。

对结构学派的评价:结构学派提供了一种调和不同学派的方式,认为不同学派都有各自的时间、位置,这一观点为战略管理的研究带来了新秩序。

二、健康服务战略管理

（一）战略管理的含义

战略管理有广义与狭义之分。广义的战略管理指运用战略管理思想对整个企业进行管理；狭义的战略管理指对企业战略的制定、实施和控制进行管理，可分为三大块，即战略制定、战略实施和战略控制。战略制定主要为组织力量按必要的程序和方法制定战略；战略实施主要指通过组织系统贯彻组织战略，并将其转变为全体职工的行动；战略控制主要是通过评估战略实施的结果，促使职工正确地贯彻既定战略，或根据实际情况及时修改战略计划。

战略管理具有三种观点：第一，20世纪初法约尔（Fayol）对企业内部的管理活动进行整合，提出管理的五项职能。第二，1938年巴纳德（Barand）在《经理人员的职能》一书中提出组织与环境相适应。第三，19世纪60年代哈佛大学的安德鲁斯（Adnews）将战略划分为四个构成要素，即市场机会、公司实力、个人价值观和渴望、社会责任，并主张公司应通过更好地配置自身的资源，形成独特的能力，以获取竞争优势。

健康服务战略管理主要涉及国家与人民、国家与健康服务行业、健康服务行业与个人、健康服务行业自身发展这四个层面的内容：

第一，当前国民健康日益上升为国家和民族问题，恶劣的生活条件会导致疾病横生，造成社会贫穷，不利于国家整体经济发展，因此需要从制度上强调改善卫生条件、提升低收入人群的生活水准，降低其生病、致贫的概率。在这个层面上，健康服务战略管理指国家从社会整体出发，为实现全民健康而进行的一系列长远、总体的规划、执行与评价的总称。

第二，国民健康作为社会稳定器，其预防与维护功能的实现注定不能仅仅依靠市场机制的作用。因此，国家必须对健康服务的行业进行一定干预与调控，强制性社会医疗保险就是国家干预的典型例证，因此健康服务战略管理涉及国家与健康服务行业两大层面。

第三，健康服务战略管理还包括医疗卫生机构或者健康服务企业对个体的身体情况实施的一系列战略管理措施。

第四，健康服务战略管理还指健康服务企业为赢得市场竞争地位，在健康服务行业脱颖而出，所制订一系列长远规划的过程。

综上，健康服务战略管理指为实现社会和谐发展的目标，针对健康服务业所进行的一系列规划的过程，它既指政府对健康服务行业与全社会成员所进行的长远规划，又指健康服务机构为维护或者恢复人民群众的健康状态以及为实现自身的转型与发展所采取的一系列计划与安排。

（二）健康服务战略管理的特点

（1）健康服务战略管理具有全局性。健康服务战略管理的全局性表现在目标受众的整体性以及追求目标的长期性，具体而言，健康服务管理并非强调社会中某个个体或者某阶段的局部或短期的健康状态，而是通过制订社会健康的目标和策略来协调整个社会的资源，以实现全体目标受众的长远健康目标。

（2）健康服务战略计划主要由高层管理人员制定。一方面由于战略决策涉及的是全社会、全行业的整体，需要战略制定者站在总体的高度上进行规划；另一方面由于高层管理人员自身具有一定的优势，其能统观社会与行业全局，全面了解情况，拥有获取内外部资源的权力且具备制定战略的主客观条件，拥有对战略实施所需资源的分配权。

（3）健康服务战略管理过程具有可持续性与循环性。健康服务战略管理需要根据内外部环境发展态势及时做出调整，持续对环境变化做出反应。

（4）健康服务战略管理的执行需要配置大量资源，包括人力资源、财力资源、物力资源等。充足的资源是健康服务战略过程顺利进行的保证，是实现健康服务战略目标的基石。

（5）战略管理是关于组织发现自身优势与劣势，寻求发展机会，识别威胁的过程，需要考虑公共部门内外的诸多因素。社会是一个开放的系统，健康服务战略管理就必须对外部环境和内部条件进行分析，找出自身所具有的优势与劣势、机会与威胁，这样才能有更大的概率制定出切实可行的战略，才有可能实现其战略目标。

第二节　企业健康服务战略类型

健康服务战略管理不仅仅涉及公共部门对整个社会进行的宏观健康规划，还涉及健康服务企业的战略规划。相对于公共部门而言，健康服务企业更容易受市场的影响，需要面对来自市场同行业者、替代品从业者等不同群体的竞争，其需要掌握更多的竞争策略。基于此，本节单独对企业健康服务战略进行陈述。企业健康服务战略类型主要包括基本竞争战略和扩张战略。

一、企业健康服务基本竞争战略

基本竞争战略由美国著名战略管理学家迈克尔·波特（Michael E. Porter）提出，基本竞争战略有三种：成本领先战略、差异化战略、集中战略。企业需从这三种战略中选择一种作为主导战略，或是把成本控制到比竞争者更低的程度，或是在企业产品和服务中形成与众不同的特色，或致力于服务于特定的市场细分、特定的产品种类或特定的地理范围。

（一）成本领先战略

成本领先战略也称低成本战略，指企业通过有效途径降低成本，使企业的总成本低于竞争对手成本，甚至是处于同行业中的最低成本，从而获得竞争优势的一种战略。在健康服务业中采取成本领先战略的企业主要为处于产业下游的药材加工、相关器材生产企业。根据企业获取成本优势的方法不同，成本领先战略主要分为简化产品型、改进设计型、材料节约型、人工费用降低型、生产创新及自动化型。

采用成本领先战略的积极意义主要包括：抵挡住现有竞争对手的对抗；抵御购买者议价能力；灵活处理供应商的提价行为；形成进入障碍；树立与替代品的竞争优势。其存在的风险主要包括：降价过度引起利润率降低；新加入者可能后来居上；丧失对市场变化的预见能力；技术变化降低企业资源的效用；易受外部环境影响。

（二）差异化战略

所谓差异化战略，指为使企业产品与竞争对手产品产生明显的区别，形成与众不同的特点而采取的一种战略。该战略的核心是能满足顾客的特殊需求，突出独特性。企业要突出自身产品与竞争对手之间的差异性，主要通过产品差异化、服务差异化、人事差异化、形象差异化四种基本途径实现。健康服务企业在进行差异化战略时主要采用产品差异化与服务差异化途径。

实施差异化战略的积极意义主要包括：能建立起顾客对企业的忠诚度；形成强有力的产业进入障碍；增强企业对供应商讨价还价的能力；削弱购买商讨价还价的能力；通过差异化战略建立顾客的忠诚度从而使替代品无法在性能上与之竞争。其风险主要包括：可能丧失部分客户；用户所需产品差异的因素下降；大量的模仿会缩小差异；过度差异化。

（三）集中化战略

集中化战略也称为聚焦战略，指企业的经营活动集中于某一特定的购买者集团、产品线的某一部分或某一地域市场的一种战略。这种战略的核心是瞄准某个特定的用户群体，某种细分的产品线或某个细分市场。具体来说，集中化战略可以分为产品线集中化战略、顾客集中化战略、地区集中化战略和低占有率集中化战略。

集中化战略的积极意义主要包括：便于集中使用企业的力量与资源，能更好地服务于某一特定目标；将目标集中于特定的市场，企业能够更好地调查研究与产品有关的技术、市场、顾客以及竞争对手等各方面的情况；战略目标集中明确，经济效果易于评价，战略管理过程也容易控制，从而带来管理上的简便。其风险主要包括：在当顾客偏好发生变化、技术出现创新或有新的替代品出现时，企业将受到较大冲击；产品销量变化、产品要求不断更新将会导致生产费用增加，使得采取集中化战略的企业成本优势被削弱。

二、企业健康服务扩张战略

一般来讲，当企业处于年轻成长阶段且自身有一定的盈利能力，都会采取一定程度的扩张战略。按照扩张方向的划分，可将扩张战略划分为横向一体化战略、纵向一体化战略与多样化战略。

（一）横向一体化

横向一体化指企业扩展现有生产活动并由此引起现有产品市场份额扩张。该类扩张可以向扩大原有产品的生产和销售或向与原产品有关的功能或技术方向扩展、向国际市场扩展或向新的客户类别扩展。横向一体化战略一般表现为连锁经营战略和企业国际化战略。

连锁经营战略指连锁企业在市场调研和环境分析的基础上，为实现长期发展，结合自身条件，对连锁经营的发展目标、实现目标的途径和手段进行的总体谋划。当健康服务企业重心为服务或相关器材销售时,连锁经营战略便是其首选战略,通过连锁经营迅速占有市场份额,提升企业市场占有率。

企业国际化战略是企业产品与服务在本土之外的发展战略。随着企业实力不断壮大以及国内市场逐渐饱和,企业家将目光投向本土以外的全球市场。企业的国际化战略是公司在国际化经营过程中的发展规划,是跨国公司将公司成长纳入有序轨道,不断增强企业竞争实力与环境适应性而制定的一系列决策的总称。

实施横向一体化战略对健康服务企业的积极意义在于:大产能所形成的规模经济能够降低成本;尽早占领市场份额,应对潜在竞争者拥有相对优势;减少对市场需求多样化的担心;增加企业的经营广度,避免单一产品在市场震荡下导致的风险。其可能带来的经营风险有:最直接的风险在于产能过剩,要求企业在扩张的同时考虑到企业最佳规模的问题;在开发新客户和市场时易忽略与老客户的联系;扩张维度容易被竞争对手模仿,要求企业保持效率、品质、创新和客户响应领先于其他竞争者,拥有持续性的学习机制和改进机制。

案例1:爱尔眼科的分级连锁战略

爱尔眼科早在20世纪90年代中期就开始踏入民营医疗市场,开始阶段主要采取"院中院"的方式,与公立医院的眼科合作开展一些业务,不断积累经验。

2001年,爱尔眼科在沈阳创办了第一家爱尔眼科医院,从此爱尔眼科走上了自主品牌化的道路。两年后,爱尔眼科在长沙成立了"长沙爱尔眼科医院有限公司",之后更名为"爱尔眼科医院集团有限公司"。2009年爱尔眼科在中国A股创业板上市,这是我国医疗产业首次利用证券资本助力医疗机构,在中国的医疗产业界和资本市场上都具有划时代的意义。爱尔眼科成立之初就搭建了"一级医院—二级医院—三级医院"三级连锁模式。一级医院是上海爱尔,是临床及科研能力最强的医院,是技术中心,对二级医院提供技术支持。二级医院是各个省会城市的医院,提供全眼科服务,有较强的临床能力,对三级医院提供技术支持。三级医院是各个地级市的医院,提供眼睛视光和常见的眼科疾病诊疗服务,如遇到疑难眼病患者直接送到上一级医院就诊。

2011年开始,爱尔眼科的分级连锁扩张商业模式,成功地由"三级连锁"升级为"中心城市—省会—地级市—县"的四级连锁模式,深度下沉到服务需求基数更大的地县,提高覆盖面和渗透率。

2013年爱尔眼科全面进军科研与医学教育,踏上了"产、学、研"一体化的发展道路:在长沙成立眼科研究所,通过研究解决临床问题,开发新技术;与中南大学联合建立中南大学爱尔眼科学院,这是社会资本办医联合办学的有益探索,开启了爱尔眼科向医、教、研全面发展的新进程。

案例2:北京"同仁堂"品牌国际化

纵观"同仁堂"的发展历史,可将其分为三个阶段:

第一阶段:1996年以前,艰难起步

1996年以前,"同仁堂"总资产是17.9亿元,净资产为4.6亿元,企业常年依靠银行贷款,债台高筑,企业信用等级被银行定为3B级。

为克服困境,"同仁堂"于1997年剥离出部分优质资产,组建北京同仁堂股份有限公司,并于1997年6月在上海证交所上市,募集资金3.5亿元,为企业改制奠定了基础。2000年,"同仁堂"从股份公司分拆出了科技含量较高、产品剂型新的1亿元资产组建北京同仁堂科技发展股份有限公司,并于同年10月在香港联交所创业股上市。

第二阶段:1996—2003年,领先企业

"同仁堂"通过资产重组摆脱了困境,随之在国内推行多元化发展,提升企业核心竞争力,成为国内医药企业的领军人物。

首先,"同仁堂"为保证中药材质,在全国主要中药产地开辟7个种植基地建立药材生产基地。其次,同仁堂药材有限责任公司与亳州市京谯医药有限责任公司共同发起组建了北京同仁堂(亳州)饮片有限责任公司,开创了饮片发展的新空间。再次,北京同仁堂商业投资发展有限责任公司的成立,拓展了零售药业终端,使"同仁堂"成为中国医药零售商业的第一品牌和领先企业。最后,中药复方药物商业投资发展有限责任公司的成立和北京同仁堂医药研发有限责任公司的成立对推进"同仁堂"挺进中医药开发前沿和实现中药现代化发展战略起到极为重要的作用。

第三阶段:2003年以后,抢滩海外

2003年,北京"同仁堂"在香港投资400万美金成立了同仁堂国际有限公司,它是集团全资的海外公司,负责集团整个海外市场的发展、规划、布局、管理、具体的业务运作、投资、人员派遣等。该公司的成立加快了"同仁堂"向海外发展的进程。

2003年之后,"同仁堂"从香港扩张到澳大利亚、越南、柬埔寨、菲律宾和新加坡等国。在向海外市场迈进过程中,"同仁堂"利用金字招牌的优势,仅以品牌就占了25%的股份,目前海内外开办的这些公司都挂在同仁堂集团名下。"同仁堂"在菲律宾的药店在2007年2月份开业,至此,北京"同仁堂"在境外开设的分公司和药店已达20余家。出口品种从1993年不足30种发展到140多种,从1993年实现出口创汇186万美元到2007年的2000多万美元,从只此一家别无分号发展到足迹遍布40多个国家。

(二)纵向一体化

纵向一体化指企业向原生产活动的上、下游生产阶段扩展。现实中,多数大型企业均有一定程度的纵向一体化。该类扩张使企业通过内部的组织和交易方式将不同生产阶段联结起来,从而实现交易内部化。纵向一体化包括企业介入原供应商的后向一体化和企业控制其原属客户公司的前向一体化。

实施纵向一体化战略对健康服务企业的积极意义在于:可以促进供给和需求的相对平衡,确保企业在原材料如药材供应紧缺时得到充足的供应,或在总需求很低时能有畅通的产品输出渠道;削弱供应商或顾客的价格谈判能力从而提高效益;提高进入壁垒,可以使关键的投入资源和销售渠道控制在自己的手中,从而使行业的新进入者望而却步,防止竞争对手进入本企

业的经营领域,不仅保护了原有的经营范围,还扩大了经营业务,同时还限制所在行业的竞争程度,使企业的定价有更大的自主权,从而获得较大的利润。

其可能带来的经营风险有:提高企业在行业中的投资,抬高退出壁垒,从而增加商业风险;企业纵向规模的发展要求企业掌握较多的技术,带来管理上的复杂化;存在价值链的各个阶段平衡生产能力问题。对于中医药企业来说,如果它的药材不足以供应下一个阶段,差值部分就需要从外部购买;如果药材产量过剩,就必须为过剩部分寻找新的顾客。

(三)多样化战略

多样化是一个意义广泛的概念,既涉及相关产品的活动,也涉及不相关产品的活动。在实际中,扩张产生的企业部门多少与其原有市场营销和技术开发有联系,尤其是研究与开发多来自现存生产活动的需求,但也可用于其他无关部门的生产之中。

多元化战略意味着向纵向价值链以外的产业寻求新的盈利模式,其积极意义在于:可以跨产业转移企业核心竞争力,充分利用企业已经成熟的内部优势,在新产业、新市场中获得优势地位;分散单一产业可能出现市场波动导致的风险,降低公司经营风险;跨产业多元化发展可以使所跨产业和已有产业业务实现资源共享、产品捆绑等模式,以达到新业务与原业务互相促进发展的目的。

多元化战略看似是十分稳妥、普适性极高的发展战略,不过实施该战略同时有着不少客观背景要求及诸多风险:要求企业拥有雄厚的资金实力进行新产业投资、新技术研发、新市场开发等;进入与原产业关联不大的新产业后,受限于管理人员能力,出现决策失误的可能增多;由于跨产业拓展,业务覆盖面扩大,可能导致企业管理质量下降。

第三节　健康服务战略管理系统

"系统"指的是出于自身相互关系以及与环境的相互关系中要素的集合,健康服务战略管理系统可以视为健康管理战略所包含的一整套相互联系并与环境发生关系的因素有机体,它由健康服务战略管理主体、客体和环境三个要素构成。健康服务战略管理系统是战略管理的载体,是战略管理过程开展的基础,它的要素配置是否合理、联系是否得当直接影响战略实施的效果,并决定战略管理目标的实现。

一、战略管理主体

战略管理主体涉及由谁制定战略以及谁会对战略管理过程施加影响的问题,它主要由党政、国家机关、利益集团、人民群众、大众传媒和国际组织等构成。

1.党政

我国实行的是中国共产党领导下的多党合作制度,宪法明确规定中国共产党是执政党,在我国发展事业中发挥着总揽全局、协调各方的领导核心作用,其他政党是参政党,政协及民主党派在我国的公共部门战略过程中发挥着重要的作用,不仅参与国家重大战略的讨论与决定,而且还经常性地进行调查研究,提供各种方案建议,进行监督和评价,充分发挥参政议政的功能。同样在健康服务战略管理过程中,不管是方案的制定与执行,还是战略的执行结果评估,都离不开党政支持及其领导核心作用。例如:在2020年新冠肺炎疫情的防控过程中,面对紧急的公共医疗卫生危机,中共中央迅速成立疫情工作领导小组,并提出"坚定信心、同舟共济、科学防治、精准施策"的防控总要求,在党中央的正确领导下最终将打赢这场疫情防控狙击战。在《健康中国2030》规划中,文件指出推进健康中国建设的过程中,必须高举中国特色社会主义伟大旗帜,全面贯彻党的十八大和十八届三中、四中、五中全会精神,认真落实党中央决策部署,在推进中国特色社会主义事业(包括健康服务战略)过程中必须坚持把党的领导地位放在首位。

2.国家机关

健康服务战略管理本质上属于公共政策,公共政策的制定与实施需要国家权力机关的介入。国家机关分为行政机关、立法机关和司法机关,他们在健康服务战略管理过程中发挥着重要的作用。

(1)行政机关:政府(行政机关)是战略制定主体,也是战略的执行主体,是健康服务战略管理极为关键的组成部分,在战略管理过程中起着重要的决定作用。我国宪法规定,中央人民政府是最高权力机关的执行机关,享有行政立法权、提案权、监督权、人事权以及其他权利,统一领导全国行政机关的工作,统一领导全国的内政外交事务;而地方行政机关负责执行中央的决策,在战略实施的过程中发挥着重要的作用。

(2)立法机关:立法机关作为公共部门战略管理的一个重要组成部分,通过立法、任免官员来影响公共部门战略管理。在实施健康服务战略管理过程中,人民代表大会作为立法机关,首先,可以通过制定法律等方式将健康服务战略管理规划上升为国家意志,将方案转变成可执行的公共政策;其次,它可以通过法律约束健康服务战略的执行过程,规范执行主体的行为,使其按照规范、合法的程序进行;最后,立法机关可以对其执行结果进行评估与监督。

(3)司法机关:司法机关通过审查和法律解释,明确规定与限制政府行为。同时,法院作为司法机关也可以对健康服务战略管理进行合法性审查,从而影响战略管理过程与结果。

3.利益集团

利益集团是非官方战略管理主体最重要的构成要素之一,在健康服务战略管理过程中起着重要的作用。一般而言,利益集团不会直接对战略管理施加影响,而是以游说、诉讼、宣传、游行示威等间接方式对战略制定主体和健康服务战略管理过程产生影响。在我国,利益集团一般通过信访、代表建议等间接方式影响战略管理。例如:以促进人民健康为宗旨的中国营养协会、社会保障协会等,他们的谏言献策都会对促进国民健康的相关战略制定产生一定影响。

4.人民群众

公共部门任何战略规划都会面向人民群众,其目的都是为了满足人民群众对健康生活的美好需求,因此,人民群众作为最大的群体,可以通过直接或者间接的方式参与健康服务战略制定、执行与监督。通常而言,人民群众会通过投票、政治结社、政治接触、集会、游行示威等方式对健康服务战略进行影响、监督和制约。

5. 大众传媒

现代大众传媒主要是指广播、电视、报纸、杂志、书籍、电子信息网络等人民借以表达自我需求或意愿的舆论工具。大众传媒在健康服务战略管理过程中发挥的作用主要为在战略实施的主体和对象之间搭建桥梁,既可以发挥自上而下的宣传功能,使人民群众了解国家的战略目标及实施计划,将健康服务战略管理的相关情况反映给大众,扩充人民群众了解相关情况的信息渠道;又可以充当自下而上的反映工具,将人民群众的愿望与需求反映给国家相关部门。在利用大众传媒的过程当中,要保证传播信息的真实性与可靠性,防止其成为引发社会恐慌的不利工具。

6. 国际组织

国际组织作为公共部门战略主体的重要组成部分,它是随着全球化发展而逐步产生并壮大的。随着全球化趋势的逐步增强,国际组织对公共部门,特别是对跨国公共事务的影响逐渐增大。对健康服务战略产生较大影响的国际组织当属于世界卫生组织,例如在抗击新冠肺炎疫情过程中,世界卫生组织指导并协调国际抗击疫情工作,携手克服危机,其在应对全球公共卫生危机方面发挥着不可替代作用。

7. 其他

在健康服务战略行业,战略制定的主体是指健康服务企业内部的战略制定者,其一般由企业内部的高层管理者充当。首先,作为企业战略制定者和战略领袖,其必须具备良好的前瞻意识与洞察能力、风险意识与决断能力、领导意识与驾驭能力、道德力量与感召能力,这样才能引领自身企业从健康服务行业脱颖而出,实现自身的良好运行、升级与转型;同时,企业内部员工还可以通过企业内部的组织结构,自下而上地向高层反应相关情况,直接或间接地参与到企业健康战略管理过程中;最后,作为市场主体,健康服务企业还须密切关注企业外部情况,密切关注消费者的偏好及其变化,赢得新老消费者的信赖与支持。反过来,消费者也可以通过反馈、建议等影响健康服务企业制定或者变动相关的战略规划。

二、战略管理客体

相对于主体而言,客体是指人们所要认识和实践的对象。公共部门战略管理客体是指公共部门战略管理所要发生作用的对象,包括战略管理所要处理的社会问题及所要发生作用的社会成员两方面。社会问题的本质是理想与现实之间存在的差距,其在未来一段时间内可能会朝着不良趋势发展,需要战略制定者制定战略计划以防止未来不良现象的发生。

健康服务战略管理的客体主要包括人民群众的健康问题以及面临健康问题的社会大众。例如《健康中国 2030》战略计划颁布的背景就包括:人口老龄化加速及疾病谱的变化;医疗保险、医疗卫生、医疗供应体制改革滞后;医疗卫生健康领域投入不足,自费负担重;环境污染和食品安全问题仍未得到有效治理,这些都是健康服务战略管理需要解决的社会问题。因此,健康服务战略的客体就包括人民群众及人民的健康问题,子客体包括医疗保险、医疗卫生行业、环境治理等,它们都是健康服务战略管理亟须解决的社会问题,它们的解决与否直接关系到健康中国战略目标能否实现。

(一)健康问题

健康服务战略管理的客体包含了人民群众以及与人民群众密切相关的健康问题,本节从与人民群众健康状态密切相关的因素出发,将健康问题具体分为健康环境问题、健康教育问题、健康服务问题、社会保障问题。

1.健康环境问题

环境是指以人为主体的外部世界,即围绕人们的客观事物的总和,包括自然环境和社会环境。自然环境包括阳光、空气、水、气候、地理等,是人类赖以生存的物质基础,是人类健康的根本。保持自然环境与人类的和谐对健康十分重要,恶劣的环境必然对人体健康造成危害,因其危害机制比较复杂,一般具有效应慢、周期长、范围大、人数多、后果重以及多因素协同作用等特点。2005年,我国首次提出"绿水青山就是金山银山"的重要论述,我国在环境保护方面取得了显著成就,但环境污染仍然威胁着人们的生命健康安全。营造良好的自然生存环境对于维护和提高人民的健康状态至关重要,也直接关系到健康服务战略管理目标的达成。

社会环境又称文化—社会环境,既包括社会制度、法律、经济、文化、人口、民族、职业,也包括工作环境、家庭环境、人际关系等范畴。首先,我们党和国家历来高度重视人民健康,新中国成立特别是改革开放以来,我国健康领域改革发展取得显著成就,全民健身运动蓬勃发展,医疗卫生服务体系日益健全,人民健康水平和身体素质持续提高。其次,我国出台了许多法律法规、行业条例,如《食品安全法》《医疗保障法》《执业医师法》等用于规范相关人员的行为,维护人民的健康安全。最后,疾病的发生和转化直接或间接地受社会因素的影响和制约,社会因素影响人们生活方式的选择,从而进一步影响人民的健康问题。

不管是自然环境还是社会文化环境,都会影响人民的生理、心理与社会交往,因此,实施健康服务战略管理也必须将健康环境问题纳入考虑范围之中。

2.健康教育问题

除了环境会对健康状态造成影响,人们平时的生活习惯也会影响自身的健康,良好的生活习惯有利于提高身体素质、延长寿命。根据第七次人口普查数据显示,我国60岁以上人口占总人口的18.7%,65岁以上人口占总人口的13.5%。《"十四五"健康老龄化规划》提到,"十四五"时期,我国人口老龄化程度将进一步加深,60岁及以上人口占总人口比例将超过20%,进入中度老龄化社会。老年人作为弱势群体面临着越来越多的疾病风险,健康更容易受到威胁。年轻一代的价值取向、心理状态、生活方式和行为习惯也会影响其自身的健康质量,他们更多处于一种亚健康的状态,例如吸烟、吸毒、酗酒、暴力,对电视、网络等虚拟世界过分依赖都会导致各种精神疾患的发生,从而影响健康状态。不管对于老年人还是年轻人,健康教育本质都属于健康风险规避的手段,是预防疾病、提高身体素质的有效措施。因此,要实现健康服务战略管理的目标必然要将健康教育纳入战略实施计划之内,健康教育应从娃娃抓起,通过多途径、多方式进行,只有充分调动人民群众对健康的重视程度,才更有利于健康服务战略管理远景目标的实现。

3.健康服务问题

除了环境因素和健康教育,病原微生物、遗传、生长发育、衰老等生物学因素也会影响人体健康。疾病与伤痛的医治与恢复对健康服务领域提出更多、更高的要求,如更专业的医疗人才、更娴熟的医疗技术以及更先进的医疗设施设备,它们都是提高医疗效率与质量的重要保证。只有不断提高健康服务水平,才能不断满足人民群众日益增长的健康需求。

4.社会保障问题

社会保障作为一张安全网,能够在人民群众暂时或者永久失去收入时,为其提供基本生活保障,能在人民群众患病的时候为其提供便捷的医疗服务使其尽快恢复劳动能力,再次投入劳动力市场当中。在健康服务过程当中,就涉及医疗保险、社会救助等在内的社会保障问题。首先是医疗保险问题,对于人民群众来说,特别是包括贫困群众在内的弱势群体,良好、优质、低价的医疗服务是其重返劳动力市场的条件,从这个角度看,合理的医疗保险能减少他们在生病期间的后顾之忧,从而改善人们的健康状况以及生活状况;其次是社会救助问题,特别是医疗救助问题,尽管医疗保险能够抵消部分医疗费用,但是极少数的弱势群体仍无法承担剩下的医疗费用,因此需要发挥医疗救助兜底的作用,帮助他们恢复健康。"一个都不能少,一个都不能落下"是全民健康的应有之义,是健康服务战略管理的直接目标。

(二)目标群体

作为公共部门战略管理客体的重要组成部分,目标群体是指公共部门战略管理发生作用的对象。目标群体受公共部门战略管理的规范和影响,具有一定的主观能动性,对公共部门战略管理产生重要的作用。目标群体的范围、构成、价值取向以及对战略的认同等因素都会影响战略制定和实施。

健康服务战略管理客体的识别对于公共部门而言具有不可忽视的意义。了解战略所涉及的健康问题的性质与特点,以及目标群体的需要、利益与心态,有助于制定出适合我国国情且能被多数人所接受的战略;有助于战略的顺利执行,充分发挥战略的作用,实现战略目标。

健康服务战略管理目标群体主要包括医护人员、社会保障工作人员、健康教育人员、广大人民群众等群体,他们的支持与配合、分工与协作无疑会对战略的制定与实施起到积极的推动作用。健康服务企业的目标群体较狭窄,企业直接面向消费者,为目标客户的健康问题出谋划策,提供各种健康产品或者服务。因此,健康服务企业的目标群体即为消费者。

三、战略管理环境

根据战略管理环境学派的观点,战略的形成是组织与环境互动的过程,环境、领导与组织一道构成影响战略形成的三大力量,组织与领导必须适应环境,环境在公共部门战略管理过程中起着重要的作用。

(一)健康服务战略环境的特点

健康服务战略管理的环境具有复杂性,凡是对健康服务战略造成影响的因素都可称之为环境,按照影响的来源对其进行划分,可将环境分为外部环境与内部环境:其中外部环境包括经济、政治、文化、社会、自然以及国际环境;内部环境主要包括组织结构、组织资源、组织文化等。健康服务战略管理的环境具有如下特征:

1.复杂性与系统性

首先表现在影响来源的复杂性,影响健康战略管理的环境因素既有内部因素也有外部因素,更常态的状况是内外部因素共同作用于战略管理;其次表现在环境是一个复杂的开放系统,各个要素本身就具有纵横交错的关系,构成了类型不同又相互联系的子系统,呈现出复杂性与多样性的特点,值得注意的是,尽管多种因素可能同时会对健康服务战略产生影响,单个因素之间仍然存在主次关系。因此,在健康服务战略制定与执行过程中,管理者需综合考虑内外部的环境因素。

2.差异性与动态性

差异性与动态性分别表现为横向地域差异性与纵向时间动态性。从横向看,不同国家、不同民族具有不同的战略管理环境,这种差异既有地形、气候等自然环境的差异,也有社会结构、经济发展、文化传统等人文环境的差异,即使在同一个国家内部实施健康服务战略管理也要考虑不同地区的风土人情、人口素质、文化差异等环境因素;从纵向看,同一个国家、民族、地区在不同时间也会面临不同的环境影响,且影响因素有可能会随时间的变化而变化。因此,健康服务战略需要将地域因素与时间因素纳入环境的分析层次之内。

3.互动性

环境与战略并不是两个相互独立的存在。战略管理相关环境通过一定的方式作用于战略管理;反过来,战略计划的实施及目标的达成会对环境产生一定的影响从而改造环境,环境与战略管理呈现互动的关系。在健康服务战略计划的实施过程中,无论是外部环境或内部条件都会对其起一定的促进或阻碍作用。战略计划的实施与目标的达成对人民健康状况起着极大的促进作用,提高人民的幸福指数,有利于经济的可持续发展、政治的稳定、社会的和谐、生活环境质量的恢复与提高。

(二)战略管理外部环境

战略管理外部环境所包含的范围极其广泛,主要包括经济环境、政治环境、社会文化环境、技术环境以及国际环境。

1.经济环境

健康服务战略制定首要考虑的就是经济环境,主要包括经济体制、经济水平、经济利益等具体因素。

首先,经济体制形态影响健康服务产业的发展。经济体制规定了国家与企业、企业与企业、企业与各经济部门之间的关系,这些都会对健康服务战略产生一定的影响;其次,经济环境对健康服务战略管理的影响表现为经济水平是战略制定的出发点。经济基础决定上层建筑,良好的经济基础是实现健康服务战略管理的前提条件;最后,经济利益的合理分配影响着健康服务战略管理的执行。健康服务作为战略实施客体,其实现过程中伴随着相关主体的利益分配,如果不恰当处理好他们的利益关系,可能会导致实施过程停滞,影响战略目标的实现。

对于健康服务企业,经济环境是指构成健康服务企业生存与发展的社会经济状况及国家的经济政策,具体包括社会经济制度、经济结构、宏观经济政策、经济发展水平以及未来的经济走势等,其中宏观经济形势、行业经济环境、市场及其竞争状况需要健康服务企业重点关注。

2.政治环境

战略总在一定的政治环境下制定和实施,政治环境为健康服务战略管理提供了外部的组织环境。政治环境不健全、不合理,很难制定正确的战略,即使有了正确的战略也很难实施。因此,无论是战略的制定与实施,都需要有一个健全的政治环境。政治环境对健康服务战略管理的影响主要表现为:

(1)政治环境决定健康服务战略管理的出发点与落脚点。我国的健康服务战略管理实施的出发点与落脚点是为了人民群众的健康与幸福以及建设和谐社会。

(2)政治环境决定健康服务战略制定的民主化程度。健康服务战略的制定和实施当中,多种公开制度的实施为满足人民的知情权与参与权提供了方式与途径。

(3)政治环境决定健康服务战略的合法化程度。健康服务战略的制定必须经过内容到形式的合法化的处理才能提高战略的认可度,才能保证战略顺利的贯彻与实施。

对于健康服务企业来讲,政治环境主要指影响和制约健康服务企业的政治要素和法律系统。国家的政策法规对企业生产经营活动具有控制、调节作用,由于各企业生存模式、采取战略不同,因此相同的政策法规给不同的企业可能带来不同的机会或制约。在稳定的政治环境中,健康服务企业能通过公平竞争获取正当权益,得以生存和发展。

3.社会文化环境

社会环境是指在健康服务战略管理过程中所面临的总的社会状况,它是社会人口、群体、职业、伦理规范的总称,主要包括:人口规模、社会问题与社会现象、社会人伦关系、道德风尚、传统习惯、民族心理等。健康服务战略的制定总是依据特定的社会现象、社会问题,可以说社会问题是健康服务战略管理的出发点与落脚点,健康服务战略的制定与实施就是为了解决一定的社会问题。

文化环境是指作用于健康服务战略管理系统的历史背景、价值观念、思想道德、社会心理、科学技术、教育水平、人文关系等环境条件,是健康服务战略管理的重要制约因素。例如,在健康服务战略执行过程中,各执行人员的文化素质与技术水平会直接影响健康服务战略实施的效率与效果,价值观念也会影响人们对健康服务战略的接受程度。

对于健康服务企业,文化环境主要指企业所处地区的社会结构、风俗习惯、宗教信仰、价值观念等因素。社会文化环境对健康服务企业的生产经营产生影响,人口规模与地理分布等因素都会影响健康服务产品的社会需求与消费。健康服务企业在各地区发展时应考虑当地实际情况,主动适应当地社会文化环境。

4.技术环境

技术环境也是健康服务战略管理的重要因素,特别是第三次技术革命以来,技术越来越成为各国综合国力的重要竞争因素。现有科学技术水平、发展趋势和发展速度,以及国家科技体制、科技政策等都会影响健康服务战略的制定与实施。知识经济兴起和科技迅速发展,也为健康服务企业带来了机遇与挑战,企业必须预见新技术带来的变化,采取相应的措施予以应对,主动应对科学技术带来的挑战,如健康服务企业要主动应对互联网平台对实体药店产生的冲击。

5.国际环境

全球化使各国的联系日益紧密,特别是加入WTO以来我国的经济、社会各方面都发生了巨大的变化,公共部门应主动适应这种变化,迎接挑战与机遇,及时把握国际环境的趋势与特点,为健康服务战略管理营造良好的外部环境。值得注意的是,经济全球化也会对发展中国家的经济、政治、教育、科技与文化等方面产生巨大的冲击,因此,在制定战略计划的同时必须把维护国家主权与安全放在首位。

6.其他

以上的外部环境是国家公共部门和健康服务企业制定健康服务战略管理计划需要切实考虑的重要因素。对于健康服务企业,除了考虑以上公共方面的因素,还需要考虑以下的外部竞争因素,认识自身在所处行业内部所具有的竞争优势与劣势:

(1)市场需求。在商品经济条件下,环境向健康服务企业提出的需求主要表现为市场需求,其中包括现实需求和潜在需求。现实需求是指顾客有支付能力的需求,潜在需求是指处于潜伏状态的、由于某些原因不能立即实现的需求。现实需求决定企业目前的市场销量,而潜在需求则决定企业未来的市场,如在老年保健品市场中老年人对其具有现实需求,中年人对其存在潜在需求。

(2)竞争环境,包括竞争规模、竞争对手实力与数目、竞争激烈化程度等。在健康服务业的竞争环境中,购买者竞争与供应者竞争主要表现为议价能力竞争,同行与替代产品行业竞争则为企业生存能力的竞争。

(3)资源环境。资源指企业从事生产经营活动应投入的所有资源,包括人、财、物、技术、信息等。资源环境包括各种资源开发利用状况、资源的供应状况、资源的发展变化情况等。于健康服务业而言,资源环境主要为药材供应、养老器材供应以及广大需要进行健康服务的群体。

(4)行业竞争环境。行业竞争结构分析主要掌握该行业的竞争态势。在《竞争战略》一书中迈克尔·波特(Michael Porter)教授提出了"五力模型"即买方的议价能力、供应商的议价能力、进入威胁、替代威胁、现有竞争对手的竞争力(如图4-3-1)。

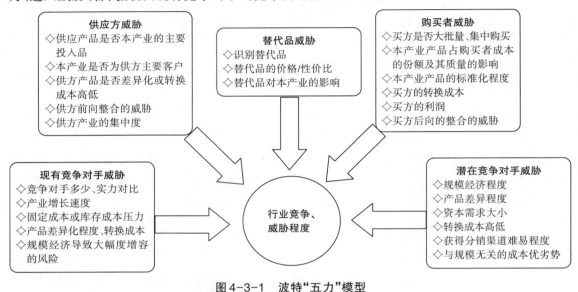

供应方威胁
◇供应产品是否本产业的主要投入品
◇本产业是否为供方主要客户
◇供方产品是否差异化或转换成本高低
◇供方前向整合的威胁
◇供方产业的集中度

替代品威胁
◇识别替代品
◇替代品的价格/性价比
◇替代品对本产业的影响

购买者威胁
◇买方是否大批量、集中购买
◇本产业产品占购买者成本的份额及其质量的影响
◇本产业产品的标准化程度
◇买方的转换成本
◇买方的利润
◇买方后向的整合的威胁

现有竞争对手威胁
◇竞争对手多少、实力对比
◇产业增长速度
◇固定成本或库存成本压力
◇产品差异化程度、转换成本
◇规模经济导致大幅度增容的风险

潜在竞争对手威胁
◇规模经济程度
◇产品差异程度
◇资本需求大小
◇转换成本高低
◇获得分销渠道难易程度
◇与规模无关的成本优劣势

行业竞争、威胁程度

图4-3-1　波特"五力"模型

①潜在进入者的威胁。潜在竞争者进入后,将通过与现有企业瓜分原有市场、激发新一轮竞争对现有企业形成巨大的威胁,这种进入威胁主要取决于行业的吸引力和进入障碍的大小。由于中国老龄化问题近年才受到重视,健康服务业发展不完备,以个性化健康服务为主体的健康服务产业处于起步阶段,因此潜在进入者数量不断增加。

②替代品的威胁。替代品是指与本行业产品具有相同或相似功能的其他产品。如西药可以部分代替中药。替代品产生威胁的根本原因往往是它在某些方面具有超过原产品的优势,如价格低、质量高、性能好、功能新等。若替代品的盈利能力强、顾客评价高,对现有产品的压力就大,会使本行业的企业在竞争中处于不利地位。

③购买者的压力。购买者对本行业的竞争压力表现为购买要求提高,如低价、高质、优服等,还表现为购买者利用现有企业之间的竞争对生产厂家施加压力。影响购买者议价的基本因素有:顾客的购买批量、对产品的依赖程度、改变厂家时的成本高低以及掌握信息的多少等。在生活中最为常见的例子为当物品需求量高时,购买者更易与企业进行价格商讨。

④供应方的压力。企业从事生产经营所需各种资源一般需从供应者处获得,供应者从价格、质量、服务等方面入手,以谋取更多的盈利,从而带给企业压力,如中医药行业中药材的价格与质量由药材生产方掌控,若药材价格上涨,则企业只能选择提高价格或减少自身利润进行销售,而药品价格提升到多少又受购买者的压力影响。

⑤行业内现有企业之间的竞争。这是通常意义下的竞争,主要竞争方式为价格竞争、广告战、新产品引进等。竞争的激烈程度取决于多种因素,如竞争者的多少及其力量的对比,行业

发展的快慢,利润率的高低,行业生产能力与需求的对比,行业进入或退出障碍的大小等。

(三)战略管理内部环境

不管是公共管理部门还是健康服务企业,影响其战略制定与实施的因素不仅包括外部因素,内部因素同样会对其产生一定的影响。内部环境主要包括组织结构、组织资源、组织文化等。

1.组织结构

组织结构是关于组织关系的总体框架,是关于组织内部成员关系的制度性规定,不管是公共部门还是以营利为目的的健康服务企业,组织结构都会影响战略实施的效率。组织结构对战略执行的影响主要表现为:组织结构影响战略目标的传达,组织层级越多,信息失真的可能性就越大,且上下级交流沟通的机会就越少,相互了解的程度就越低;组织结构影响战略制定的效率,相对于直线制、职能制的组织结构来讲,直线职能制更有利于促进部门间的交流与合作,更有利于下级贯彻实施上级的方针政策。为了适应现代化科技的发展管理需要,使战略得到有效正确的实施必须改变原有的组织体制,构建一种有弹性的、灵活的组织体制。同样,健康服务企业要对其自身的组织结构进行审视,以便战略的顺利、高效实施。

2.组织资源

组织资源是健康服务战略实施的前提条件,充足的、有效的组织资源才能保证战略的顺利实施,因此无论是公共部门还是健康服务企业在战略制定和实施过程中,都要充分考虑组织内部现有资源状况。组织资源可分为人、物、财、技术、信息五类。

(1)人力资源,包括的数量、素质和使用状况。人力资源分析的具体内容有各类人员的数量、技术水平;各类人员的配备情况、合理使用情况;各类人员的学习能力及培训情况;组织员工管理制度分析等。于健康服务企业而言,拥有专业技能的服务人员是不可或缺的重要资源。

(2)物力资源,包括各种有形资产。物力资源分析主要研究组织生产经营活动所需的物质条件的拥有情况以及利用程度。如健身会所需分析所需健身器材的数量及类型,牙科医院需要了解所需医疗器械的拥有情况。

(3)财力资源。对财力资源的管理是组织管理最重要的内容之一,其主要分析组织资金的拥有情况、构成情况、筹措渠道和利用情况,具体包括财务管理分析、财务比率分析、经济效益分析等。

(4)技术资源,包括设备和各种工艺装备的水平、测试及计量仪器的水平、专业技术人员和技术工人的水平及其能力结构等。健康服务企业的技术资源不仅包括使用各项仪器的能力,更为重要的是拥有与企业方向相关的医疗方面的能力。

(5)信息资源。信息资源主要分析现有信息渠道是否合理、畅通,各种相关信息是否掌握充分。对健康服务企业而言,进行信息资源分析仅是其中一部分内容,企业与用户之间的信息反馈同样重要。

3.组织文化

组织文化是指组织成员共有的一套价值观行为规范,它属于组织内部的软资源,具有无形的特征。良好的组织文化具有如下作用:目标导向作用,良好的组织目标会使组织内部的成员目标与组织的整体目标相统一,从而促进组织内部成员共同朝着战略目标前进;团结凝聚作用,良好的组织目标会增加组织内部成员的交流与沟通,增进成员的情感,在组织内部营造团结的氛围,促进组织凝聚力的提高;激励振奋的作用,良好的组织文化可以促进成员间相互激励,提高成员的自信心,促进组织的活力;约束教育作用,良好的组织文化会潜移默化地在成员间形成约定俗成的规范,是组织成员自觉遵守的组织内部规范。

同样,健康服务企业要想长期立足于健康服务行业并想在行业内部脱颖而出,就必须注重组织文化的建设与完善,这样才能提高组织的软实力与综合竞争力。健康服务企业文化包括三个层次:物质层、制度层和精神层。物质层是企业文化结构的表层,通过物质形态的产品形象、厂容厂貌、企业标志、员工服饰、企业环境等表现出来,通常称为企业形象。制度层是指具有本企业文化特色的各种规章制度、道德规范和行为准则的总称,它通过领导体制、规章制度、员工行为方式等反映出来。精神层是企业文化的深层次,是存在于企业成员思想中的意识形态,包括企业经营哲学、理想信念、价值观念和管理思维方式等,通常称为企业精神。

总之,企业文化是健康服务企业战略制定与实施的重要条件,它与企业内部物质条件共同组成了企业的内部约束力量,是企业环境分析的重要内容。

4.其他

对于健康服务企业来讲,除了要考虑上述的结构、资源、文化等内部环境,还需要对自身的能力进行深度把握,以便对自身有一个准确、清晰的定位。企业能力是指企业有效地利用资源的能力。拥有资源不一定能有效运用,因而企业有效地利用资源的能力就成为企业内部条件分析的重要因素。而按重要程度划分,可将企业能力分为一般能力和核心能力。企业核心能力,指企业独有的并能为顾客带来特殊效用、使企业在某一市场上长期具有竞争优势的内在能力,它是企业在发展过程中逐渐积累起来的知识、技能及其他资源相结合而形成的一种体系,是企业拥有的最主要的资源或资产。健康服务业核心能力可以是技术,也可以是管理和业务流程,还可以是技术、经营、管理等能力的结合。核心能力的储备状况决定了企业的经营范围,特别是企业多角化经营的广度和深度。因此,健康服务企业在制定战略目标和计划的过程中,要善于分析自身拥有的竞争优势,并在实施战略计划的过程中逐渐培育自身的核心竞争力。

第四节　健康服务战略管理流程

不管是公共部门健康服务战略管理还是健康服务企业为了实现自身利益最大化而实施的战略规划,战略管理究其本质都是一个动态的过程,遵循一定的战略管理流程。健康服务战略管理流程在本质上就是由战略制定、战略执行、战略评估形成的一个螺旋上升的循环过程(如

图4-4-1)。在战略管理过程当中,一个战略目标的完成,都意味着另一个新的更高的战略目标即将建立。同样,在战略执行过程中,任何环节出现问题,都需要返回上一环节进行分析诊断,找出问题存在的原因,在此基础之上再继续执行战略计划,如此循环反复、螺旋上升,推动公共部门或者健康服务企业不断向前发展。

健康服务战略管理流程可大致分为三个阶段:战略规划与分析、战略执行与实施、战略评价与变革。每个阶段必不可少,少了任一环节战略目标都无法达成。战略制定是前提条件,有了战略目标组织内部才有奋斗的动力;战略执行是战略目标和战略成果的桥梁,战略目标在本质上是无形的,只有经过不断的实施与执行,才能将无形转化为有形;战略变革是在原有的战略计划基础上进行的创新,因此,它属于更高、更成熟的战略计划。

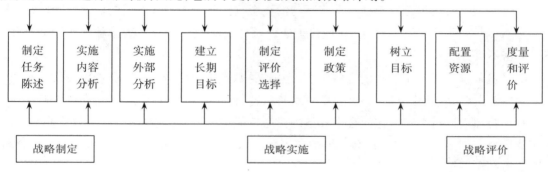

图4-4-1 战略管理流程

一、战略规划与分析

(一)战略规划与分析概述

健康战略规划主要是解决"做什么,达到什么目标"的问题,是组织确定战略目标与任务的过程。如"健康中国2030"的战略目标为:到2030年,促进全民健康的制度体系更加完善,健康领域发展更加协调,健康生活方式得到普及,健康服务质量和健康保障水平不断提高,健康产业繁荣发展,基本实现健康公平,主要健康指标进入高收入国家行列。到2050年,建成与社会主义现代化国家相适应的健康国家。战略目标是战略管理的第一步,是战略实施的基础。

健康服务战略分析是健康服务战略管理的重要环节,它是指通过收集与整理信息对健康服务业的内、外部环境进行分析的过程,其中包括组织诊断与环境分析。组织诊断指通过对组织的文化、结构以及环境等因素的综合考核与评估,确定是否需要进行变革活动。环境分析是指对健康服务战略的各种内外因素进行预估,以辩证、系统的观点,审时度势,趋利避害,适时采取对策,以确保做出适应环境的战略规划。因此战略分析的作用有:判断是否有必要制定与实施健康服务战略;分析影响健康服务战略制定与实施的内外部条件,确保做出的战略规划符合实际。

(二)战略分析方法

战略分析方法是企业战略咨询及管理咨询实务中经常使用的一些分析方法。以下将以健康服务业为例介绍战略分析的常用方法。

1.PEST 分析方法

PEST 分析法是战略外部环境分析的基本工具,它是公共管理部门和健康服务企业都需要考虑的因素及需要掌握的战略分析方法。它通过政治(Politics)、经济(Economic)、社会(Society)和技术(Technology)四个方面的因素分析,从总体上把握宏观环境,并评价这些因素对组织战略目标和战略制定的影响,具体如下:

P(政治因素):组织经营活动具有实际与潜在影响的政治力量和有关的法律、法规等因素,主要包括:反不正当竞争法、税法、环境保护法以及外贸法规等,政治、法律环境实际上是和经济环境密不可分的一组因素。

E(经济环境):指一个国家的经济制度、经济结构、产业布局、资源状况、经济发展水平以及未来的经济走势等,具体包括:GDP 的变化发展趋势、利率水平、通货膨胀程度及趋势等。

S(社会环境):指组织所在社会中成员的民族特征、文化传统、价值观念、宗教信仰、教育水平以及风俗习惯等因素,构成社会环境的要素包括人口规模、年龄结构、种族结构、收入分布、消费结构和水平等。

T(技术条件):技术要素不仅仅包括那些引起革命性变化的发明,还包括与健康服务企业生产有关的新技术、新工艺、新材料的出现和发展趋势以及应用前景等。

2.SWOT 分析法

SWOT 是一种分析方法,用来确定组织本身的优势(Strength)、劣势(Weakness)、机会(Opportunity)和威胁(Threat),从而将战略与组织内部资源、外部环境有机结合。通过对比 SO、WO、WT、ST 的程度,确定组织的资源优势和劣势,了解组织面临的机会与挑战,定制未来的发展战略。

SO 战略,机会较多、优势较大的时候,采取增长型战略。这是一种发挥组织内部优势与利用外部机会的战略。所有的组织及管理者都期望可以利用自己的优势,并抓住外部环境所提供的机会。对于健康服务企业来讲,企业该集中于某单一经营领域,利用自己的优势占领市场。企业以选用纵向一体化向自己的上游供应商或下游销售商扩展,对少量的相关产品进行多样化的经营,同时利用自身优势,拓展市场上的机会。

WO 战略,该战略的目的是利用外部的环境克服自身所存在的劣势。对健康服务企业来说,此时市场机会多,但是企业处于竞争劣势,企业需要扭转现状,摆脱劣势竞争地位。推荐企业在某一经营领域制定集中战略,以某一个领域为突破口改变现状。如果条件允许,企业应考虑与同行业的其他企业合并,为了减小风险,企业可以进行多样化经营。

WT 战略,该战略是一种旨在减少内部劣势和回避外部威胁的防御性战略,此时的组织正处于一种不安全的境地。对于健康服务企业来讲,此时市场威胁大,企业又没有优势的时候,企业只能采取防御战略,推荐的方法是谋求与竞争对手合作或合并,以加强竞争地位,企业也可以从某一个领域突破,制定集中的战略。

ST战略,该战略是利用内部优势回避外部威胁的战略。此时企业有较大的竞争优势但市场机会不多,企业适合采取多样化经营战略,把企业带向有更大发展空间的市场。另一种进入新领域的方法是寻找合作或合资经营的机会,企业可以通过纵向一体化,进入上游或者下游行业。

3.波士顿矩阵法

波士顿矩阵又称市场增长率—相对市场份额矩阵、波士顿咨询集团法、四象限分析法、产品系列结构管理法(BCG)等,它指健康服务企业为突出自身的竞争优势,在对自身产品进行评估、分类的基础之上,对资源进行重新分配的过程。健康服务企业可将业务分为明星型业务、问题型业务、现金牛型业务与瘦狗型业务(如图4-4-2)。

(1)明星型业务。该领域中产品处于快速增长的市场并且占有支配地位的市场份额,但也许会或也许不会产生正现金流量,这取决于新工厂、设备和产品开发对投资的需要量。明星型业务是由问题型业务继续投资发展起来的,可以视为高速成长市场中的领导者,将成为公司未来的现金牛业务。

(2)问题型业务。处于该领域的为一些投机性产品,带有较大风险。这些产品可能利润率很高,但占有市场份额很小。这往往是一个公司的新业务。

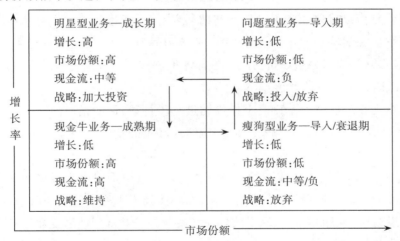

图4-4-2 波士顿矩阵

(3)现金牛型业务。该领域中的产品产生大量现金,但未来的增长前景有限,是成熟市场中的领导者,同时也是企业现金的来源。

(4)瘦狗型业务。该领域中的产品既不能产生大量现金,也不需要投入大量现金,这些产品没有希望改进其绩效。一般情况下,这类业务往往处于微利甚至是亏损状态,瘦狗型业务虽然一直微利经营,但因为感情因素恋恋不舍而不忍放弃。

二、战略执行与实施

战略实施的过程就是将组织的战略计划付诸实践的过程,是自上而下的动态管理过程,即将战略计划由高层经由中层传递,并逐步分解,最后由底层将战略计划进行落实、执行的过程。

组织的战略实施一般包括四个相互连接的环节:

战略发动环节:该阶段的主要目的是组织、动员,激发组织成员的积极主动性,为战略的执行打下良好的物质与精神基础。

战略计划环节:该阶段的战略计划是相对微观的战略计划,其主要任务是将组织上层的战略规划逐步分解到每个部门,对每个部门、每个成员的任务进行具体规划。这样做的目的是将宏观的远大目标落实到具体的人与事,有利于分工协作、防止相互踢皮球和责任追究。

战略监督环节:战略监督应贯彻战略实施的始终,不管是战略开始还是最后的战略完成,都伴随着相应的监督环节,其目的是保证战略计划朝着原先制定的战略目标前进、尽可能以最低的成本实现战略目标,提高战略实施的效率。

战略控制环节:与战略监督相对应的就是战略控制,当战略监督环节出现一定的突发状况时,就需要将整个战略过程进行一定的控制,然后进行一定的检查与分析,发现出现这种不良状况的原因,确保整个战略过程朝着健康服务战略目标前进。

三、战略评价与变革

战略评价是指以战略的实施过程及其结果为对象,通过相关因素的分析反映战略结果是否达成的过程。在实际操作中,战略评价一般分为战略分析评价、战略选择评价、战略绩效评价三个层次。其中,战略分析评价与战略选择评价侧重于对战略过程进行的评价,而战略绩效评价则是对战略结果进行的评价。

战略变革是在战略评价基础之上做出的进一步行动,目的是对战略计划进行进一步的创新与推动,促进组织不断追求卓越,不断适应时代环境的变化。一般来说,战略变革的动因主要包括:

环境因素。环境因素既可以成为战略稳定的力量,也可以成为战略变革的源泉。当环境处于稳定状态时,它从外部约束战略的变化,当环境处于不稳定的状态时,它要求组织变革或者调整战略以适应环境的变化。这里的环境主要是指公共部门或者健康服务企业所面临的宏观、中观、行业及其内部环境。

组织因素。组织因素主要是指公共部门或者健康服务企业自身所拥有的资源或者能力状况,其属于内部推动力量,它们的变化都将成为变革的诱发因素。

领导者因素。健康服务战略的制定既是理性的,需要考虑内外部的各种因素,同时也是非理性的,需要领导者的非理性因素,领导者的个性特点仍然可以成为战略变革的诱发因素。

利益相关者的因素。战略的执行必然涉及相关利益群体,他们的支持与反对既会对战略的顺利执行产生一定的影响,同时也会成为战略变革的触发机制。

≫ 本章小结

1.健康服务战略管理即国家为实现全体社会成员长远持久的健康状态、促进社会和谐发展的目标,针对于健康服务业、社会全体人员所进行的一系列决策的过程,它既指政府对健康服务行业与社会群体所进行的长远规划,也指健康服务机构为维护或者恢复人民群众的健康状态甚至是为了实现自身的转型与发展所采取的一系列计划与安排。

2.战略管理主体涉及的是由谁制定战略的问题,以及由谁对战略管理过程施加影响的问题,它主要由党政、国家机关、利益集团、人民群众、大众传媒和国际组织等构成。对于健康服务企业来讲,其战略制定主体指企业内部高层管理者。

3.健康服务战略管理实际是一个动态的过程,包括战略的规划与分析,战略的执行,战略的评估与变革,其中在战略分析的过程中既要考虑组织外部的政治、经济、社会、文化等外部环境,还要分析组织内部的组织结构,拥有的资源与能力等内部因素。

≫ 课后思考题

1.什么叫"健康服务战略管理"? 它涉及哪些主体力量?

2.企业的健康服务战略管理与公共部门健康服务战略管理有什么不同?

3.健康服务战略管理过程中需要考虑哪些因素?

4.如何看待健康服务战略管理是一个动态的过程?

电子资源

第五章　健康服务质量

≫ 学习目标

　　1.掌握健康服务质量、健康服务质量管理、健康服务质量评价以及健康服务质量改进的基本概念。

　　2.熟悉健康服务质量评价的模型与方法。

　　3.了解健康服务质量改进的方法和工具。

≫ 结构导图

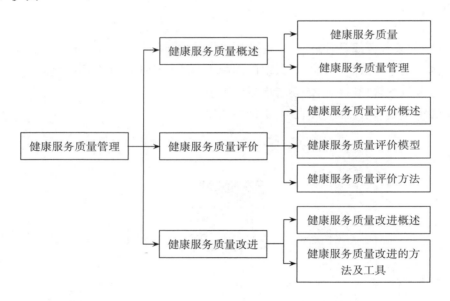

第一节　健康服务质量概述

一、健康服务质量

(一)健康服务质量的概念

　　健康服务质量的定义有广义和狭义之分。广义上,健康服务质量是"基于现有的健康专业知识,为个体和人群提供健康服务,以达到期望的健康状况的可能性"。狭义上,麦克斯韦(Maxwell)提出健康服务质量包括六个部分:第一,可得性(消费者容易得到相应的服务);第二,中肯性(吻合个体或整个社区的真切需要);第三,有效性(切实能够解除痛苦、增进健康);第四,公平性(一视同仁);第五,可接受性(符合服务对象的文化观念及相应的政策法规);第六,经济性(以最低的成本谋求最高的健康收益)。

此外,不同的利益相关者,如病人、医务人员和相关行政管理者,对健康服务质量的理解也有不同。对病人而言,有责任心、有礼貌、能治病就意味着服务质量好;对于健康工作者来说,服务质量就是提升医疗技能、提供健康保健资源和治愈或缓解疾病;而对于行政管理者来讲,他们更关注的是成本的控制和资源的有效利用。

目前得到较多认可的定义是世界卫生组织(WHO)提出的,健康服务质量是健康服务的相关机构及部门利用一定的资源向居民提供健康服务以满足居民明确的和潜在的健康需要的特征的总和。具体来说,健康服务质量至少包括以下四个方面:第一,服务过程的有效与舒适性(技术质量);第二,资源的利用效率(经济效益);第三,危险管理(发现和避免与健康服务相关的损害、伤害和疾病);第四,病人的满意程度。健康服务质量是卫生服务技术、管理方法及其效益概念的综合体现,即医疗技术使用的合理程度、健康资源的利用效益、居民的生存质量及满意度等。质量作为健康服务的特性,可从广义和狭义两个维度理解:从广义上来讲,健康服务质量是一个整体系统,包括健康服务资源、行为、管理和产出,质量则是系统在各个方面的优势体现。从狭义上讲,健康服务质量的度量涉及一系列评价指标,用以测度健康服务资源和行为的某一特性和属性是否与其目的相适应,即提供的健康服务是否准确、及时、有效,服务时间长短,服务效率高低等。健康服务质量是一个综合性、多样化、相对、动态发展的概念。

(二)健康服务质量的构成

美国"医疗质量管理之父"多那比第安(Avedis Donabedia)提出从结构(Stucture)、过程(Process)和结果(outcome)三个层面来评价健康服务质量。据此,健康服务质量的构成可以分为基础质量、环节质量和终末质量三个部分。

1.基础质量及其构成

基础质量又称为结构质量,是指卫生服务中投入的基础条件,是由符合质量要求,满足健康服务工作需求的各要素构成,是保证健康服务质量的物质基础和必备条件,通常由人员质量、专业技术水平、物资设备、规章制度和时间观念5个要素组成。

(1)人员质量。包括人的服务态度、业务水平、医疗道德、工作作风等。人员质量在健康服务质量要素中居首要地位,对健康服务起着决定性的作用,人员质量包含两方面含义,即数量要充足,结构要合理。

(2)专业技术水平。指提供健康服务所必需的技术能力及手段,技术能力主要指技术人员所具备的基础理论、基础知识和基本技能。技术手段指卫生专业技术的发展和先进设备、仪器的应用。

(3)物资设备。指提供健康服务的物资、药品、器材的供应,包括设备的完好和先进程度。

(4)规章制度。指提供健康服务过程中涉及的各级各类规章制度,包括各项管理规章、工作制度、人员岗位责任制、各种工作标准和工作流程等。

（5）时间观念。又称"时限"，指卫生服务的及时性、适时性和准时性。

2.环节质量及其构成

环节质量是在健康服务机构提供服务全过程中的各个环节的质量，又称为过程质量。环节质量包括卫生服务中的各个具体工作步骤和服务环节。包括公共卫生服务过程中的环节质量、基本医疗服务过程中的环节质量（门诊环节、住院环节、医技检查环节、诊断环节、治疗环节、护理环节等）。

3.终末质量及其构成

终末质量是健康服务最终结果的质量。如预防干预措施是否有效、医疗服务的对象是否康复等。终末质量通常是以结局性指标反映的。这些结局性指标可以分为对人群健康的影响及对特定服务对象健康的影响。前者是指公共卫生服务提供后，人群健康水平的提高和疾病发病率的降低等；后者则是指对特定服务对象提供健康服务后，其主要健康问题解决的程度。

二、健康服务质量管理

（一）质量管理与全面质量管理

1.质量管理

质量管理是指围绕质量开展的一系列指挥、协调、控制的活动。通常包括制定质量方针、质量目标、质量策划、质量控制、质量保证和质量改进。该含义可以从以下几个方面来理解。

（1）质量管理是通过建立质量方针和质量目标，并为实现规定的质量目标进行质量策划，实施质量控制和质量保证，开展质量改进等活动予以实现的。

（2）组织在整个生产和经营过程中，需要对诸如质量、计划劳动、人事、设备、财务和环境等各个方面进行有序的管理，围绕着质量形成的全过程实施质量管理是组织的各项管理的主线。

（3）质量管理涉及组织的各个方面，是否有效地实施质量管理关系到组织的兴衰。组织的最高管理者应正式发布本组织的质量方针，在确立质量目标的基础上，按照质量管理的基本原则，运用管理的系统方法来建立质量管理体系，为实现质量方针和质量目标配备必要的人力和物质资源，开展各项相关的质量活动，这也是各级管理者的职责。

2.全面质量管理

全面质量管理（Total Quality Management，TQM）的含义可以这样来表述：以质量为中心，以全员参与为基础，以通过让顾客满意和本组织所有者、员工、供方、合作伙伴等相关利益主体达到长期成功为目的的一种管理途径。该含义有如下要点。

（1）全面质量管理是对一个组织进行管理的途径，除了这种途径之外，组织管理还可以有其他的途径。

（2）正是由于全面质量管理讲的是对组织的管理，因此，将"质量"概念扩充为全部管理目标,即"全面质量",可包括提高组织产品的质量,缩短周期(如生产周期、物资储备周期),降低生产成本等。

(3)全面质量管理的思想,是以全面质量为中心,全员参与为基础,通过对组织活动全过程的管理,追求组织的持久成功,即让顾客、本组织所有者、员工、供方、合作伙伴或社会等相关方持续满意和受益。

发达国家组织运用全面质量管理使产品或服务质量获得迅速提高,引起了世界各国的广泛关注。目前举世瞩目的ISO9000质量管理标准、美国波多里奇奖、欧洲质量奖、日本戴明奖等各种质量奖及卓越经营模式、六西格玛管理模式等,都是以全面质量管理的理论和方法为基础的。具体来讲,全面质量管理主要包括以下几个内容。

(1)质量方针是指由组织的最高管理者正式发布的该组织总的质量宗旨和质量方向。质量目标是组织在质量方面所追求的目的,是组织质量方针的具体体现。

(2)质量策划致力于制定质量目标并规定必要的运行过程和相关资源以实现质量目标,即质量策划的关键是制定质量目标并设法使其实现。

(3)质量控制致力于满足质量要求。质量控制是一个设定标准并测量结果以判定是否达到了预期要求,对质量问题采取措施进行补救并防止再发生的过程。

(4)质量保证致力于提供质量要求会得到满足的信任。质量保证定义的关键词是"信任",对达到预期质量要求的能力提供足够的信任。质量保证的核心是如何给顾客建立这种信任。

(5)质量改进致力于增强满足质量要求的能力。由于要求可以是任何方面的,因此,质量改进的对象可能会涉及组织的质量管理体系、过程和产品,也可能会涉及组织的方方面面。

(二)健康服务质量管理概述

健康服务质量管理是将质量管理应用于健康服务领域的具体实践中,对于整个健康服务领域起着至关重要的作用,其主要包括预防保健质量管理与医疗质量管理两个部分。

1.预防保健质量管理

预防保健工作包括妇幼保健、城乡基层卫生保健、卫生监督、计划生育、卫生防疫等。其质量要求主要有以下几个方面:一是要保证预防保健人才队伍的整体素质,把"预防为主"的方针落实到工作中去;二是要建立健全不同专业质量指标体系和标准,这是质量控制和评估的依据;三是要研究建立起适合不同业务体系的质量管理方法;四是要重视效果的评估和持续提高。

2.医疗质量管理

医疗防治机构包括医院、门诊部、各类专科防治机构、疗养院、康理机构等。在机构、床位和专业卫生人员数量上,它们占卫生系统总数的80%以上,其质量好坏对健康服务质量有相当大的影响。

医疗质量的特征主要包括时间性、安全性、效应性和经济性。时间性表现为诊断是否迅速,治疗是否及时,疗程的长短等。安全性要求健康服务时刻注意保护病人的生命安全,最大限度地减少因医护措施不当而给病人带来不必要的痛苦、损害和感染等。效应性要求所有医护措施作用于患者时产生积极的诊治效果,即诊断应正确、全面,检查应有较高的阳性率,治疗应有效。效应性不仅表现为检查、仪器治疗、药物治疗等生物学效应,还表现为对患者的心理影响和社会适应能力的提高。经济性强调降低医疗服务成本,降低患者就诊费用等。医疗服务质量管理应立足于医疗质量的四大特征并采取有效措施加强管理。

第二节　健康服务质量评价

一、健康服务质量评价概述

健康服务质量评价是指对卫生服务机构开展的各项卫生服务活动满足居民明确和隐含需要的能力的各个特性进行分析,从而对所开展的卫生服务活动满足居民各种需要的程度做出判断的过程。健康服务质量的好坏直接关系居民的生命安全与身体健康,相对于其他服务活动而言,健康服务质量评价尤为重要。健康服务质量评价既是卫生服务质量管理工作开展的基础,又是已经开展的各项卫生服务活动的科学总结。

如果说医院管理是座建筑,那么医疗服务质量就是它的钢筋和水泥,患者的满意度和医院的核心竞争力可通过医疗服务质量的改善而被提高。所以医院的服务质量需要去寻找科学的医疗服务质量评价体系来对其进行客观评价,从而了解医疗服务过程中存在的问题,以此来制定提高医院医疗服务质量的可靠解决方案。同样,对于卫生管理者来说,健康服务质量评价是卫生计划的继续和发展,评价可以说明一项工作形成的最终结论,据此对今后的工作提出建议并制定提高服务质量的解决方案,对健康服务管理来说意义重大。

二、健康服务质量评价模型

(一)SPO 模型

SPO模型由美国医疗质量管理之父多那比第安(Donabedian)在《医疗服务质量评价》中首次推出,并确定了可用于评估医疗服务质量的3个维度:结构(Structure)、过程(Process)和结果(Outcome)。"结构、过程、结果"模型自提出以来,被逐渐应用于评价医疗卫生机构医疗服务质量,以及制定各类服务质量标准。该模型使得研究者和决策者可以概念化地了解到导致医疗服务质量低下的潜在机制有哪些。如果只单一地关注医疗服务结果质量,则无法以全方位的视角来了解影响结果质量好坏的优势和缺陷到底在何处。在进行医疗服务质量评价时,包含结构、过程和结果三个维度的衡量标准远比只包含三者之一的标准更有效、更全面、更具可信度。在传统以结果质量为核心的评价方法的基础上,以单病种质量控制和临床路径为核心的医疗服务过程质量研究,更具有精确性和可比性。其结合患者疾病诊断类型,测量和比较患同种疾病的患者临床路径关键指标的执行情况,能够使不同医疗机构、不同级别医院医疗服务过程质量的比较在更为公平的基础上进行,因为患同种疾病的病人,医疗需求和资源消耗十分相似,这大大改善了以往只关注医疗服务结果质量而产生的不可比的状况。

健康服务结构质量评价主要用来衡量卫生机构的规模和潜在发展能力。例如在对医疗服务质量的测评中,结构部分的重点测量指标主要是医院人员构成、基础设施配备、信息系统建设以及临床路径开展情况四个方面。目前,健康服务机构结构质量评价正在弱化规模评价,强调内涵发展能力的提高,由绝对指标向相对指标转化,强调资源配置的合理性和结构适宜性。

健康服务过程质量评价主要在于对卫生服务人员的操作行为进行评价,强调质量监控体系的健全与否,标准在于考核医疗程序是否与标准操作程序相符合,同时倾向于对医疗行为的适宜性进行评价。医疗服务过程指标部分选取肺炎、心力衰竭、脑梗死三种疾病来评价医院单病种临床路径关键指标执行情况。目前,过程评价的重点正集中在对医疗服务效率的探讨与测量上。

由于健康是健康服务质量评价的终极标准和归宿,健康服务结果评价中,各种健康指标构成了产出评价的主体。这反映了由于卫生技术的干预给人群带来的健康水平的提高,是健康这一概念在卫生服务中的具体形象化和映射。医疗服务中结果指标部分主要围绕医疗机构的医疗服务数量、医疗服务效率、院内安全与感染情况及患者满意度水平四个方面展开测量。

(二)5GAP模型

在格鲁诺斯(Gronroos)的顾客感知服务质量模型之后,1985年美国服务管理研究所的帕拉苏拉曼(Parasuraman)、泽丝曼尔(Zital)和贝瑞(Berry)提出了目前被广泛接受的5GAP模型,即服务质量差距模型(图5-2-1)。他们认为在组织中,企业提供的服务、用户期望的服务以及用户感知的服务这三种不同形态的服务不会完全相同,由此便产生了五个差距,分别是用户需要的服务与管理人员认为用户需要的服务之间的差距、管理人员认为用户需要的服务与管理组织制定的服务内容之间的差距、组织制定的服务内容和服务传递之间的差距、服务传递与外部沟通的差距、用户需要的服务与用户体验到的服务之间的差距。在这五种差距中,前四种差距的大小和方向决定了模型中用户需要的服务和用户体验到的服务之间的差距。而引起这一差距的原因是用户在消费前根据自身需求或者其他因素对服务产生的预期质量和其消费过程中或者消费后真实感受到的服务质量往往并不能完全相同。在健康服务过程中或者健康服务后,如果用户需要的健康服务与其实际体验到的健康服务不一致或者实际体验的健康服务质量低于用户的预期,用户则会认为该组织没有能力提供其事先承诺的健康服务或者未达到其承诺的健康服务标准,因此会对该健康服务感到不满意或者产生抵触的情绪。相反,如果用户需要的健康服务与其实际体验到的健康服务或者实际体验的健康服务质量等于或者高于其预期,则会对该健康服务产生好感并成为忠实的用户。基于此模型,健康服务项目需要从这五个方面的差距入手逐一攻克,才能真正实现让顾客满意。

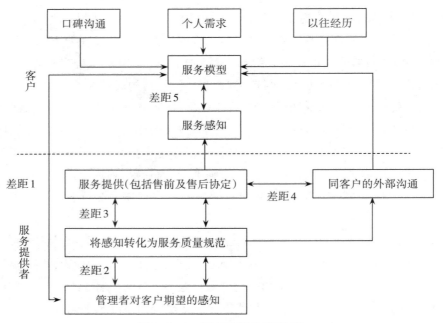

图 5-2-1　服务质量差距模型

资料来源：*Parasuraman，A. Zeithamal，A & Berry. L. Conceptual of Service Quality and Its Implication for Future Research. Journal of Marketing.1985，49（8）：41-50.*

（三）SERVQUAL评价模型

SERVQUAL为英文"service quality"的缩写，经典SERVQUAL量表的核心思想是，某一服务最终整体质量由顾客实际感受的质量和顾客服务前期望质量的差异程度来决定。1988年帕拉苏拉曼、泽丝曼尔和贝瑞通过进一步研究将5GAP模型中衡量服务质量的10个维度和97个指标逐步简化，最终形成SERVQUAL经典量表，包含5个评价维度和22个细分指标（表5-2-1）。SERVQUAL评价模型包含服务质量的五个评价维度，即有形性、可靠性、响应性、保证性与移情性，采用层次分析法，将上述五个评价维度的指标按照不同服务产品的影响感知质量的评价指标继续细分，并且通过对消费者进行问卷调查的方式获得评价体系所需的数据，对于评价指标的量化则结合了专家打分制及李克特量表。SERVQUAL评价法对于影响健康服务质量的评价指标进行分层次的细化考量，并且结合了顾客感知质量的角度进行健康服务感知质量的评价，同时利用量表分析法对指标进行量化。

表5-2-1　SERVQUAL评价量表

组成	含义	内容
有形性(Tangibles)	服务过程中可见的实体或表现,比如涉及的设备,以及服务人员的仪表或言谈举止等	1.服务设备或设施具有优良的外表 2.涉及的设备完整妥善 3.服务人员穿着得体、整齐 4.企业能为服务提供相关的设备
可靠性(Reliability)	企业以及服务人员是可以信赖的,比如能够完成其事先规划的服务内容等	5.能完成事先告知顾客的服务内容 6.顾客需要帮助时,能伸出援助之手 7.公司是令人信服的 8.具有很强的时间观念 9.能客观地记录服务过程并保存
响应性(Responsiveness)	企业以及服务人员愿意实时提供服务给顾客,比如当提出某种需求时及时做出应答或措施	10.能真实告知顾客服务的时间 11.能够根据顾客的要求提供服务 12.服务人员能回应并帮助顾客 13.服务人员不会因为个人原因而拒绝提供服务
保证性(Assurance)	企业和服务人员之间能够切实配合,具有完成既定服务的能力	14.服务人员具有完成服务的能力 15.能提供满足顾客要求的服务 16.服务人员能礼貌待人 17.服务人员之间能够互帮互助,争取为顾客提供更好的服务
移情性(Empathy)	在完成基本服务的基础上能够关心顾客的附加需求,并提供个性化服务	18.给予个人关怀 19.服务人员能主动关心顾客 20.主动询问顾客的额外需求 21.将顾客的利益放在第一位 22.在顾客方便的时候提供服务

资料来源：*Parasuraman，A. Zeithamal，A & Berry. L. SERVQUAL：A Multiple-Item Scale for Measuring Customer Perceptions of Service Quality. Journal of Retailing.*1988，64：12-40.

三、健康服务质量评价方法

(一)定性评价方法

定性评价是对评价对象做"质"的分析,是运用分析和综合、比较与分类、归纳和演绎等逻辑分析的方法,对评价所获得的数据、资料进行思维加工。其不采用数学的方法,而是根据评价者对评价对象平时的表现、现实和状态或文献资料的观察和分析,直接对评价对象做出定性结论的价值判断。定性评价强调观察、分析、归纳与描述。

定性评价的基本过程包括：(1)确定定性评价的目标以及评价材料的范围;(2)对资料进行初步的检验分析;(3)选择恰当的方法和确定评价的纬度;(4)对资料进行归类分析;(5)对定性

评价结果的客观性、效度和信度进行评价。

1.专家意见法

此方法借助专业人士的意见获得预测结果。通常采用函调或现场深度访谈的方式进行，在反复征求专家意见的基础上，经过客观分析和多次征询，逐步使各种意见趋于一致。

2.专题组讨论

也称为小组访谈，通常由12—15人组成，统一在一个房间里一起参加主题讨论，小组访谈的参与者通常是根据参与者的背景与讨论主题的相关性有意识地选择的。小组的所有成员，都必须就单一的决定达成共识。

（二）定量评价方法

1.统计学方法

（1）层次分析法

层次分析法根据问题的性质和要达到的总目标，将问题分解为不同的组成因素，并按照因素间的相互关联影响以及隶属关系，将因素按不同层次聚集组合，形成一个多层次的分析结构模型，从而最终使问题归结为最底层（供决策的方案、措施等）相对于最高层（总目标）的相对重要权值的确定或相对优劣次序的排定上。利用层次分析法确定各个指标所对应的权重，运用于后续的实证研究当中。

（2）加权秩和比法

秩和比法（Rank-sum ratio，简称 RSR 法），是我国学者、原中国预防医学科学院田凤调教授于 1988 年提出的，是一种集古典参数统计与近代非参数统计各自优点于一体的统计分析方法，它不仅适用于四格表资料的综合评价，也适用于行×列表资料的综合评价，同时也适用于计量资料和分类资料的综合评价。加权秩和比法指先对实际情况进行编序，经过相关回归分析得到线性回归方程，利用方程计算综合评价值之后进行排序。

2.经济学方法

（1）最小成本法

最小成本法即"最小费用法"，指按选定的贴现率计算项目的各种方案的成本现值，以最小者为优的项目评估方法。其是成本效果分析的一种，简单来说就是在结果相同的情况下通过比较不同项目之间的最小成本。它适用于不能用数量来衡量其收益的项目。当需要证实在相互排斥的各种项目中最为恰当的项目时，这个方法最为有效。

（2）成本—效益分析

成本—效益分析是通过比较项目的全部成本和效益来评估项目价值的一种方法，成本—效益分析作为一种经济决策方法，将成本费用分析法运用于政府部门的计划决策之中，以寻求在投资决策上如何以最小的成本获得最大的收益。常用于评估需要量化社会效益的公共事业项目的价值。

（3）成本—效果分析

成本—效果分析是一种常用的计量性经济学评价方法,它起源于成本—效益分析(cost-benefit analysis,简述 CBA),也是起源于经济学、实用工程学和运筹学的结合。CBA 用成本—效果比率来表示被评价项目的经济效率,即应用这个比率来表示各方案投入单位成本所取得的效果大小。

3.社会学方法

社会学评价方法不以健康服务的实际提供情况为依据,而是根据卫生服务的对象,即患者或者健康服务的消费者的主观感觉。通过量表将这种主观感觉进行量化,表达健康服务对象的满意程度以及由此来反映健康服务质量的优劣。目前主要有 SERVQUAL 量表,以及在其基础上进行修改完善的加权 SERVQUAI 量表、SERVPERF 量表和加权 SERVPERF 量表等。

第三节 健康服务质量改进

一、健康服务质量改进概述

(一)质量改进与质量控制

根据 ISO9000:2000 标准中的界定,质量改进是质量管理的一部分,致力于增强满足质量要求的能力。这一定义普遍应用于产品和服务质量改进中,本书采纳这一定义,并认为质量改进是为消除系统性问题,在当前质量水平的控制基础上加以提高,使产品或服务质量达到新高度。具体说来,实施质量改进的原则如下。

第一,满意性。一个组织输出的产品、服务或其他的质量,决定于顾客的满意程度以及相应过程的效果和效率。顾客满意度是产品或服务得以维持并壮大的基础,一个令人不满的服务终将会走到尽头。因此,组织在质量改进时要以顾客满意度为遵循,以提升顾客满意度、追求更好的效果和效率为基础。

第二,系统改善。服务或产品的固有质量水平或符合性质量水平存在的问题或缺陷,往往不是单一因素、单一方面所引起的,要想在固有基础上做出突破性的改进需要多方协同、系统配合,其涉及对质量改进必要性、迫切性的认识,关键因素的寻找与确认,人员知识与技能的发挥,改进的组织、策划与实施等内容,是一个系统性过程。因此对产品或服务进行质量改进时,要求实事求是、系统科学地进行研究与分析,从而制定出改进策略。

第三,把握关键点。质量改进不是完全的创新,而是在原有基础上的完善与增益,要求在质量改进时"抓住重点与兼顾系统相结合",找准影响质量的关键点,精准发力,求得彻底的改善,才能取得突破性进展。

第四,水平适宜。进行质量改进,要求从客观实际出发,确定适宜的质量水平,防止产生质量"过剩"。对现有质量的改进要在顾客实际需求、质量标准以及法律法规等的要求下出发,为追求过度质量改进而带来的不必要的功能或追求过剩的高质量是不符合经济效益的,也不利于组织的长远发展。

第五,持续质量改进。质量改进主要是解决当前矛盾的部分,改进的对象是质量标准,通过质量突破,制定新的质量标准,新的质量标准实施逐渐带来质量的提高,因此质量改进是一个持续过程。持续质量改进能不断提高产品或服务的质量,减少质量损伤,降低质量成本,争取更高的满意度以及更显著的效果和效率,为组织可持续发展注入强大动力。

质量控制(Quality Control,简称QC)或称品质控制,是质量管理的一部分,致力于满足质量要求,是组织全面质量管理的重要部分,也是组织生产经营控制的一个重要内容。具体来说,质量控制是指根据质量要求,设定标准,测量结果,判定是否达到预期要求,对质量问题采取措施进行纠正、补救,并防止再发生的过程。质量控制与质量改进同属于质量管理的重要组成部分,二者之间是连续性与阶段性的统一,二者的联系与区别如下。

质量控制与质量改进之间是相互联系的,质量控制的目的是防止差错的发生,充分发挥组织现有能力,达成最高效益;质量改进是在固有水平上对与环境发展不相适应部分做出的调整,重点是提高质量保证的能力。做好质量管理工作就要先搞好质量控制,在对组织产品或服务稳定性把控的基础上做出质量改进,使产品或服务从设计到使用符合顾客要求。

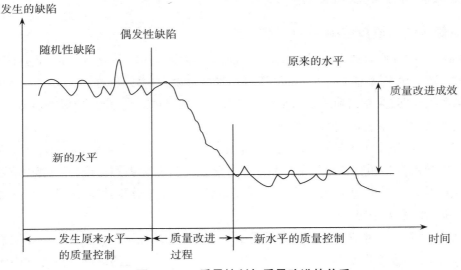

图5-3-1　质量控制与质量改进的关系

资料来源:于晓霖.质量管理[M].北京:中央广播电视大学出版社,2003.

质量控制与质量改进又有所不同。其一,质量控制与质量改进内涵的不同。质量控制是针对组织运行中的偶发性缺陷,采取手段将其维持在既有标准与水平上,而质量改进是消除系统性问题,对现有质量水平在控制基础上加以提高,使质量达到一个新水平、新高度。其二,质量控制与质量改进方法手段不同。质量控制是通过日常的检验、试验和配备必要的资源,使产品质量维持在一定水平;而质量改进是通过不断采取纠正和预防措施来增强组织质量管理水平,使产品或服务质量不断提高。

（二）健康服务质量改进的概念

健康服务质量改进是指医疗机构、商业健康管理中心等提供健康服务与管理的多元主体，为提高服务质量、满足顾客需求并促进自身发展，根据内外部情况对自身提供的健康服务所做出的主动改造与提升过程。其内涵包括两方面：第一，健康服务质量改进目的是提高自身服务质量以满足顾客需求。健康管理是由专业机构所提供的服务，服务的好坏关系组织的兴衰，只有对自身不断反思改进，对所提供的健康服务不断优化，才能提高顾客满意度，促进自身发展健全。第二，健康服务质量改进是根据内外部情况而主动做出的。内部包括组织绩效、组织结构、服务专业化水平等组织要素，外部情况包含政治、经济、文化、社会环境等构成组织发展的各种外部因素的总和，组织健康服务改进是在综合内外部因素的基础上，就自身发展与环境不相适应的部分所做出的积极主动调整，以谋求更好的满意度，提高服务的效率和质量。

健康服务质量改进在现实实践中有着重要的意义：

第一，提高健康服务产品的适应性，增强组织的市场竞争力。对于医疗机构特别是商业健康管理机构来说，要想在健康服务与管理市场中站稳脚跟，就要不断提升顾客满意度，不断促进自身服务能力与服务水平的提高，牢牢把握维护与促进人民健康的战略定位与战略宗旨，及时根据市场、顾客需求对自身服务做出改进与调整，优化健康服务领域资源配置，提高资源利用率，以期不断增强市场竞争力。

第二，有利于促进健康服务的升级，促成新产品的开发。健康服务质量改进是在原有基础上的不断调整，所改进的是与环境不相适应的部分，通过组织点滴改进的不断累积，从而促进组织所提供健康服务的升级，在改进中迸发出的新思想、新技术，以期能够促进新产品的开发，以激活组织的创新力与创造力，推动组织持续健康发展。

第三，促进人民健康，助推健康中国战略落实。按照人力资本理论，人力资本是生产中最重要的资本，而培养和保持人力资本首要的是健康，从健康服务宏观视角来看，健康服务质量持续改进能够推动健康服务行业质量的持续改进，从而推动人民健康服务与管理水平迈上新台阶，持续提升人民健康服务质量，织牢人民健康服务保障网，助力健康中国行动计划的有效落实。

二、健康服务质量改进的方法及工具

（一）健康服务服务质量改进的方法

PDCA循环最早由美国休哈特（W.A.Shewhart）于1920年提出，后由美国著名的质量管理专家戴明所推广，因此PDCA循环又称"戴明循环"，是开展全面质量管理活动的一种基本方式，是一种科学的工作程序，反映了开展管理活动的一般规律性。20世纪60年代早期，美国通用汽车公司质量总经理菲根堡姆（A.V.Feigenbaum）博士和著名的质量管理专家约瑟夫（J.M.Juran）、戴明等人在20世纪60年代先后提出了"全面质量管理"的概念，PDCA循环也在这一时期开始流行。PDCA循环将质量改进过程分为计划（Plan）、执行（Do）、检查（Check）、处理（Action）

四个阶段,这一方法核心在于通过PDCA各个阶段的完成,形成各个阶段之间的循环网络,从一个阶段到另一个阶段,一个循环到另一个循环,稳步提升健康服务质量(如图5-3-2)。

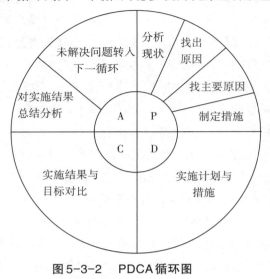

图5-3-2　PDCA循环图

资料来源:吴紫川.基于PDCA循环的SYTF公司产品质量管理改进研究[D].沈阳理工大学,2018.

1.PDCA循环的流程

PDCA循环是提高服务质量,改善组织经营管理的重要方法,其基本流程可分为四个阶段,八个步骤:

(1)计划阶段(P阶段):定义问题并对可能存在的问题及解决方案进行假设,主要是制定质量目标、活动计划、管理项目和措施方案。这一阶段包括四个步骤:第一,选定目标,进行调查,分析现状,找出问题。这一步是前期基础,主要是对现状进行全面调查,收集相关信息,尽可能地发现所有问题,收集原始数据和原始记录,为计划制定提供翔实的资料及数据。第二,分析质量问题产生的各种原因或者影响质量的各种因素。第三,分清主次,找出影响服务质量发展的主要原因。第四,针对主要原因制定对策,拟定执行计划。

(2)执行阶段(D阶段):即第五步,按照预定的质量计划、目标和措施及分工情况去落实。

(3)检查阶段(C阶段):即第六步,对比执行结果与实际目标,检查计划执行的结果是否达到预定的效果,总结执行计划的结果,分清对错,明确执行效果,确认实施方案是否有效。

(4)处理阶段(A阶段):对执行计划结果的情况进行总结处理。包含两个步骤:第七步,标准化,固定成绩,以进一步推广;这一步是将计划实施中采取的有效措施、成功的经验等总结起来,纳入有关的标准和制度,同时对于那些失败的教训也要记录在案,作为后续PDCA循环的经验借鉴,以防再次发生。第八步,提出本轮PDCA循环中尚未解决的问题,并将其转入下一个PDCA循环,如此循环使问题得以妥善解决。

2.PDCA循环的特点

(1)大循环套小循环,小循环确保大循环并推动大循环前进,大小循环之间相互促进。

PDCA循环作为质量管理的重要方法,具有广泛的适用性,既适用于整个组织,也适用于组织内机构、部门甚至个人,机构、部门、个人之间逐级地循环和联动,上一级的大循环是下一级小循环的指导和方向,下一级小循环的实施是上级大循环的分解和保证。当各个小循环得以顺利实现时,组织的大循环就迈上一级台阶,进而进入下一级大小循环之中,通过大小循环之间的相互融合促进,使得服务质量得以提升。

(2)阶梯式上升的循环,小循环每转动一周,服务质量就提高一步。每完成一个循环,服务质量就上升到新的高度,就有新的内容和目标,通过不断循环,使得组织服务质量呈现阶梯式上升的趋势。在每一轮循环时,每一项计划指标都要有保证措施,一次循环解决不了的问题,转入下一循环解决,这样才能保证计划管理的系统性、全面性和完整性。

(3)PDCA循环是综合性的循环。PDCA四阶段不是截然分开的,而是紧密相连的,计划、执行、检查、处理四个环节可能同时存在于一个循环之中,根据实际管理工作情况而综合运用方法,确保服务质量的提升。

PDCA思想的实质是转动PDCA管理,通过连续转动进行服务质量的连续改进,是一种动态管理的方法。各阶段中关键的是A阶段,该阶段通过总结经验、吸取教训,并通过标准化、制度化的方式固定下来,为组织持续质量改进提供制度遵循与经验参考。

(二)健康服务质量改进的工具

从项目确定到诊断、评价、结果评审的全过程中,正确地运用有关支持工具和技术能提高质量改进的成效,促进顾客满意度的提升从而促进组织的发展。当前用于质量改进的工具主要有以下几个。

1.检查表

检查表又称调查表、核对表,主要用作对健康服务信息的收集和整理,并进行数据信息的初步分析。通过规范化的表格与标准化数据管理,简化信息收集与处理流程,提高信息处理效果和效率。常见的检查表有工序分布检查表、不合格项检查表、缺陷位置检查表、缺陷原因检查表等。实际管理中调查表的应用程序包括如下几步:第一,明确收集资料的目的,这是收集资料的起点,也是决定调查表性质与内容的起点,只有在明确的目的指导下收集的信息才是可用的。第二,确定为达到目的所需收集的资料,这一步要明确问题所在。第三,确定对资料的分析方法和分析对象。第四,根据目的的不同,设计用于记录资料的调查表格式,其内容应包括调查者、调查时间、地点、方式等。第五,对收集和记录的部分资料进行预先检查,审查表格设计的合理性。第六,可根据实际需要情况评审和修改调查表格式。

2.分层法

分层法也称分类法或分组法,把"类"或"组"称为层,按照一定的标准把收集到的数据加以分类整理的一种方法。分层法的目的在于把杂乱无章的数据加以整理,使其确切地反映数据所代表的客观事实。在进行分层时,常按层把数据进行重新统计,做出频数、频率表,分层时要求同一层的数据波动小,不同层间数据波动大。

3.散布图

散布图也称相关图,是研究两个变量之间相关关系的一种图示,散布图直观地反映两个变量之间的相互作用情况,为把握二者之间的关系提供了便捷化的路径。下图反映了常见的变量关系图,根据散布图,可以较为简单地初步判断调整因素。

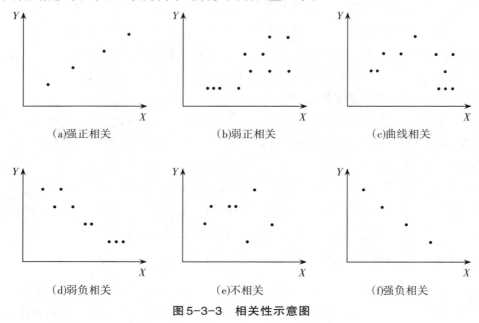

图5-3-3　相关性示意图

资料来源:于晓霖.质量管理[M].北京:中央广播电视大学出版社,2003.

4.排列图

排列图又称帕累托图,是建立在帕累托原理基础上的。意大利经济学家帕累托在分析意大利财富经济状况时得到了"关键的少数和次要的多数"的结论,将这一原理用于质量改进中,即意味着质量改进不是全领域、全方位的调整,而是就制约质量升级的关键因素做出改进,区分主要因素和次要因素,可以花最少的努力获得最大的效果。排列图的分析步骤如下:

(1)选择要进行质量分析的项目,将要处理的事,以现象或原因加以层别。

(2)选择用于质量分析的度量单位。

(3)选择进行质量分析的数据时间间隔。

(4)画横坐标。按照项目频数递减的顺序从左至右在横坐标上列出。

(5)画纵坐标。在横轴两端分别画纵轴,左纵轴按度量单位规定,其高度须与所有项目的量值和高度相等,右纵轴与左边等高,并从0—100%做标注。

(6)在每个项目上画长方形,长方形的高度表示该项目量度单位的量值,长方形显示出每个项目作用的大小。

(7)由左到右累计每一项目的量值(百分比),并画出累计频数曲线(帕累托曲线)。

(8)根据排列图所呈现的结果,确定对服务质量改进最为重要的项目。

5. 直方图

直方图又称柱状图，是通过对数据加工整理，分析和掌握质量数据的分布状况和估算满意度的一种方法。图5-3-4列举了常见直方图的分类情况，其中a是正态形，这是一种理想分布，表明大多数人对服务质量是满意的，只有极少数极端状态；b是偏态形，偏态可能是左偏或右偏，对于偏态形，要求在质量改进时认真分析可能导致偏态的原因，在准确判断的基础上做决策；c是双峰形，出现这种情况的可能原因是评价标准的不同；d是孤岛形，这种情况很可能说明在实际中发生了某种变化；e是平顶形；f是锯齿形。透过直方图，管理人员能清晰地了解当前产品或服务质量分布情况，并在认真研磨的基础上做出准确判断。

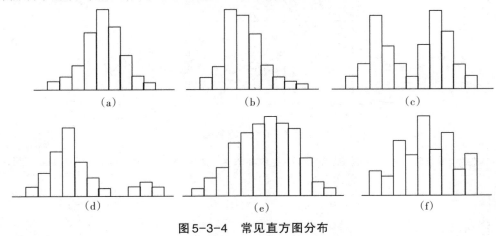

图5-3-4　常见直方图分布

6. 因果图

因果图又称石川图或鱼骨图，是由日本东京大学石川馨教授所提出的，其表示质量特性波动与其潜在原因关系，是一种以图来表达结果与原因之间关系的分析方法。一个问题的发生绝非单纯的一种或两种原因导致的，因果图列出导致问题出现的所有可能原因，并对这些原因做分类排序，将所有原因画在一张图上，以此区分主要原因和次要原因，如图5-3-5。

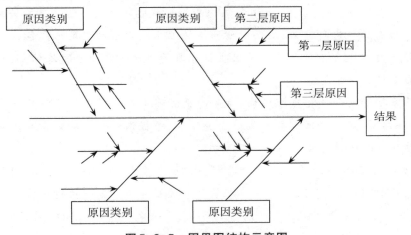

图5-3-5　因果图结构示意图

7.控制图

控制图是一个过程控制系统,其作用是利用控制图提供的信息,把一个过程维持在受控状态,一旦发现异常波动,立即分析原因并采取措施加以消除,使得质量不断提高,把过程从失控状态变为受控状态,以此促进质量的提升与改进。常见控制图分为计量值控制图与计数值控制图,如图5-3-6。

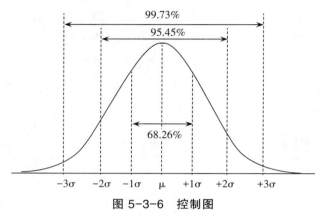

图 5-3-6　控制图

资料来源:于晓霖.质量管理[M].北京:中央广播电视大学出版社,2003.

≫ 本章小结

1.健康服务质量是健康服务的相关机构及部门利用一定的资源向居民提供健康服务以满足居民明确的和潜在健康需要的综合能力的特征,其特征指的是健康服务活动区别于其他服务活动的标志。健康服务质量至少包括以下四个方面:第一,服务过程的有效与舒适性(技术质量);第二,资源的利用效率(经济效益);第三,危险管理(发现和避免与健康服务相关的损害、伤害和疾病);第四,病人的满意程度。

2.健康服务质量评价是指对卫生服务机构开展的各项卫生服务活动满足居民明确和隐含需要的能力的各个特性进行分析,从而对所开展的卫生服务活动满足居民各种需要的程度做出判断的过程。健康服务质量评价既是卫生服务质量管理工作开展的基础,又是已经开展的各项卫生服务活动的科学总结。

3.健康服务质量改进是指医疗机构、商业健康管理中心等提供健康服务与管理的多元主体,为提高服务质量、满足顾客需求并促进自身发展,根据内外部情况对自身提供的健康服务所做出的主动改造与提升过程。

4.PDCA循环是开展全面质量管理活动的一种基本方式,一种科学的工作程序,反映了开展管理活动的一般规律性。PDCA循环将质量改进过程分为计划—执行—检查—处理四个阶段,这一方法核心在于通过PDCA各个阶段的完成,形成各个阶段之间的循环网络,从一个阶段到另一个阶段,一个循环到另一个循环,稳步提升健康服务质量。

≫ **课后思考题**

1. 请结合实际与本章内容,谈谈你对健康服务质量的理解。

2. 健康服务质量评价的方法包括哪些?

3. 健康服务质量评价的模型有哪些?

4. 简述健康服务质量改进的方法。

电子资源

第六章　健康服务产业

≫ 学习目标

1.掌握健康服务业产业的基本概念、特征和意义,以及健康服务产业所包含的三个主要组成部分。

2.熟悉健康服务产业的起源,国内外关于健康服务产业的发展脉络,明确健康服务产业的发展环境。

3.了解健康服务产业的未来发展方向。

≫ 结构导图

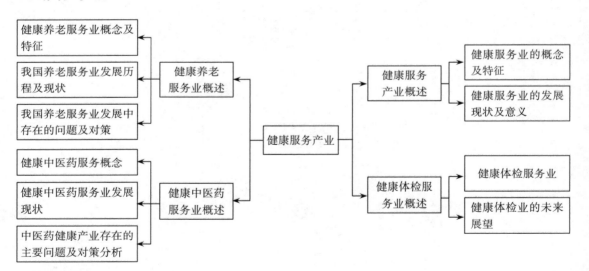

第一节 健康服务产业概述

一、健康服务产业

(一)健康服务产业的概念

国家统计局发布的《健康产业统计分类(2019)》指出,健康产业是指以医疗卫生和生物技术、生命科学为基础,以维护、改善和促进人民群众健康为目的,为社会公众提供与健康直接或密切相关的产品(货物和服务)的生产活动集合。国家发展改革委、教育部、科技部等部门联合印发的《促进健康产业高质量发展行动纲要(2019—2022年)》也指出,健康产业是全社会从事健康服务提供、相关产品生产经营等活动的集合。健康服务产业包括医疗护理、康复保健、健身养生等众多领域,是现代服务业的重要内容和薄弱环节。健康服务产业作为健康产业的产业链环节之一,是健康产业的一部分。

综上所述,我们可以将健康服务产业定义为:健康服务产业是主要为健康(没有疾病缠身)或亚健康人群提供服务产品,使之感到更加健康、健美,并延缓其衰老过程或预防疾病的经济活动集合。

健康服务产业的外延主要包括健康养老、健康旅游、健康管理、商业健康保险、健康咨询、健康教育、健康美容、健康体育、健康饮食、健康理疗、私人照护、SPA、健康休闲、健康金融等产业。根据相关产业的发展状况,本书将以时下热门的健康体检、健康养老、健康中医药这三类健康服务产业作为本书的重点描述对象,来阐述健康服务产业的相关概念、特征、发展趋势及可能会出现的问题,以更好地对此部分内容做出概括性的理解。

(二)健康服务产业的特征

1.产业链长、投资大、风险高

健康服务业包括医疗服务、健康管理与促进、健康保险以及相关服务等多个与人类健康密切相关的生产和服务领域,横跨第一、第二与第三产业,该产业的发展对与之相关的多个产业具有较强的关联影响。健康服务业自身的高技术含量决定了技术研发与产品开发所需软硬件设备费用高,研发周期长、失败风险高,与其相关人力资源的成本也比较高。因此,健康服务业具有产业链条长、资金投入大且风险高的特征。

2.技术含量高

健康服务业中运用的相关技术与信息技术、生命科学、生物工程等高新技术的发展紧密相连,是众多领域最新研究成果的展示与运用。例如:诊疗技术、健康危险因素监测等手段和方法。它体现了相关学科的研究成果,其手段和方法是多学科交叉、融合的范例。因此,健康服务业中的产品及服务具有很高的科技含量。

3.与公众利益密切相关

健康服务业中所有行业所提供给市场的产品及服务均受到人群疾病谱、健康需求、国家医疗卫生制度及体制等因素的影响,健康服务业的市场竞争规律也与其他产业有明显区别。医疗相关产业具有被动消费的特点,即消费者往往因身患疾病而被动选择医疗机构消费,购买药品和医疗服务,产生消费行为,而健康相关服务业则应当由消费者主动选择是否要为享受产品及服务而买单。无论是主动消费还是被动消费,健康服务业所提供的产品及服务都是为了促进和维护公众的身体健康。因此,需要健全的监管机制和严格的准入制度来保证购买者的安全。健康服务业提供给消费者的是与人身安全直接相关的产品及服务,是与公众健康利益密切相关的。

4.具有公共物品与私人物品双重属性

健康服务作为一种特殊产品,具有公共物品与私人物品的双重属性。一方面,公民具有享有基本医疗服务的权利,为保障公民生命安全和危重病者得到及时的抢救医治,政府和医院有提供医疗服务的责任与义务,这些都是其公共产品的属性,也决定了政府在提供医疗服务中的主导角色;另一方面,公共产品长期存在供给不足、缺乏竞争、效率较低等特点不符合现代社会发展对于健康服务的需求。这些都决定了健康服务既具有公共物品和私人物品的属性,又具有其作为产业发展的必要性。

5.具有明显的社会和经济效益

健康服务业为消费者所提供的是与预防、医疗、保健、康复、健康管理等相关的产品、技术及服务,这些技术手段是提高劳动力人口素质、提升全民健康水平的基本保障。健康产品和服务的提供关系到人民的健康状况,不但与人口素质和社会和谐发展息息相关,更与社会稳定和经济可持续发展密切相关。因此,健康服务业的发展不仅具有显著的经济效益和社会效益,更具有极强的可持续性。

二、健康服务产业的发展现状及意义

(一)发展现状

健康服务产业是以提高国民健康素质,维护、改善、促进和管理健康为核心的产业。中国健康服务产业虽然起步较晚,但服务需求量大,发展前景广阔,中国健康服务产业的发展具有强劲的发展势头和巨大的经济潜力。但目前来看,中国健康服务产业体系建设的步伐明显滞后,不能很好地适应健康服务产业发展的需求和市场化要求。

1.随着社会的发展,健康服务内容不断更新

随着社会的发展和人口老龄化进程的不断加快、各种慢性非传染性疾病患病率的增长、亚健康人群的增加,健康服务的主要群体和内容也随之不断发生转变。例如:以城市白领阶层为主体的服务逐渐向以中老年为主体转型、以机构企业为服务重点向以社区为服务重点转型、以

体检环节为主要增值点向以客户再开发为主要增值点转型等。在未来的健康服务市场中,全科医生、心理医生、健康顾问将大量涌现,实现为不同群体提供全方位的健康服务。

2.健康服务市场巨大,公众的健康消费观念发生转变

传统的中国健康服务市场主要是医疗服务,即有病治病。如今,无论是公众的健康意识、消费观念还是商业态势,都逐渐开始由以治病为主向以预防为主、预防与治疗并重转变。公众的健康消费观的转变,为健康产业的发展提供了更广阔的空间。

3.经营服务主体多元化,服务形式多样化

我国的医疗卫生机构分为非营利性和营利性两大类进行管理,除了公立医疗服务机构外,民营、外资(合资)医疗服务机构也面向市场提供各类医疗健康服务,服务主体呈现多元化。为满足市场需求,健康服务产品随着不同群体需求的差异性而不断推出多样化的健康服务产品。随着信息技术的发展,健康服务机构也随着服务市场的变化而异彩纷呈。

4.健康服务机构更加注重品牌推广和形象宣传

健康服务机构的社会知名度和公众关注度直接关系到其客源量,进而影响健康服务机构的经济效益和社会效益。因此,在健康服务市场中,健康服务机构应当更加注重对品牌的推广和形象宣传,以不断提高社会公众的认知度,从而保持持久的市场竞争力。

5.人才争夺成为健康服务机构发展的重要选择

经济全球化背景下,医疗和信息技术的快速发展,健康服务内容的广泛性和需求的多样性,都要求健康服务机构必须不断创新才能在健康服务市场中获取竞争优势,保持竞争活力。而创新就需要培养和引进人才,人才是健康服务产业中的重要资源,人才争夺也将成为健康服务机构长期发展战略的重要组成。

(二)发展意义

1.有助于更好地满足人民日益增长的健康需求

世界卫生组织一项全球性调查结果表明,全世界真正健康的人仅占人口总数的5%,经医生检查、诊断有病的人占20%,而有75%的人处于亚健康状态。自20世纪70年代以来,人类疾病谱由以感染性疾病为主,转向以生活方式疾病、老年病为主,引发了医疗模式由单纯病后治疗转向"预防、保健、治疗、康复"相结合。据统计,2021年,我国人均国内生产总值80976元,比上年增长8.0%。2022年,国务院办公厅印发的《"十四五"国民健康规划》中提出,到2025年,中国的人均预期寿命在2020年基础上继续提高1岁左右,展望2035年,人均预期寿命达到80岁以上。由此可见,中国已经进入"高人类发展水平"国家行列,人类发展指数>0.8,这意味着健康将会成为中国人民发展的优先选择。因此,当前大力发展健康服务业可满足人们日益增长的健康需要,有助于人民健康水平的提高。

2.有助于合理控制医疗费用过快增长,推进医疗卫生体制改革

研究表明,在影响国民健康的因素中生活方式占60%,环境占17%,遗传因素占15%,医疗服务占8%。由此可见,维护健康不只是医疗机构的责任。健康服务业所提供的产品及技术手段,能够帮助人们加强疾病预防,保持健康状态,实现更高层次的健康和健美。

发展健康服务业还有利于支持医疗卫生体制改革的顺利进行。医疗服务业作为健康服务业的重要组成部分,其发展将推动医疗设备与药物的开发与应用,为减轻群众个人支付的医药费用负担,降低医疗服务和药品价格、改变公共医疗卫生服务长期薄弱状况,解决群众"看好病"等问题做出贡献。

3.有助于更好地应对我国人口老龄化的挑战

第七次人口普查数据显示,截至2020年底,我国60岁及以上的老年人口总量为2.64亿人,已占到总人口的18.7%。在2000年步入老龄化社会以来的20年间,老年人口比例增长了8.4个百分点,其中,从2010年"六人普"到2020年第七次全国人口普查的10年间升高了5.4个百分点。人口老龄化程度进一步加深,在未来一段时期里,我国将持续面临老龄人口增长的压力,社会高龄化、空巢化等问题逐渐涌现。老年人口的持续增长,使得老年人口已经成为整个健康服务业的主要服务人群。同时,随着老龄化持续加剧,阿尔茨海默病、帕金森病等老年疾病的患病人数日益增多,老年人的健康已经不仅仅是家庭问题,并逐渐成为重要的社会问题。为老年人提供可用、可及、可接受和优质的健康服务,维护和促进老年人的健康已成为社会和谐与稳定的必然要求。提升老年人的健康预期寿命和生活质量,为其提供支持性的养老、预防、医疗、康复、照料环境,通过预防疾病、促进健康可极大地减轻政府和社会的财政负担。

4.有助于促进国民经济增长,增加就业岗位,促进社会和谐

发展健康服务业有助于提高社会人力资本的质量水平,推动经济发展。据世界银行测算,在过去40年中,世界经济增长的8%—10%来自人们健康水平的提高。哈佛大学研究指出:亚洲经济发展中的30%—40%来源于本地区人群健康的改善。健康产业的迅速发展也带来了大量的就业岗位,不仅促进了经济的持续平稳发展,还从侧面促进了社会平稳和谐,人民生活幸福。

第二节　健康体检服务业

一、健康体检服务业的概念

健康体检就是对身体健康的检查。一般医学家认为健康体检是指在身体尚未出现明显疾病时,对身体进行的全面检查,以便了解身体情况,筛查身体疾病。健康体检是运用医学的手段以及方法对身体各项健康指标状况进行检查,主要包括临床各科室的基本检查,有超声、心电、放射等医疗设备检查,还包括围绕人体的血液、尿便的化验检查。简而言之,"健康体检"即是应用体检手段对健康人群的体格检查,也可称之为"预防保健性体检"。

二、我国健康体检市场的发展

健康体检首先出现在20世纪40年代的美国,在欧美国家发展较为成熟。我国健康体检服务的历史较短,主要经历了两个阶段,一是非自觉体检阶段,二是自发自愿体检阶段。

在行业发展早期,我国的健康体检最初多用于干部保健或政府有关部门规定的指令性体检。指令性体检大多带有一定强制性,如参军、就业、升学、运动员或飞行员选拔体检等,是以某项特定的工作或行为的体检,目的是检查体检者身体状况是否达标,能否胜任某些学习和工作,或特殊工种的职业性体检。如1964年成立的北京市体检门诊部和部分大医院所设的体检部,主要进行干部保健体检及指令性体检,而并非面向普通大众服务。并且这些体检人群中,也只有极少是出于自身健康意识的主动行为。

随着我国国民生活水平提高、健康观念深入人心,以及消费升级,健康体检行业的市场迎来了发展期。国家统计局统计数据显示,2016—2020年我国健康体检行业市场规模逐年上升,2020年我国健康体检行业市场规模增速放缓,增至1767.3亿元,同比增长2.93%。随着居民健康意识变化,健康体检需求增长。2021年,人均医疗保健消费支出为2115元,增长14.8%,占人均消费支出的比重为8.8%。与2019年相比,全国居民人均医疗保健消费支出两年平均增速,同比增长5.4%。

(一)健康体检业的发展优势及不足之处

1.发展优势

改革开放后,随着经济、通信的迅猛发展以及健康知识的广泛传播,我国人民的健康观念发生了巨变。随着医疗模式向预防疾病为主的健康管理转变,人们的需求也由以前单一的医疗治疗向疾病预防、保健和健康转变。

2.不足之处

(1)体检缺乏统一标准及有效监管

健康体检属于医疗行为,相关开展健康体检的机构需具备一定的资质,由卫生行政部门批准,严格执行我国《医疗机构管理条例》等相关规定。

目前健康体检管理体制不明确,缺乏统一的标准,导致检查结果在不同的医疗机构之间出现互相不承认的情况,相关部门出台统一的体检标准势在必行,应保证包括费用、设备、试剂、体检机构资质、医师资质等在统一的认证体系内,严格规范各家体检机构,执行统一标准,互认报告,避免重复检查带来的经济负担。

(2)体检机构医务人员水平良莠不齐

体检作为一种医疗行为,需要坚实的知识基础和丰富的临床经验来支撑发展,要求从业人员最好是临床经验丰富的高年资人员,体检报告在准确性和健康指导方面应更精准、更具指导性。但目前体检机构固定的从业人员很少,且多数为从临床各科室抽调或聘用退休人员和初入岗位的学生,其特点是人员流动性大,资格证书及执业证书不齐全等,这使得队伍不稳定无法定岗定编,使得有些体检机构只追求高额利润,不注重服务质量,忽视各项操作规范的培训以及学科方面的建设,导致人员专业素养水平较低且对业务并不熟练,甚至会出现歪曲健康状况,坑骗消费者的情况。由此可见,提升整个行业的服务质量迫在眉睫。

（3）体检项目收费标准混乱

体检是医疗行业,这代表健康体检具有很强的专业性。对于大众而言,对体检所涉及的项目以及体检项目所涉及的检查方式方法及意义并不了解,体检服务供需双方信息不对称。这就导致了收费标准的不统一,目前物价部门尚未出台统一的收费标准。从长远看,体检市场的混乱也将会阻碍体检市场的发展。

（二）健康体检业的未来展望

随着社会发展和人们生活水平的提高,健康体检的总需求潜力巨大,发展前景广阔,是国家正积极推进的健康产业。

1.创建健康体检的中国模式

目前健康体检有欧美模式、日本模式等,但缺少中国模式。未来的中国要做到健康管理全覆盖,必须有自己的模式,利用现有的大量资料,开展前瞻性研究,建立个人健康信息管理系统、个人疾病行为评价系统、个人健康改善和指导系统等;可以通过健康体检收集数据,找出引起这些数据异常的原因,以便对个体进行数据管理。同时应严格规范健康体检的准入制度,制定行业标准,为创建健康的中国模式提供参考。

2.健康体检与医疗服务结合

强化后续服务,将体检机构与其他医疗机构相结合,形成纵向一体化,以体检为突破口,探索发展以健康体检—健康管理—医疗服务为主要流程的服务模式,促进健康体检成为解决看病难的有效手段之一。

3.健康体检与健康保险结合

当前医疗保险尚未将健康体检纳入医保范畴,体检费用还是由单位或个人买单。从某种程度上来讲,这制约了健康体检机构整体推进的速度。如果将健康体检纳入健康保险范围,由第三方商业健康保险为部分客人买单,将极大推进健康体检与健康保险双方的市场规模。

4.健康管理全覆盖

在进行健康体检之后,通过健康教育与相关知识的普及,促使受检者以积极主动的态度与体检方一同进行健康跟踪与健康干预。同时,体检方还可以运用现代先进的通信技术手段如电话、邮件、短信、微信、网络等方式对受检者进行检后服务,促进健康管理的全覆盖。

5.健康体检智能化

灵活运用智能化技术,促进健康体检服务业的智能化发展。现有健康体检机器人应用软件,能够对受检者的身高、体质量、血压、血糖、心电图、血氧饱和度、运动耗能等人体生物医学信号进行准确测量和记录。健康管理学科是新兴有待发展的学科,有着巨大的发展前景。

第三节　健康养老服务业

一、健康养老服务业概念及特征

（一）养老服务业的概念

养老服务业有广义和狭义之分。从狭义上讲，养老服务仅指为老年人提供的生活照顾和康复护理服务，而养老服务业就是为满足老年人因疾病或身体机能的衰退而产生的特殊生活需求和精神需求，而提供相应服务产品的生产部门和企业的集合。

从广义上讲，养老服务则是一个大服务的概念，几乎涵盖了老年人衣食住行、生活照料、医疗服务、文化健身、娱乐生活等多个行业领域。养老服务业则可以被定义为为了满足老年人一切养老需求而提供服务产品的生产部门和企业的集合体，统称为养老服务业。其中除了生活照料、医疗康复及护理服务外，还包括老年金融服务、老年教育服务、老年文化服务，甚至老年护理服务链上的护理人员培训、劳务派遣等也可以纳入到养老服务业的外延当中，是一个涉及面广、产业链长的综合产业体系。

伴随着我国人口老龄化速度加快，农村老龄问题日益突出、城乡和地区之间老龄化程度差异扩大等特点，养老保障问题更加突出。劳动人口对老年人赡养负担加重，社区照料服务需求迅速增加，解决老龄问题的社会压力显著加大。特别是随着我国第一次生育高峰出生的人口陆续进入老年，他们的物质文化生活需求更趋多样化，对养老服务业的发展以及经济社会的全面协调发展带来的影响将会更加深刻。

（二）养老服务业的特征

（1）以国家和集体投入为主，多种投入主体为辅。现有养老服务、老年文化、卫生、康体服务的投入仍属于福利性、公益性范畴。养老机构仍以公办为主、民办为辅，统一由民政部门管理。

（2）非公有制养老服务成为公有制养老服务的有益补充。尽管国营、集体所办养老机构对市场经济不太适应，但由于有政府支持，其发展的资金来源有保障，经济压力较小，因此在数量上仍占优势，目前在集中供养方面仍起着主力军作用。近几年，非公有制养老机构发展较快，在一些地区已占相当比重。在市场经济的影响下，非公有制养老服务发展相对较好，设施较新，比较注重宣传，定价较为合理，具有较强的竞争力。

（3）养老服务投资模式日趋多元化。一些经济发达的地区已经开始了老年服务社会化、产业化、市场化的探索，出现了一些新的经营模式，如国办民营、个体、合伙、股份、合资等投资、经营模式。有的地方对国家、集体投入的养老服务机构进行改革，采用福利性投资、产业化经营的办法，经营者自负盈亏，获得较好经济效益与社会效益。在各方面共同努力下，具有中国特色的养老服务业正在逐步形成与发展。

二、我国养老服务业发展历程及现状

(一)我国养老服务发展历程

1.早期探索(1982—1999年):"福利性"转向"社会化"

20世纪80年代以来,我国进行了社会主义市场经济体制改革,原先的集体保障、单位保障各类养老服务机制逐渐消失,老年人对养老服务需求无法得到保障。随着1979年民政部全国城市社会救济福利工作会议的召开,我国开启了社会福利改革的进程。1984年民政部明确提出了"社会福利社会办"的指导思想,我国的养老机构开始改制成为社会福利部门,并逐渐开始面向社会开放。

2.初步建立(2000—2012年):社会养老概念、体系开始形成

从2000年开始,我国进入人口老龄化社会,养老需求激增,受计划生育政策等多方面影响,"4—2—1"家庭结构逐步凸显,社会养老的概念逐渐形成。我国养老服务政策导向也从完善养老服务方式向构建科学完备的社会养老服务体系转变,养老服务发展呈现机构、社区、居家三种基本养老方式齐头并进、体系化发展的特征。

3.逐步完善(2013至今):社会化和体系化进一步延伸

党的十八大以来,党中央高度重视老龄工作,出台了一系列政策方针,我国老龄事业发展迎来全新的局面,社会养老服务体系建设也呈现出新的格局。在国家政策导引下,我国传统的居家养老、社区养老模式从内涵上也发生了深刻的变化,出现了融合发展的趋势。

(二)我国养老服务市场发展现状

1.发展规模小,产业化率低

我国培育并发展养老服务市场距今已经20多年,但是养老业务产业总体水平落后,发展仍处于初级阶段。在当前国内市场中,养老服务作为营销概念屡见不鲜,但作为专门经营和提供养老服务的企业数量却很少,养老服务业只是作为一般性的企业辅助业务或衍生业务来生产经营,而且多数还为小规模投资经营,并未真正形成产业模式,产业化整体发展程度较低,致使产业市场占有率低,市场竞争力弱。

2.社会投资不足,供需失衡严重

资本投资养老服务产业是为了追求效益,但是养老服务产业投入成本大、回收周期长、行业风险高,而随着物价水平、工人工资的不断上涨,企业短时间内收益不显著,所以很多企业望而却步。这直接影响养老服务产业的总体投资规模和投入力度,但是社会养老需求却在日益增长,社会投资的不足导致产业发展供给不足,进而无法及时满足老年服务需求,造成供需矛盾严重失衡。

3.传统的养老机构养老服务形式单一

从某种程度上讲,为了扩大服务产业规模,满足养老需求,政府和企业只是单纯地依靠创办养老机构,并简单地套用养老院、敬老院等运营管理模式来加速养老服务产业发展,大多数养老服务机构对老年人也只停留在以医、食为主的同一模式统一标准的服务照顾上,不能为机构养老的老年人提供个性化、多样化、特殊性的服务项目。

4.收费价格过高,社会接受度低

从收费价格上看,一方面,养老机构的收费价格标准普遍偏高,超过了大多数老人的接受能力。另一方面,从社区服务价格上看,收费价位定位过高,与老年人对专业养老的服务费用的接受度存在差距。

三、我国养老服务业发展中存在的问题及对策

(一)我国养老服务业发展中的现实问题

1.养老资源供需错位与结构失衡

多年来,我国养老服务体系不断发展和完善,政府也通过直接投资和财政补贴的方式投入养老服务事业,养老服务供给得到快速增加。然而,失能老人不断增加,专业护理型养老服务机构和专业护理床位不足,长期照护服务的缺失,无法满足失能老年人所需服务的刚性需求。养老资源供给结构存在失衡,高档型和服务水平较低型养老机构较多,而满足大多数老人养老需求的中档型养老机构较少;大中城市公办养老机构"一床难求"现象屡见不鲜,而民办的养老机构空床率高;城市的养老机构更受大家青睐,而农村的养老机构备受自费老年人冷落;护理型机构、护理床位主要集中在东中部地区,西部地区养老资源供给相对较差。

2.社会力量难以承担起养老服务主体责任

社会力量参与养老服务中,主要是民间资本通过民办非企业或营利性企业的方式提供养老服务。但是,我国当前民办养老机构发展存在诸多问题。一是公共政策支持力度难以落地;二是公办机构与民办机构形成不平等的竞争;三是民办机构参与养老服务的内生动力不足。

3.医养结合协同联动发展不足

目前,我国养老服务政策的制定和管理分属众多部门,不同部门根据自身的职能定位,对于养老服务政策的理念和实施的重点并不一致,管理标准也不统一,资源难以统筹。我国医疗卫生机构、社区卫生服务中心与社区养老机构往往职能分散。一些大中型医疗卫生机构因效益良好而无动力和精力参与养老服务业;社区卫生服务中心基础设施不健全、专业医护人员短缺,一般只能为老人提供血压测量、健康体检等一般性服务,无法针对不同医疗需求的老年人提供个性化服务。养老机构由于医保没有接入,且自身医疗资源匮乏,只能提供餐饮、家政、基础护理等生活照料服务,对老年人专业的护理等高质量需求的服务提供较少,无法满足老年人养老服务的有效需求。

4.长期照护服务有效供给不足

虽然随着老年人对长期照护服务的需求越来越大,长期护理险的推行具备了需求层面的基础。但从供给侧来讲,我国的长期照护服务缺乏有效供给。此现象体现在养老机构较高的"空床率"和社区各种养老服务较低的利用率,试点城市长期护理服务覆盖率不高等。同时,专业护理人员缺少专业知识和技能,导致专业服务一直处于较低水平,使得需要护理服务的老人难以获得专业服务,以上诸问题使得护理照护服务难以得到长期的发展。

(二)加快养老服务业发展的对策

随着《国家积极应对人口老龄化中长期规划》的印发实施,我国养老服务业发展进入到新的阶段。这就要求针对当前我国养老服务中存在的问题,跳出传统的局部性静态化养老模式调整与政策调节的思路,要从供给侧结构性改革、供给方式创新、医养有机结合、增加长照供给和人才队伍建设等方面,促进养老服务提质增效。

1.加强养老服务供给侧结构性改革

一是推进社区居家养老服务供给均衡化,确保医疗卫生中心能够覆盖到乡镇和农村社区;鼓励城市新建小区和老旧小区抱团发展,提高街道、社区养老设施的共享程度。同时,适宜的住房、废弃用地要优先用于社区养老服务。

二是加强机构养老服务供给与需求的匹配,面对老年服务需求的不断增加,政府应出台相应政策,在有效满足老年人的基本养老服务需求的基础上,对于失能、失智老人等特殊老年群体的刚性需求,有针对性地增加护理型床位,加大机构养老服务供给力度。

2.创新民办机构服务供给方式与推动公办机构改革

推动公办养老机构改革,逐步建立建设与运营分离的养老机制。推进城企联动,普惠养老专项行动,通过中央预算内投资支持,引导企业参与养老服务机构的建设并对外公开,接受社会监督。

3.推进医护资源与养老服务有机结合

一是健全医养有机结合的联动机制,加强民政部门与卫生部门关于医养结合的协同联动,发挥医养结合的医疗支撑作用。

二是完善医保支付与养老阶梯式服务的有效对接,增强医疗卫生机构、社区卫生服务中心参与养老事业的积极性。

三是促进养老机构在医疗资源方面的建设,推进护理型床位的建设,提高专业护理的水平,满足失能、失智老人对高质量高水平护理的有效需求。

4.提高长期照护服务的有效供给

一是健全长期护理保险筹资机制,按照独立险种、独立设计、独立运行的原则探索建立以单位和个人缴费为主的筹资机制,采取服务给付为主现金支付为辅的方式,推动长期护理保险从试点探索到全面覆盖。

二是提高长期照护服务的针对性,探索建立全国统一的日常生活能力评估标准、长期护理需求认定和等级评定标准体系,地方探索制定长期护理保险基本照护项目目录;建立失能失智老人监测体系,对社区老人健康状况、失能失智老年人类别和等级、家庭照护资源、经济状况等指标进行数据收集,分类分级动态评估,便于调整养老服务资源投入的效益和效率。

三是把相关服务的提供作为供给方向,破解相关资源进入的政策壁垒,把家庭照护作为公共资金、长期护理险支持的重点,通过标准制定、政策设计监督服务供给质量,以此避免欺诈骗保等行为,鼓励和支持家庭成员提供长期照护服务。

5.加强养老服务人员培训与培养

相关部门要重视养护人员的培训,落实相关政策,并增加培训补贴、职业技能补贴,将长期从业人员资质纳入国家职业资质体系。鼓励职业学校设置相关的课程和专业,推进职业院校相关实训基地建设,促进相关机构对养老服务实习的导入,使"医养结合"的养老服务趋向专业化与产业化,进一步提高养老服务的水平和质量,使其以更高质量迅猛发展。

第四节　健康中医药服务业

一、健康中医药服务业概述

中医药作为我国传统文化的重要组成部分,在我国健康服务发展历程中有着深远的影响。近年来,随着国家对中医药事业支持力度的不断增加,中医药事业发展呈现突飞猛进的态势,其应用领域也更加广阔。加之我国面临着人口老龄化,慢性病患病人数急剧增加的情况,中医药在疾病预防保健、健康管理等领域的应用受到越来越多的关注。

中医药服务业的范畴包括中医医疗服务、中药种植生产与贸易、中医药医疗与保健的设备器械、中医药预防(含治未病)、中医药保健(含保健技术、保健品、保健食品等)、中医药养生、中医药养老、中医药文化产业、中医药旅游、中医药国际服务贸易等,以及其他衍生、外延的健康产业、产品和服务。

二、健康中医药服务业发展现状

(一)中医健康养生保健

1.概念

中医养生保健服务是指在治未病理念主导和中医药理论指导下,运用中医药技术方法,开展的保养身心、预防疾病、改善体质、增进健康的活动,包括非医疗机构和医疗机构提供的相关服务。

2.中医健康养生保健服务市场发展现状

（1）需求较高

伴随着文化教育程度的提高、养生保健观念的改变以及中医养生知识的大力宣传，大众对于中医健康养生服务的需求也呈现上升趋势。中医药保健服务具有良好的疗效和低廉的价格，在农村市场具有广阔的前景，需求量大。此外，在经济发达，公众教育水平较高的城市，市民对中医药保健服务的需求呈现多元化趋势，特别是中高档休闲保健服务。

（2）传播广泛

随着中医养生保健理念逐渐深入人心，相关媒体也开始创办相关节目，并且利用各类媒体广泛传播相关的中医养生保健的方式方法。此外，在国家中医药管理局的推动和支持下，中医药主管部门大力加强相关文化建设，逐步使中医院和社区医疗服务机构成为公共卫生教育基地，大力推广中医药保健理念和知识。

（3）发展迅猛

近年来，随着大众养生意识的不断提高，许多企业紧紧抓住难得的发展机遇，以中医预防保健理念作为指导，将其与现代科学紧密结合，创造出了各种各样的保健食品以及养生、美容产品。此外，中医药旅游产业不断涌现并呈现一片繁荣之势。这使得中外友人能够在休闲度假中深切地感受中医文化，推进中医药文化的普及并将中医推向世界。

（二）中医药健康养老服务

1.概念

中医药健康养老服务是运用中医药（民族医药）的理念、方法和技术，为老年人提供连续的保养身心、预防疾病、改善体质、诊疗疾病、增进健康的中医药健康管理服务和医疗服务，包括非医疗机构和医疗机构提供的相关服务，是医养结合的重要内容。服务对象不仅包括健康、亚健康老年人，还包括患有慢性病、残障、处于恢复期及绝症晚期等生活不能自理的老年人。

2.中医药健康养老服务业发展现状

中医药在改善老年人亚健康状态、防治老年病和慢性病方面有明显作用，同时中医药的"简便验廉"特点能减轻老人和政府医疗负担。2015年以来，国家相继发布《中医药健康服务发展规划（2015—2020年）》和《中医药发展战略规划纲要（2016—2030年）》，要求探索中医医院与养老机构合作新模式，研发多元化多层次中医药健康管理服务。全国各地积极发展具有中医药特色的养老机构，探讨中医药与养老服务结合的优势与前景，为实现"老有所养、老有所医"目标而努力。

（三）中医药健康旅游

1.概念

中医药健康旅游，是中医药产业与旅游产业的融合，是基于我国丰富的中医药药物资源以及深厚的中医药文化背景之上创立的，是近年来一项新兴的旅游项目，是现代化技术产业与传统文化的有机结合。它在充分发挥我国传统中医药文化的同时,也为我国旅游产业发展注入了新的活力,是产业发展转型过程中强大的力量。

2.中医药健康旅游服务业发展现状

国家旅游局和国家中医药管理局联合开展的一项24省、区、市中医药健康旅游现状调查显示,全国现有454个景区、度假村等机构和90多个中医药博物馆、中医药企业开展了中医药健康服务,其中21家中医药单位与旅游公司或旅行社签订了合作协议,15家中医医疗机构正开展入境中医医疗旅游服务,服务项目和产品主要有温泉、药浴、药膳、中医美容、药酒、保健茶、传统膏方、康体养生、医药保健品等。

(四)中医药特色康复

1.概念

中医特色康复服务是指以中医基础理论为指导,采用相关中医康复治疗手段,对病后的患者进行辨证康复,使患者机体生理上功能上的缺陷得以改善或恢复正常的服务。

2.中医特色康复业发展现状

近几年来,尤其是我国加入世界贸易组织后,大大增加了中医药进入国际市场的机会。中医康复医疗在中医境外医疗服务中拥有巨大的市场及潜力。在欧美和其他国家,针灸、按摩、自然疗法、食疗药膳均有了广泛的应用。在国内,随着医学模式的转变和人们健康水平的提高,接受中医康复医疗的患者日益增多,其在国内医药市场中显示出较强的竞争势头,正逢大好的发展机遇。

(五)中医药国际贸易

1.概念

中医药服务贸易是在中国的中医药服务经济的基础上,通过中医药国际交流与合作发展起来的。中医药服务贸易涉及医疗、教育、科研、产业等领域,是在中医药国际交流与合作的背景下使用的一个概念,它指的是不同国家和地区之间所发生的与中医药服务相关的买卖与交易活动。

2.中医药国际贸易发展现状

近年来,中国中医药服务的国际化步伐明显加快,中医药服务应用的范围与贸易规模也在不断扩大。据不完全统计,国家卫健委签署的对外合作协议中,有120多个协议都与中医药有关,其中70多项是专门针对中医药的协议。截至目前,中医药已传播到183个国家和地区,全球已有194个国家和地区有中医医疗机构;我国已同国际组织、外国政府和地区签署了86个中医药合作协议;当前从事国际医药服务的从业人员约有30万人,中医医疗(含针灸)机构8万多家;中医先后在澳大利亚、加拿大、奥地利、新加坡、越南、泰国、阿联酋和南非以国家或地方政府立法形式得到确认。中医药内容还被纳入了14个自由贸易协定,国际市场需求巨大。

三、中医药健康产业存在的主要问题及对策分析

(一)中医药健康产业存在的主要问题

1.行业缺乏监管

中医药健康产业普遍存在制度缺乏、标准化低、行业监管混乱的现象,应加快完善相关法律法规和行业规范,或设立专门政府部门或组织,加强多方面监管。通过严查从业人员资质,严格把控中药质量,制定中医药适宜技术的操作规范与疗效的评价指标,制定中药药食两用、药膳以及保健中药制剂的标准等措施为中医药健康产业提供良好发展环境。

2.复合型、高层次人才紧缺

中医药健康服务业由于存在与养老服务业、旅游业相结合的模式,所以需要具备多方面技能的应用型、复合型人才。目前存在人才技能单一化、层次低等问题,不能满足行业发展需求。应多途径地加快复合型人才培养;提高相关从业人员工资待遇和社会认可度,以保证人才输出;整合有限资源,如鼓励中医师前往养老机构多点执业等,以保证人才资源最大化、合理利用。

3.宣传力度有待加强

中医药健康服务产业是备受期待的新兴产业,因为产业仍不成熟故缺乏专业宣传人员,民众对其认知不足。应培训具有专业知识的宣传员及联络员,并使用多渠道的宣传手段,比如电视、网络媒体,制作专项宣传节目及公众号,印制宣传册等。

4.政策及资金投入不足

现阶段中医药健康服务体系建设存在资金投入不足、资源配置不合理等问题,应推进中医药健康服务产业多领域合作,政府逐步增加民众健康服务的资金投入,并通过社会渠道,激励企事业单位、民间机构、社会组织等共同参与构建中医药健康服务体系的资金筹集。出台鼓励养老机构完善中医药健康养老服务的相关政策,鼓励基层中医药医疗机构加强与养老机构的合作,共同承担老年人的中医药养老需求,加大资金投入,从而保障养老机构提升中医药健康养老服务质量。

(二)中医药健康产业存在的对策分析

1.完善中医药法律体系,推动相关法律顺利实施

建立和完善符合中医药特色和发展规律的法律体系。自2017年7月1日起施行的《中华人民共和国中医药法》是我国第一部中医药领域的基础性、纲领性、综合性法律。这部法律体现了鲜明民族特色和深厚历史底蕴,完善了我国卫生健康领域的制度体系,为促进中医药传承创新发展提供了坚实的法律保障,同时加强了中医药法治建设。通过深入推进《中华人民共和国中医药法》贯彻实施,来完善相关配套制度,并推动制定和修订相关法律法规和规章,加强了对地方性相关法规建设的指导。

2.培养中医药管理人才

重视中医药管理院校教育,同时侧重学生中医药基础理论知识和管理学内容的培养,以便学生将中医药的思维融合到管理的理念之中。优化专业设置、课程设置和教材组织,增设中医疫病课程,增加经典课程内容,开展中医药经典能力等级考试,为建设高素质中医药人才队伍打下坚实的基础。

3.完善中医药管理部门职能

管理部门的职能不能一成不变,应该随着政治、经济、文化、社会等方面的变化适时调整。应建立国家中医药综合统计制度,逐步完善统计直报体系,建立与卫生健康统计信息的共享机制。同时加强组织领导,强化国务院中医药工作部际联席会议办公室统筹职能,加强工作协调,及时研究和推动解决中医药发展的重要问题。

4.完善基层中医管理组织

中医药事业的全面推进离不开基层管理组织的支持。各级地方政府应完善组织设置,建立健全中医药管理体系。建立健全省、市、县级中医药管理体系,合理配置人员力量。

》 本章小结

1.健康服务产业是主要为健康(没有疾病缠身)或亚健康人群提供服务产品,使之感到更加健康、健美,并延缓其衰老过程或对疾病防患于未然的经济活动集合。

2.健康体检用最简单的话来说就是对身体健康的检查。一般医学家认为健康体检是指在身体尚未出现明显疾病时,对身体进行的全面检查。即应用体检手段对健康人群的体格检查,就是"健康体检",或称为"预防保健性体检"。

3.养老服务业有广义和狭义之分。从狭义上讲,仅指为满足老年人因疾病或身体机能的衰退而产生的特殊生活需求和精神需求,而提供相应服务产品的生产部门和企业的集合。从广义上讲,养老服务则是一个大服务的概念,可以被定义为一切为满足老年人养老需求而提供服务产品的生产部门和企业的集合体,统称为养老服务业。

4.中医药服务业的范畴包括中医医疗服务、中药种植生产与贸易、中医药预防(含治未病)、中医药保健(含保健技术、保健品、保健食品等)、中医药养生、中医药养老、中医药文化产业、中医药旅游、中医药国际服务贸易等,以及其他衍生、外延的健康产业、产品和服务。

≫ 课后思考题

1.健康服务产业的发展现状。

2.我国养老服务业发展的现实问题有哪些。

3.健康体检业的局限性。

4.中医药健康养老服务的概念。

5.中医药特色康复的发展状况。

电子资源

第七章　健康服务营销

≫ 学习目标

1.掌握健康服务营销的基本概念和相关理念。

2.熟悉健康服务营销组合策略以及健康服务营销的管理过程。

3.了解健康服务营销的环境分析,健康服务客户细分及市场定位,健康服务营销计划的制订与实施。

≫ 结构导图

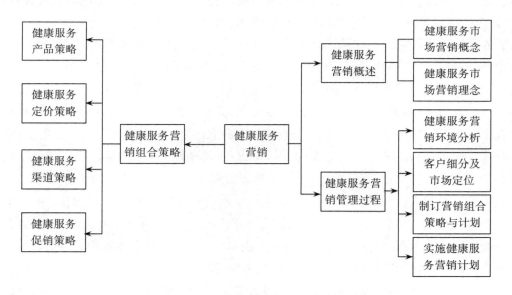

第一节　健康服务营销概述

一、健康服务市场营销的概念

市场营销一词译自英文 Marketing。Marketing 一词有多种译法,它作为一种经济活动时,译为市场营销;而作为一个学科名称时,可译为市场学或市场营销学。近年来,国内理论界经过反复研讨,认为 Marketing 是动名词,译名应反映其动态的意义,并基本取得一致的认识,译成市场营销学。

传统的市场营销概念是1960年美国市场营销协会提出的:"市场营销是引导商品和劳务从生产者到达消费者或用户所实施的企业活动。"可以理解为市场营销是一项有组织的活动,它包括创造产品,将生产出来的产品通过推销、广告、定价、分销等活动输送给顾客,以及维系和管理公司与顾客之间的关系,从而使公司和顾客双方共同受益的过程。这个定义的假设前提是消费者对生产企业的产品需求,而后企业再通过一系列活动将产品销售出去。这个传统的定义包括三层含义:第一是市场营销的目的是使顾客和公司两方面都能受益,而不是单方面地使公司获取利益;第二是市场营销的使命包括"创造"价值,公司应该在市场营销过程中收集顾客需求和意见,开发和创造符合顾客需求的产品,为顾客输送价值;第三是维系和管理公司与顾客之间关系,在生产前,要进行市场研究与科学预测,弄清消费者需要什么、需要多少,而在销售之后,还要为消费者提供一些便利服务,并定期追踪消费者建议以及时改进产品,并为开发新产品提供依据。这也说明市场营销活动不仅仅存在于销售过程中,还延伸到生产之前和销售之后,且市场营销的中心是围绕顾客开展的。

鉴于以上分析,本书将市场营销定义为:市场营销是以消费者的需求为依据,适应不断变化的外部环境,通过一系列市场营销活动将商品从生产者输送到消费者手中的全过程。这一过程包括市场研究、市场预测、市场细分、目标市场选择、产品生产、产品定价、渠道选择、广告、仓储与运输、售后服务等一切与企业业务经营活动有关的活动。

服务营销是指企业试图在认识顾客需求的前提下,为顾客设计和提供含有无形利益的产品和服务,并同顾客进行沟通,使双方达成交易与需要满足的一系列活动。20世纪60年代服务营销在西方兴起,主要是由于服务业的快速发展和服务在产品营销中的地位日益增加。1977年肖斯塔科(Shostak)提出"服务营销"的概念,提出服务产品和实物产品在生产和消费过程中存在较大的差异,服务营销正式从市场营销中独立出来。服务和产品是营销的一体两面。产品是指投向市场的能满足人们需要的一切物品,通常分为三个层次,即核心产品、形式产品和附加产品。由于科学技术和社会生产力的显著提高,服务作为一种营销组合要素于20世纪80年代后期逐渐被人们所重视,产业升级和生产专业化发展日益加速,一方面使产品的服务密集度日益增大,另一方面顾客的需求层次也逐步增高,多样化发展势头迅猛。因此,服务营销科学体的建立也体现出营销理论的实践从关注制造产品向关注顾客需求的方向转变。相比传统营销,服务营销具有以下特征:企业依靠服务流程传递的产品价值中更多的是为顾客的无形利益服务;服务营销的过程是需要顾客全程参与的,与此同时顾客也可以在参与过程中获得专属的服务体验;服务营销通过对顾客提供全程服务从而跟顾客建立长期关系,尽可能地挖掘顾客终生价值。

综合以上概念,本书将健康服务营销定义为,在健康服务市场环境中,以健康服务为产品,以满足个体或群体的健康需求为目的,通过与他人交换健康服务来满足其需求和欲望,同时实现健康服务组织目标的一系列整体活动。健康服务营销体系实际上是指顾客接触或了解服务机构的各种途径,它主要是通过营销让顾客感受到服务的性质和质量。健康服务营销体系主要包括:服务人员,包括管理人员、前台服务人员和后台服务人员;服务设施和服务设备,包括用于健康服务的各种诊断、治疗等设备;非人员的沟通,包括广告、标志图样、大众媒体的报道、宣传手册;其他人员。

健康服务营销具有一般营销特性的同时还具备自身的特殊性,健康服务产品具有无形性、不可分割性、差异性、易损性和时间性。由于健康服务产品是一种无形的服务产品,所以只有顾客真正参与其中才能做出产品质量和效果的判断。健康服务质量的差异性也使顾客忠诚度存在一定不同,以至于对营销工作产生一定的影响。服务的易损性和时间性,也使顾客感受到的服务因等待或需求的波动而受到影响。因此,在健康服务过程中应尽可能地采用标准化手段,例如权威机构的管理和分析软件,最大程度帮助医生制订客户健康服务目标,避免人为因素造成的客户损失。

二、健康服务市场营销理念

根据市场营销学理论和健康管理服务的产品特征,健康管理服务的市场营销应当确立和遵循以下基本理念。

(一)顾客至上理念

顾客至上理念,是指健康服务机构的全部经营活动必须以顾客为中心开展,要从顾客的立场出发,设身处地地为顾客考虑,多角度地考虑顾客的需求,竭力满足顾客期望,在服务后也应积极询问顾客意见和建议,及时做出相对应的调整。例如健康管理体检项目的设置不应以体检机构作业和管理便利或传统习惯为依据。

健康管理体检项目对应区域的划分、体检流程的设计等都要在不违背医疗技术操作常规的前提下,尽最大可能方便顾客,让顾客在体检过程中尽量避免不必要的劳累,真正做到顾客至上的服务理念。

(二)优质服务理念

优质服务理念,是指相关的健康服务机构将为顾客提供优质的服务作为企业的基本目标。服务质量是指顾客对所受到的实际的服务感知与对服务的期望之间的差距。只有顾客的实际服务感知达到或超过了他们所期望的,才会获得"满意"感,企业所追求的高品质服务就是指顾客满意的服务,在其服务的过程中,科学可靠的体检结论、良好优美的检测环境、友善真诚的服务态度、温馨详细的沟通交流等都是让顾客获得满意感的要素,也是健康服务机构服务质量追求的重要环节。

(三)差异化服务理念

差异化服务理念,是指健康服务机构应该根据顾客的实际情况开发出针对个体的独特服务内涵或元素。由于目前市场上的各种健康服务机构所提供的服务大同小异,没有针对顾客自身情况推出个性化的服务项目。所以在竞争激励的服务市场,差异化服务是企业获得优势的重要途径。差异化服务的来源可以是引进或研发检测技术或项目,也可以是原有技术或项目的优化,还可以是一些针对顾客个人提供相应的附加项目。这就需要各健康服务机构根据顾客的需要,加以提炼、开发,形成特色服务。例如开展老年人体检、驾照体检、入职体检、学生体检等。

(四)助人自助理念

助人自助理念,主要是指健康服务机构在帮助顾客进行健康管理过程中,积极进行健康管理教育,使顾客提升自我健康管理的意识和能力。健康管理不仅仅是需要定期体检和专业人员的指导,更多的是要提升自我管理的认识,明确健康的重要性,从生活状态、行为习惯等多方面进行自我健康管理。这也是健康管理的内在规律和健康管理服务价值实现的必然要求。另外,在体检过程中,健康服务机构也应该合理安排机构中相关专业的工作人员积极引导和传授顾客自我健康管理的技术与方法,让顾客真正地将健康管理带入生活当中。

第二节　健康服务营销组合策略

营销组合策略是健康服务机构为了抢占市场,根据外部情况对健康服务机构自身各项条件进行调整组合,目的是更好地满足当下市场的需求。20世纪50年代,尼尔·鲍敦(Neil Borden)整理出了市场营销组合的12个要素,理查德·克莱维特(Richard Klewitt)将这些要素归纳总结为4项,即产品、价格、促销、渠道。1964年,麦卡锡(McCarthy)把这种营销组合总结成更简便记忆的方式,即4P策略。麦卡锡认为,企业从事市场营销活动,一方面要考虑企业的各种外部环境,另一方面要制订市场营销组合策略,通过策略的实施,适应环境,满足目标市场的需要,实现企业的目标。麦卡锡提出市场营销四个可控要素:产品(Product)、价格(Price)、分销(Place)、促销(Promotion),即4P组合(如表7-2-1)。通过这四个要素延伸出四种营销策略:

产品策略(Product strategy),主要是指健康服务机构以向目标市场提供各种适合消费者需求的有形和无形产品的方式来实现其营销目标。其中包括对同产品有关的品种、规格、式样、质量、包装、特色、商标、品牌以及各种服务措施等可控因素的组合和运用。

定价策略(Pricing strategy),主要是指健康服务机构按照市场规律制定价格和变动价格等方式来实现其营销目标,其中包括对同定价有关的基本价格、折扣价格、津贴、付款期限、商业信用以及各种定价方法和定价技巧等可控因素的组合和运用。

分销策略(Placing strategy),主要是指健康服务机构以合理地选择分销渠道和组织商品实体流通的方式来实现其营销目标,其中包括对同分销有关的渠道覆盖面、商品流转环节、中间商、网点设置以及储存运输等可控因素的组合和运用。

促销策略(Promoting strategy),主要是指健康服务机构以利用各种信息传播手段刺激消费者购买欲望,促进产品销售的方式来实现其营销目标,其中包括对同促销有关的广告、人员推销、营业推广、公共关系等可控因素的组合和运用。

所谓健康服务营销组合策略是指健康服务机构为了抢占目标市场,针对目标市场的顾客的健康需求、自身的经营能力和市场竞争等因素制定的综合营销手段。健康管理服务产品的市场营销,是在遵循服务型产品市场营销一般理论的基础上,根据健康管理服务的内在规律,探索和形成自身特色的理论和方法。

表7-2-1　4P营销组合策略

4P	名称	含　义
Product	产品	产品是能够满足人们需要而用来做交易的任何东西,包括有形产品、服务、组织、观念等或它们的组合。对服务型企业来说,产品就是根据客户需求所提供的一切有形或者无形的服务,需要考虑服务的内容、质量等。
Price	价格	价格是指客户购买产品时的价格,还包括价格折扣、支付期限、价格组合等。服务产品主要需要考虑价格、折扣、付款方式、信用等。
Place	分销	分销是指产品从企业到客户手上的全过程,其中所经历的全部环节和推动力量之和。服务型企业的渠道是方方面面的,由于服务对象、服务地域、上游供应商的不同,渠道也各有不同。
Promotion	促销	促销实际上是企业说服客户购买产品的过程,企业需要向目标客户宣传自己的产品、形象和理念,使得客户接受和信赖,进而购买产品。

一、健康服务产品策略

在市场营销4P策略中,产品策略是其他策略的基础,在营销策略中起着最重要的作用。

(一)服务产品的概念

产品策略是指健康服务机构在市场营销活动中所采用的一系列有关产品的方针和方法,这是营销策略组合中最重要的核心部分。主要包括整体产品、产品组合、产品包装、产品生命周期、新产品开发、产品支持服务和品牌建设与管理等方面的具体实施方案。产品,指的就是能够满足人们需要而用来做交易的任何东西。服务产品,与有形产品大不相同,它是服务人员同顾客共同作用的结果。顾客购买服务的过程,实质上是感知服务的过程,这种感知具有很大的伸缩性,这意味着顾客所体验的产品服务可能与健康服务机构所出售的产品大不相同。健康服务机构无法让消费者对服务质量进行客观性的界定,许多消费者将所提供的服务与自己的心理预设进行比较来做出主观意义上的判断。健康服务机构可以通过以下方面去思考如何更好地提供可以满足消费者需求的健康服务产品。

1.顾客利益

顾客在购买服务的过程中,所追求的并非服务本身,而是服务能够给自己带来的真实利益。由于顾客无法客观地对产品服务做出界定,其评判原则是建立在其对具体服务的感知之上的,所以健康服务机构必须关注顾客对服务产品的心理预设,即顾客期望服务产品能够为其带来什么样的利益等问题,这是理解产品所必须要了解的。

2. 基本服务组合

基本服务组合指能够满足顾客或者目标市场需求的一系列无形或有形的服务要素的集合,它是服务概念的具体体现。由于服务产品具有独特性,要满足不同顾客的需求还存在一定困难,因此健康服务机构需要将服务要素进行合理地组合,以更好地满足顾客的健康需求。基本的服务组合,存在两种服务要素,一种是健康服务机构可以控制的,另一种是健康服务机构无法掌控的。健康服务机构营销部门只能努力控制那些服务产品的各种要素,使其能够达到健康服务机构所要求的服务规范和服务标准。

3. 服务递送体系

基本服务组合只是揭示了服务产品的技术层面,而服务的生产、传递过程、顾客对服务的感知过程也是服务产品的重要组成部分。服务递送体系主要是指服务产品生产和消费的全过程,具体有以下两个方面:一是服务的易接近性,即顾客是否容易接触、购买和适用产品。它主要是由服务的外在表现决定的,例如服务人员数量、服务场所和顾客素质水平等。二是顾客与健康服务机构的交换过程,服务的不可分割性和服务的不可储存性,决定了顾客在消费过程中不仅仅是与服务人员接触,还需要了解和熟悉健康服务机构经营管理制度和运作流程等,这些都将会对顾客感知产生影响,假如顾客认为服务流程复杂烦琐,工作人员态度恶劣,则都将影响顾客对健康服务机构服务的满意度。

(二)服务产品的开发策略

服务产品的开发和规划对健康服务机构营销人员十分重要,健康服务机构的营销管理人员需要考虑服务产品的相关商标、担保等问题。由于服务产品的特殊性,使得健康服务机构必须在设计相关服务产品的过程中使用特殊策略。健康管理服务产品开发应坚持从"整体产品"的概念着手,把握好服务各层次产品的核心内涵。

健康体检的核心产品层面,要严格保证产品的科学性、权威性,确保顾客获得准确可靠的体检结论。

在形式产品层面,应对体检环境布置和医护人员的言行等做出规范,使服务产品更加标准化,让顾客获得享受正规、严谨、周到、温馨服务的服务体验。

在附加产品层面,可提供体检后的早餐、沐浴及检后咨询等额外免费服务,使服务产品有形化。例如高度重视体检服务的标准化问题,以控制服务产品无形性特点对体检质量的消极影响。

另外,健康服务机构也应该重视自身的品牌效应,由于服务产品的无形性,品牌的作用就更加突出,好的品牌有助于为顾客提供一种有形的线索来识别健康服务机构的特定服务,顾客可以根据品牌的情况来鉴别产品的质量和可靠性。同时,品牌也有助于帮助健康服务机构增强自身市场竞争力,顾客可以根据品牌将一些服务区别开来。健康服务机构必须根据消费者不断变化的需求、机构的核心技术和市场竞争力等因素来开发和组合健康服务产品。服务机构也可以通过开发或改进服务产品来满足顾客新的需求。还可以借鉴国内外成熟的技术和产品,进行学习或改良,全方位地增强健康服务产品的硬技术、软技术和复合技术。要十分重视健康服务产品的技术操作,制定相应的标准或规范并有效实施,时刻关注顾客对服务产品感知的意见,最大限度地减少和控制与体检服务质量有关的不稳定因素。

二、健康服务定价策略

定价策略,是指健康服务机构为了达到一定的经营目标而采用的价格确定方面的手段和方法。健康服务机构定价的目的是促进销售,获取利润,既要顾及成本,又要考虑顾客对价格的接受能力,这就使定价策略具有买卖双方博弈、双向决策的特征。产品的价格还是市场营销组合中最灵活的因素,它可以对市场做出灵敏的反映。健康服务产品的定价策略同有形产品的定价策略没有本质上的差别,健康服务机构在制定产品的价格时也必须考虑定价目标、成本、供给、需求、竞争等因素,除此以外,由于健康服务产品的特殊性,也决定了健康服务机构在定价策略上具有自己的特点,主要包括:

一是服务的无形性使服务产品定价困难,从健康服务机构的定价方法来看,健康服务机构多采用顾客导向定价法,较少采用实体产品通用的成本导向定价法。这是因为顾客在购买健康服务产品时,难以客观、准确地检查其品质,再加上健康服务产品的针对性,每一位顾客的具体产品组合不同,无法进行同价格比较。由于结论缺乏准确信息,这就决定了服务产品的定价区间要大于有形产品的定价区间,健康服务机构的价格政策更能体现出灵活性。

二是服务的异质性可以为健康服务机构选择目标市场和制定价格战略提供决策依据。一般来说,价格常常被当作质量的代指标,而服务之间没有统一的质量标准做比较,基本上是顾客要求越多,其得到的也就越多,而价格则没有变化。这也容易促成顾客对某个健康服务机构比较偏爱,从而为健康服务机构的市场定位提供重要参考。

三是服务的不可分离性使得服务受地理和时间因素的限制较大,顾客只能在规定的时间和地点接受服务,这将会导致健康服务机构之间的恶性竞争,也同时直接影响健康服务机构定价策略。

四是服务的不可储存性以及由此引起的较大需求的波动,往往会引发不同的服务价格层次,健康服务产品公司为了充分利用剩余的生产能力,而采用差异化的定价策略来调节需求高低峰,使服务的供给和需要达到平衡。

另外,健康服务产品通常有三种定价策略:

第一,互动定价策略,目的是缓和、减轻顾客的购买风险,健康服务机构应提供不同价格的多种产品"套餐"并提供专业组合建议,最终由顾客选择自己满意的服务,使其不必为自己认为没有必要的服务付费,容易获得满意。

第二,关系定价策略,这是有助于体检机构与顾客形成持久供求关系的定价策略,例如对多次光顾的顾客应予以价格优惠,以拓展、赢得长期合作业务等。

第三,效率定价政策,即通过提高工作效率降低成本,把节约的成本让利给顾客的定价策略,主要是针对数量较大且集中的客户,健康服务机构适当让利给顾客。

三、健康服务分销策略

渠道策略也称分销渠道策略,是指健康服务机构为了使其产品进入目标市场而采取的路径选择与管理方面的方法、措施,主要解决健康服务机构在什么地点、什么时间、由什么样的合作者向顾客提供商品和服务的问题。分销渠道除起点(健康服务机构)和终点(顾客)外,主要由批发商、零售商成员组成。由于服务的不可分离性和异质性等特征,使得服务营销的分销渠道比实体产品的分销渠道简单。由于服务营销不用考虑运输、仓储、存货等问题,所以服务营销一般是以直销的方式开展。另外,服务人员能够与顾客面对面交流,其所获得的直接反馈信息也是服务营销的优势之一。健康服务机构在市场上通常有两种分销渠道可供其选择,一种是直销,另一种是由中介机构销售。特许经营是服务营销中营销中介运用的最大变革,它涵盖了广阔的服务业范围,还使得很多服务也突破了地区的限制,加速了全球化的营销步伐。对于健康服务公司而言,销售渠道除直接为顾客提供面对面服务的"直销"方式之外,可供选择的分销渠道策略大体有以下几种:

第一,流动服务策略,健康服务机构将一些健康服务送上门,方便顾客,减少顾客的交通和时间费用。

第二,服务外包策略,对一些本机构暂不具备条件的高端项目,例如基因、分子学检测等,可以纳入产品"套餐",将具体检测服务外包给提供第三方服务的机构,即可丰富本机构服务项目品种,又能据此促进人员业务能力的提升。

第三,联合经营策略,与一些不具备综合健康服务能力的社区、乡镇卫生服务机构建立合作关系,联合开展健康服务。

四、健康服务促销策略

促销策略,是指健康服务机构促进与顾客沟通、有效传达健康服务机构和产品信息的策略。促销是健康服务机构通过人员推销、广告、公共关系和营业推广等各种方式,向顾客传递产品信息,引起他们的注意和兴趣,激发他们的购买欲望和购买行为的一系列活动和过程。促销可分为人员促销和非人员促销两大类。人员推销是指推销员与顾客面对面接触进行推销,这是最古老的促销方式,直至今日仍是广泛应用的促销方式。人员促销策略实施最重要的环节是促销人员的选拔、培训和激励。健康服务机构当然也可以采用广告等常规促销策略,但由于体检及其后续的健康咨询、指导等服务的提供,可以使机构保持与顾客长时间、多频次面对面接触,应当充分发挥"面对面接触"在产品促销中的独特作用。面对面服务的管理要求,如图7-2-1所示:

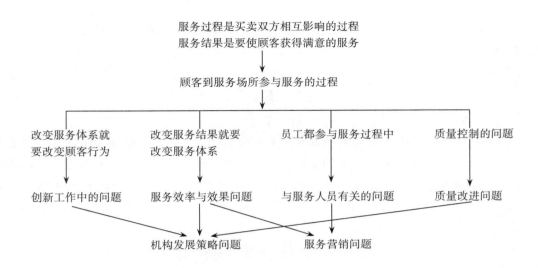

图 7-2-1 面对面服务的管理要求

健康服务的无形性、异质性等特征决定了顾客很难评估一项服务的优劣,也不易对促销的服务产品形成印象,加上经营规模、可用促销方式以及道德等因素对服务业的限制,使得服务促销比产品促销困难得多。健康服务机构的主要促销手段包括广告、人员推销和公共关系。

服务广告要努力实现将无形服务有形化,消除顾客的犹豫心理。健康服务机构在利用广告促销方式时,需多注意以下几点:一是广告信息应能够明确、恰当地表达服务产品的内涵;二是在充分了解顾客需求的基础上,多强调服务给顾客带来的利益满足,少强调技术细节,争取广告取得最佳效果;三是承诺必须兑现,并且广告中关于服务能给消费带来的利益的承诺必须务实,必须是顾客想得到的,也是健康服务机构能够提供的,否则只能给员工带来不适当压力和引发顾客的不满;四是将员工视做广告对象之一。服务业的广告主不仅要懂得如何激励顾客购买,而且还要懂得如何更好地激励自己的员工通过服务去表现,引导顾客更好地与服务生产人员合作完成服务过程。健康服务机构可以通过在广告中持续不断地使用主题词、造型、象征等手法加深受众的印象,减少服务的无形性和差异性缺憾。还可以利用顾客之间的"口碑"方式传播,即"让大家告诉大家",突出服务的安全性,解除顾客购买后的疑虑。

人员促销在营销活动中也起着不可替代的作用,健康服务机构通过健康服务人员与客户的接触、互惠式的沟通与履行诺言,不仅可以了解潜在客户的购买意图和态度,为客户提供个性化服务,宣传或销售健康产品,而且还可以与顾客建立并保持长期的关系,使顾客成为忠诚消费者,以取得健康服务机构持久的竞争优势。

健康服务机构在运用人员推销方式时应注意以下原则:一是发展与顾客的个人关系。健康服务机构员工与顾客之间的良好个人接触,可以使双方相互满足,而且可以取得较好的长期效应。二是采取专业化导向,让顾客相信本健康服务机构有提供预期服务结果的能力。三是利用间接销售形式争取顾客,通过参照群体、意见领袖等渠道影响顾客的选择过程。四是以推销人员的魅力和销售技巧建立并维持有利的健康服务机构形象。五是销售多种服务而不是单

124

项服务。例如,健康服务机构推销员可以围绕核心服务提供多项辅助服务,这将有利于增大买卖双方的利益。六是简化顾客购买过程,尽量减少向顾客提出的要求,以提高他们的满意度。

公共关系是为了树立和维护健康服务机构良好形象而采用各种交际技巧,提高健康服务机构的知名度。主要的公关手段有:媒介宣传、健康服务机构宣传资料、邀请顾客参观、与相关社团建立密切关系等。

在健康管理服务营销中,促销策略起着非常重要的作用。尤其当各家机构提供的产品差别甚微时,高明的促销将会取得竞争的主动权。健康服务机构通常通过广告、公关、人员促销等,为自己的服务创造虚设的附属性,以树立机构在顾客心目中良好的形象,达到事半功倍的效果。

第三节　健康服务营销管理过程

要实现健康服务营销的目的,需要通过健康服务营销管理加以实现。所谓健康服务营销管理是指健康服务机构为创造、建立和保持机构与目标市场之间的有效交换和互利关系,面对营销方案的分析、设计、执行和控制。具体的管理过程包括健康营销环境分析、选择目标市场、确定健康服务营销战略、设计营销组合方案和组织实施营销活动。

一、健康服务营销环境分析

健康服务营销活动既要受自身条件的制约,也要受外部环境的制约,健康服务组织需要根据环境的实际状况和发展变化趋势,利用市场机会,调整营销策略,扬长避短,确保在竞争中的优势。

市场调研和预测是市场营销的首要任务,目的是分析市场环境寻找市场机会。市场营销环境是存在健康服务机构之外的健康服务机构不可控的因素。市场环境复杂多样,任何健康服务机构都不可能脱离市场环境因素而存在,各种环境因素都会或多或少给市场营销活动带来机会或者威胁。关注市场环境因素的变化,及时识别和把握环境机会、规避环境威胁,是市场营销活动的必然构成。市场环境因素分为宏观环境因素和微观环境因素。宏观环境因素主要是指给健康服务机构营销活动带来机会和威胁的外在社会力量,比如经济、法律、文化、人口等;微观市场环境因素是指直接影响营销活动的各类组织,例如顾客、供应商、分销商、竞争对手等,这些环境力量与健康服务机构密不可分,直接影响健康服务机构营销活动是否顺利。只有科学准确地分析市场环境,把握适当的市场机会,才能使健康服务机构占据领先地位并获得较高的受益。如体检机构应通过健康体检服务市场调研来进行市场机会的分析与识别。

市场调研的主要内容如下:第一,顾客需求,包括体检机构经营区域内人口数量、结构和顾客健康体检服务的购买动机,以及原有顾客对已有健康体检服务的改进意见等。第二,体检服务新产品的发展趋势,包括目前市场上已经存在的健康体检服务的技术与方法和新的体检项目。第三,市场竞争,包括市场上已有体检机构的综合实力、产品特点、市场份额状况等。市场调研主要是通过情报资料分析,以及深入城乡社区、机构单位和医疗单位等的实际调研。在市场调研的基础上,利用专家评议和统计学处理等方法,判断健康体检服务市场发展趋势和适用进入的市场的大致范围。例如,某体检机构通过市场调研,发现其经营区域内老年人人口数量占总人口的一半或者更多,而本机构针对老年群体的体检产品和特色服务较少,故而将为老年人群体提供健康体检服务圈定为本体检机构的市场机会。

健康服务营销环境,指影响和制约健康服务提供者决策的各种内外部因素的合集,既包括各种不可控的宏观环境,也包括与健康服务组织密切相关的微观环境。

(一)健康服务营销的宏观环境

1. 政治环境

政治环境是指健康服务机构营销活动的外部政治形势、国家的方针政策。一个良好的政治局面既有利于经济的发展和消费水平的提高,又影响着消费者心理状况,从而导致市场需求发生转变。国家政策规定了国民经济的发展方向和速度,也直接关系到消费欲望、社会购买力及消费需求的增长变化。《国务院关于促进健康服务业发展的若干意见》(国发〔2013〕40号)中提到加快发展健康服务业,是深化医改、改善民生、提升全民健康素质的必然要求,是进一步扩大内需、促进就业、转变经济发展方式的重要举措,对稳增长、调结构、促改革、惠民生,全面建成小康社会具有重要意义。2017年,习近平总书记在十九大报告中指出,实施健康中国战略。要完善国民健康政策,为人民群众提供全方位全周期健康服务。支持社会办医,发展健康产业。2022年,国家卫生健康委等15部门联合印发《"十四五"健康老龄化规划》提出,到2025年,老年健康服务资源配置更加合理,综合连续、覆盖城乡的老年健康服务体系基本建立,老年健康保障制度更加健全,老年人健康生活的社会环境更加友善,老年人健康需求得到更好满足,老年人健康水平不断提升,健康预期寿命不断延长的目标。诸如此类的相关政策都为规范和指导健康服务产业发展起到了指导性作用。

2. 经济环境

经济环境是指影响健康服务机构营销方式与规模的经济因素,主要包括消费者收入因素、消费习惯、货币供应、经济增长等因素。从我国GDP超越日本后,世界开始了"美国第一,中国第二"的GDP排位,人们生活水平逐年提升,可支配收入及消费支出也越来越多,人们对健康服务的要求也越来越高。

《健康中国行动(2019—2030年)》明确提出,未来10年,我国健康产业将赶上或超过发达国家水平。按照美国健康产业占GDP17%以上的比重来计算,到2030年,我国健康产业规模将突破20万亿元,成为发展速度最快、规模最大的产业,并成为国民经济的重要支柱产业。那么,健康服务的功能也应该更加多样化、智能化。

3. 社会环境

社会环境是指对健康服务机构营销具有较大影响的人口环境和文化背景。人口环境一直以来都是决定市场的首要因素。人口数量直接决定市场规模和潜在容量,人口的年龄结构、性别组成、教育和职业结构、婚姻状况也对健康服务市场格局产生着深刻影响,从而影响着营销活动。同时,由于人口在不同地区的分布密度不同,对应的健康服务市场大小也会不同。21世纪是人人都追求健康、追求保健的新时代。当前我国居民亚健康状况急需改正,保健意识、保健行为有待加强,需要进一步宣传科学的健身知识。保健食品企业主体行为需进一步规范,鉴于医药保健品行业市场现状,消费者急需科学的理论知识作正确的消费引导。同时我国社会保健服务机构与人才极其缺乏,面对国际竞争,民族保健行业、民族养生文化需要扶持与弘扬。可见,我国的健康事业状况难以让人乐观,建构"大健康工程"乃势所必然。

4. 技术环境

技术环境是指在生产力大大提高,科学技术有了巨大发展的背景下,健康服务机构有关的科学技术现有水平、发展趋势和发展速度,以及国家科技体制、科技政策等。随着3D打印、机器人、人工智能、可穿戴、互联网等新科技与健康领域的结合越来越紧密,健康服务产业的外延和内涵已发生重大改变,其发展将彻底摆脱医院和药品的二元结构模式,同时也必将赋予健康服务产业新的历史重任。

(二)健康服务营销的微观环境

健康服务营销的微观环境是指与健康服务机构密切相关且能够直接影响健康服务机构营销能力的因素总和,主要包括健康服务机构自身、供应商、营销中介、顾客、竞争者及公众。这些因素与健康服务机构有着双向的运作关系,在很大程度上,健康服务机构可以对其进行控制或施加影响。

1. 健康服务机构自身

健康服务机构在开展营销活动的时候,必须依赖于内部各部门的配合,即必须进行制造、采购、研究与开发、财务、市场营销等业务活动。市场营销部门一般由市场营销副总经理、销售经理、推销人员、广告经理、营销研究经理、营销计划经理、定价专家等组成。

2. 供应商

供应商是指向健康服务机构及其竞争者提供生产经营所需资源的健康服务机构或个人。供应商所提供的资源主要包括原材料、零部件、设备、能源、劳务、资金及其他用品等。供应商对健康服务机构的营销活动有着重大的影响。供应商对健康服务机构营销活动的影响主要表现在:供货的稳定性与及时性、供货的价格变动、供货的质量水平。

3. 营销中介

营销中介是指为健康服务机构融通资金、销售产品给最终购买者提供各种有利于营销服务的机构,包括中间商、实体分配公司、营销服务机构(调研公司、广告公司、咨询公司)、金融中介机构(银行、信托公司、保险公司)等。它们是健康服务机构进行营销活动不可缺少的中间环节,健康服务机构的营销活动需要它们的协助才能顺利进行,如生产集中和消费分散的矛盾需要中间商的分销予以解决,广告策划需要得到广告公司的合作等。

（1）中间商。主要是指协助健康服务机构寻找消费者或直接与消费者进行交易的商业企业，包括代理中间商和经销中间商。代理中间商不拥有商品所有权，专门介绍客户或与客户洽商签订合同，包括代理商、经纪人和生产商代表。经销中间商购买商品并拥有商品所有权，主要有批发商和零售商。

（2）实体分配公司。主要是指协助生产企业储存产品并将产品从原产地运往销售目的地的仓储物流公司。实体分配包括包装、运输、仓储、装卸、搬运、库存控制和订单处理等方面，基本功能是调节生产与消费之间的矛盾，弥合产销时空上的背离，提供商品的时间和空间效用，以利适时、适地和适量地将商品供给消费者。

（3）营销服务机构。主要是指为健康服务机构提供市场调研、市场定位、促销产品、营销咨询等方面的营销服务，包括市场调研公司、广告公司、传媒机构及市场营销咨询公司等。

（4）金融中介机构。主要包括银行、信贷公司、保险公司以及其他对货物购销提供融资或保险服务的各种金融机构。健康服务机构的营销活动可能会因贷款成本的上升或信贷来源的限制而受到严重影响。

4.顾客

顾客是健康服务机构服务的对象，也是营销活动的出发点和归宿，它是健康服务机构最重要的环境因素。按照顾客的购买动机，可将顾客市场分为消费者市场、生产者市场、中间商市场、政府市场和国际市场五种类型。

5.竞争者

竞争者是指与健康服务机构存在利益争夺关系的其他经济主体。健康服务机构的营销活动常常受到各种竞争者的包围和制约，因此，健康服务机构必须识别各种不同的竞争者，并采取不同的竞争对策。

（1）愿望竞争者

愿望竞争者是指提供不同产品、满足不同消费欲望的竞争者。

（2）一般竞争者

一般竞争者是指提供不同产品、满足同一消费欲望的竞争者，产品之间具有可替代性，是消费者在决定需要的类型之后出现的次一级竞争，也称平行竞争。

（3）产品形式竞争者

产品形式竞争者是指提供同类产品、满足同一消费欲望的竞争者，同类产品之间产品形式不同。消费者在决定了需要的属类产品之后，还必须决定购买何种产品。

（4）品牌竞争者

品牌竞争者是指提供同类产品、满足同一消费欲望的竞争者，同种产品之间品牌不同者。

6.公众

公众是指对健康服务机构实现营销目标的能力有实际或潜在利害关系和影响力的团体或个人。健康服务机构所面临的公众主要有以下几种：

（1）融资公众，是指影响健康服务机构融资能力的金融机构，如银行、投资公司、证券经纪公司、保险公司等。

（2）媒介公众，是指报纸、杂志社、广播电台、电视台等大众传播媒介，它们对健康服务机构的形象及声誉的建立具有举足轻重的作用。

（3）政府公众，是指负责管理健康服务机构营销活动的有关政府机构。健康服务机构在制订营销计划时，应充分考虑政府的政策，研究政府颁布的有关法规和条例。

（4）社团公众，是指保护消费者权益的组织、环保组织及其他群众团体等。健康服务机构营销活动关系到社会各方面的切身利益，必须密切注意并及时处理来自社团公众的批评和意见。

（5）社区公众，是指健康服务机构所在地附近的居民和社区组织。

（6）一般公众，是指上述各种公众之外的社会公众。一般公众虽然不会有组织地对健康服务机构采取行动，但健康服务机构形象会影响他们的选择。

（7）内部公众，是指健康服务机构内部的公众，包括董事会、经理、健康服务机构职工。

所有这些公众，均对健康服务机构的营销活动有着直接或间接的影响，处理好与广大公众的关系，是健康服务机构营销管理的一项极其重要的任务。

二、客户细分及市场定位

营销策略一定要与健康服务机构目标市场及目标客户群相匹配。由于健康服务行业的多层次、多元化特点，不同的人对其需求不同，因此健康服务机构应该区分最具吸引力的细分市场。

（一）客户细分

针对不同的客户需求，细分不同营销方案。比如，高端的定位就是针对高收入人群设定的，这类客户更追求高质量的服务、个性化的体验；针对中收入的消费者，可以在价格上适当放低一些，这类客户追求的是性价比；如果针对女性，可以设置更多倾向性的产品；针对年轻人，增加更多个性化、热点化的元素。

通常情况，客户细分可以从以下三个方面进行思考：

1.外在属性

外在属性包括客户的地域分布，客户的产品拥有，客户的组织归属——机构用户、个人用户、政府用户等。通常，这种分层最简单、直观，数据也很容易得到。但这种分类比较粗放，难以辨别潜在客户，仅能简单判断某一类客户（如大企业客户）较之另一类客户（如政府客户）可能消费能力更强。

2.内在属性

内在属性指客户的内在因素所决定的属性，比如性别、年龄、信仰、爱好、收入、家庭成员数、信用度、性格、价值取向等。如体检机构在针对老年人和青少年、针对孕妇和非孕妇的体检的项目设计上就会有所不同。

3.消费行为分类

不少行业对消费行为的分析主要从三个方面考虑,即所谓:最近消费、消费频率与消费额。这些指标都需要在账务系统中得到。

按照消费行为来分类通常只适用于现有客户,潜在客户因还未发生消费行为而无法分层。即使对于现有客户,消费行为分类也只能满足健康服务机构客户分层的特定目的,如奖励贡献多的客户。至于找出客户中的特点为市场营销活动找到确定对策,则要做更多的数据分析工作。

(二)市场定位

目标市场的定位是指健康服务机构在市场上处于的位置,通过树立其形象,传递给消费者,简而言之,就是在消费者心目中树立健康服务机构的独特形象。在确定好目标细分及市场定位以后,才能合理地优化其营销策略。

市场定位是根据不同顾客对某一产品需求的差异性而将市场进行进一步的仔细划分,并对每一个具体的细分市场进行评估的活动。目标市场是在市场细分的基础上,健康服务机构根据总体战略目标要求及环境条件约束选择要为之服务的细分市场。为发现市场机会,就需要对市场进行细分,并根据健康服务机构自身能力和特长选择目标市场、进行市场定位,使健康服务机构更加清楚自身应首先满足哪些市场需求,还对市场总的顾客需求有一定的了解,这样积极调整健康服务机构战略安排,才能使健康服务机构进入市场后获得相对优势。市场机会的发现可以帮助体检机构了解并寻求相关市场的发展机遇。但需要更深入了解如满足哪些人群、提供什么样的健康体检服务等需求时,就需要机构对服务市场进行市场细分,从中选择目标市场。健康体检服务市场细分的依据,包括环境、人口数量、顾客心理和消费行为特征等因素。地区的不同,例如城市与农村,人群的不同,例如年龄阶段与性别,都会存在不同的心理状态和个性特征、顾客消费行为以及现实的健康状况等,都会产生不同的健康体检服务需求,因而可以形成不同的细分市场。例如体检机构经过对市场机会细分后,发现由于区域内高等院校和科研机构较多,老年人群体文化背景和经济收入较高,故可以确定近几年内将经营区域内的高等院校和科研机构的离退休人员作为本体检机构体检服务及其检后健康管理服务开发与提供的目标市场。

三、制定营销组合策略与计划

选定目标市场之后根据选定的目标市场的需求特点有针对性地进行产品设计、生产与营销工作,以便通过建立产品或服务特色获得竞争优势,这就是以市场定位制定营销策略和实施计划的目的。制定营销组合策略使健康服务机构在市场营销过程中有明确的指导思想和方针策略,有切实可行的行动方案和措施,包括对产品的开发、定价、销售等一系列营销活动及其资源保障的具体安排。市场营销组合策略属于战术性营销决策,是健康服务机构针对选定的目标市场,综合运用一系列可控的市场营销手段。从管理实践的角度来看,影响健康服务机构市场营销活动的因素有两类,一类是健康服务机构不可控因素,主要是指各类环境因素;另一类是指健康服务机构自身可控的因素,如产品、价格、地点、促销等。在营销实践中,这四要素是由若干二级或三级要素构成,通过健康服务机构营销组合运用实施在具体的营销活动当中。(如表7-3-1)

表7-3-1 市场营销组合因素

营销组合要素	基本任务	具体活动(二级要素)
产品	向目标顾客提供有形产品和无形服务	产品特性、质量、外观、品牌、包装、服务等
价格	顾客获得产品所需支付的货币成本的测量	定价目标、基本价格、折扣、支付方式、信用条件、价格调查等
地点	健康服务机构为产品顺利送达目标市场所需采取的活动	分销目标、渠道类型、代理商、营业场所、渠道管理、物流等
促销	传递产品信息并说服顾客购买的活动	促销目标、整合营销、人员推销、广告、销售促进、公共关系等

健康体检服务机构制定营销计划主要是将营销战略转化为切实可行的实施方案,内容包括体检服务项目的设计开发、价格的制定和促销措施的部署,以及营销费用预算、营销人力资源的安排等。例如前述体检机构,应针对目标市场高等院校和科研机构的离退休人员的特征,制定相应的健康体检服务营销策略和计划。应在确保体检质量的同时,更加关注顾客的心理和情感需求,重视满足顾客隐含的尊严、体面等情感体验的获得感的需求。在体检服务具体的实施过程中,要求在服务产品内涵中加大基于高文化素养人群的自我健康管理理论和方法技能传授的比重;体检服务新项目的促销、推出时机一般安排在院校、科研单位组织离退休人员年度体检旺季前期;在服务项目定价时考虑较高稳定经济收入老年人群体的消费能力,避免定价过低影响可信度等。

为了使健康服务机构的营销有效地为组织服务,必须制定更为具体的营销计划,使营销目标、资源和各种环境机会之间相互协调,最终实现组织目标。营销计划是管理营销过程,指导、协调营销活动的依据,营销计划一般包括概要、现状分析、营销目标、营销战略、营销方案、预算与控制等方面。

(1)概要。主要是对营销目标和措施进行简要的概括说明,便于相关管理者对计划迅速了解和掌握。

(2)现状分析。说明健康服务市场、产品、竞争和环境等相关背景,描述现状,分析健康服务组织的优势和劣势以及机会与威胁。

(3)营销目标。是健康组织营销计划的核心部分,一般包括市场占有率、经营额、净收益率、投资收益率等。

(4)营销战略。是说明实现营销目标的途径与手段,包括目标市场选择、市场定位、营销组合策略等。

(5)营销方案。战略必须具体化,即设计具体的实施步骤、活动程序和行动方案,要进一步从做什么、何时做、谁来做、什么时候完成、花费多少等方面全盘考虑实施营销战略的所有环节和内容。

(6)预算。说明执行计划所需的适量费用、用途和理由。

(7)控制。这是营销计划的最后部分,说明如何检查、落实计划的执行和进度,便于管理层进行有效监督,确保营销计划的完成。

四、实施健康服务营销计划

对既定的市场营销战略与策略付诸实施,这是市场营销工作量最大和最为复杂的工作,需要建立一个高效的营销实施系统,包括产品生产部门、销售部门和质量管理部门等,在实施过程当中进行动态的监控,发现战略和营销策略在实施过程中的问题,找出问题原因并及时地进行调整改进。同时还应开发营销控制程序,及时地发现并解决问题,保障营销活动有序展开和健康服务机构目标实现。

健康体检服务机构所实施的营销活动主要是指体检机构按照营销战略、计划和方案,有序地开展产品开发、价格制定、分销渠道选择和产品促销等各项营销活动。产品的开发应追求"整体"理念,在满足顾客对健康体检结论准确可靠性这一"核心产品"层次要求的同时,充分考虑顾客对体检环境、检后免费咨询服务等产品其他层次方面的需要;价格策略的安排需要针对不同顾客的购买能力不同做出有针对性的可持续的改变,与此同时应注意符合医疗服务行业的相关政策和规定;健康体检机构服务产品的分销渠道的选择一般采用"直销"模式,即由体检机构直接为所有顾客提供面对面的服务,对部影像学检测等因机构条件有限而无法完成的业务,也可以通过分销渠道外包给第三方机构,但必须进行严格的质量监控,以确保健康体检总体质量;促销活动的开展必须坚持科学、客观的原则,不能违背医学伦理和医疗职业精神的基本要求。

(1)制定行动方案。有效执行计划需要详细、具体的行动方案,以明确计划中的关键环节的措施和任务,把任务、责任分配到个人或团队。还要考虑日程安排及每个行动确切的起始、完成时间。

(2)调整组织结构。在计划实施过程中,组织结构应与任务相一致,同自身特点、环境相适应。必须根据计划的需要,适时改变、完善组织结构。

(3)形成规章制度。要保证计划落在实处,就必须明确与计划有关的各环节、岗位及人员的责、权、利,明确制定奖惩措施,并建立规章制度进行约束和管理。

(4)协调各种关系。为了有效实施营销计划的战略和计划,行动方案、组织结构、制度等因素必须协调一致,相互配合。

≫ 本章小结：

1.市场营销是个人和集体通过创造、提供出售，并同别人自由交换产品和价值，来获得其所需所欲之物的社会过程。市场营销观念经历了生产观念、产品观念、推销观念、市场营销观念和社会营销观念的变迁。

2.根据市场营销学理论和健康管理服务的产品特征，健康管理服务的市场营销应当确立和遵循顾客至上、优质服务、差异化服务和助人自助的基本理念。

3.为在竞争中占有优势，健康服务机构也必须采取一定的营销策略，4P理论是营销策略的基础，包括产品策略、地点策略、价格策略和促销策略。

4.健康服务营销管理是对营销方案的分析、设计、执行和控制的过程。具体的管理过程包括营销环境分析、选择目标市场、确定健康服务营销战略、设计营销组合方案和组织实施营销活动。

≫ 课后思考题：

1.健康服务营销管理过程包括哪些内容？
2.健康服务营销组合策略的发展历程如何？
3.健康服务营销计划的实施步骤是什么？

电子资源

第八章　健康风险评估

≫ 学习目标

1.掌握健康风险评估的含义、健康危险因素。
2.熟悉健康风险评估的种类、基本方法和步骤。
3.了解健康风险评估的应用价值。

≫ 结构导图

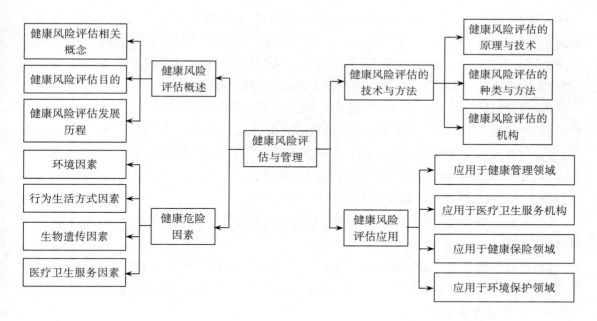

第一节　健康风险评估概述

一、健康风险评估相关概念

(一)风险及风险管理

风险是指某种不利事件发生的可能性或某种事件预期后果中较为不利的一面。在现实生活中,受各种不确定因素的影响,人们的活动存在各种各样的风险,诸如自然灾害、意外事故、身体疾病、死亡等。一般而言,风险存在并必然发生,风险一旦发生,其所带来的损失是个人、家庭或单位难以承受的,并且风险具有较强的不确定性。疾病风险主要指疾病发生及其所造成的不确定性。疾病风险有如下特点:

(1)疾病风险危害的是人,而不是财产物资。

(2)疾病发生有较大的随机性、不可预知性以及不可避免性。

(3)造成疾病风险的原因具有多样性(如自然、生物、环境、心理等),与其他风险相联系。

(4)不一定能用经济补偿健康损失。

(5)疾病损失的外延性,如传染病的发生,除病人外,还可传染给其他易感者,引起他人发病。

风险管理是指对面临风险者进行风险识别、风险估测、风险评价、风险控制,以减少风险负面影响的决策及行动过程。也指对不确定要素造成的损失进行预测,并根据预测的结果选择合适的管理方法和技术方法以降低不确定性带来的损失。风险管理是一个多方向的、反复的过程,在这个过程中几乎每一个构成要素都会影响其他构成要素。

风险管理目标由两部分组成,即损失发生前的风险管理目标和损失发生后的风险管理目标。前者的目标是避免或减少风险事故形成的机会,包括降低或控制风险因素、减少忧虑心理;后者的目标是努力恢复到损失前的状态,包括保护相关人员的健康,通过康复治疗减少并发症等。二者有效结合,构成完整而系统的风险管理目标。风险管理的基本程序包括风险识别、风险估测、风险管理方法和风险管理效果评价等环节。

(1)风险识别是健康管理师和个人对所面临的以及潜在的风险加以判断、归类整理,并对风险的性质进行鉴定的过程。

(2)风险估测是指在风险识别的基础上,通过对所收集的详细损失资料加以分析,运用概率论和数理统计,估计和预测风险发生的概率和损失程度。风险估测的内容主要包括损失频率和损失程度两个方面。

(3)风险管理方法分为控制法和财务法两大类,前者的目的是降低损失频率和损失程度,重点在于改变引起风险事故和扩大损失的各种条件;后者是事先做好吸纳风险成本的财务安排。

(4)风险管理效果评价是分析、比较已实施的风险管理方法的结果与预期目标的契合程度,以此来评判管理方案的科学性、适应性和收益性。

（二）健康风险评估

健康风险评估（Health Risk Appraisal，HRA）是通过全面收集个人的健康信息，并分析危险因素（生活方式、环境、遗传和医疗卫生服务等因素）与健康状态之间的量化关系，预测个人在未来一定时间内发生某种特定疾病（生理疾患和心理疾患）或因为某种特定疾病而死亡的可能性。该分析过程的目的主要在于估计发生的可能性，而不是做出明确诊断。其理论依据是：看起来健康且没有病状的人也可能具有发病或导致死亡的潜在风险。通过评估，能够找出可能导致风险的因素，通过控制危险因素可以预防或降低致病率或死亡率，达到预防或延迟发病的效果。健康风险评估是健康管理过程中关键的专业技术步骤，是健康管理的核心。简言之，健康风险评估就是对个人的健康状况及未来患病或死亡危险性的量化评估。因此，我们可以从健康状况、未来患病或死亡危险、量化评估三个关键词来理解健康风险评估的概念。

1.健康状况

随着人们对健康状况的认识和理解不断深入，健康的多维性、阶段性和连续性是人们对健康认识的重要方面。健康的多维性主要包括：躯体健康、心理健康、良好的社会适应能力和道德健康4个方面；阶段性和连续性则主要是指从绝对健康到死亡，个体经历疾病的低危险状态、中危险状态、高危险状态等阶段，各个阶段逐步演变。健康的这些特点直接影响到健康风险评估的需要和发展趋势。目前，健康风险评估的重点已从健康结果的评估（如患病、残疾、死亡等）扩展到个人健康功能评估。同时阶段性和连续性健康评估逐渐受到广泛关注。

2.未来患病或死亡危险

这是健康风险评估的核心，即依据循证医学、流行病学和统计学等方法和技术，预测具有一定特征的人群在未来一定时期内患病率或病死率。健康风险评估从本质上来说，就是对未来患病或死亡危险的预测。

3.量化评估

评估结果可以量化和比对是健康风险评估的一个重要特点。常见的健康风险评估结果指标有：患病危险性、健康年龄、健康分值等，基本思想是将健康危险度的计算结果通过一定的方法转化为评分数值。

健康年龄是健康风险评估结果的重要指标，是指具有相同评估总分值的男性或女性的平均年龄。将受评估者的评估危险度和同年龄同性别人群的平均危险度进行比较，若该受评估者评估危险度与人群平均危险度相等，则其健康年龄就是其自然年龄；若其评估危险度高于人群平均危险度，那么其健康年龄就大于其自然年龄，反之则小于其自然年龄。

二、健康风险评估目的

健康风险评估的目的在于将评估中所获得的健康数据转变为公众所熟知的健康信息，帮助人们从这些健康信息中获得对自身健康的判断、态度、观点和认同等，从而获得良好的身体、心理和社会适应能力等方面的知识和技能,减少健康风险因素的影响。由于医学模式和疾病谱的变化、人们自我健康维护意识增强,尤其是我国居民生活方式的巨大变化,肥胖、超重、饮酒过量、吸烟、运动不足、睡眠不足、用脑过度等不良生活方式导致的健康问题越来越多,开发、利用健康风险评估体系是实践有效的健康管理,帮助人们走向健康的科学途径,对于维护和促进健康具有重要的意义。"健康风险评估"的核心理念是全面研究个人的生活方式和行为对生理健康、心理健康、社会功能、保健就医情况产生的正面或负面的影响,有的放矢地对不良生活习惯和行为方式进行干预,从而达到降低健康风险、提高生命质量、优化生存环境、合理配置医疗消费的目的。在西方发达国家,针对个人、组织和社会的"健康风险评估"已经伴随健康管理事业走过了二十多年的发展历程,已成为医疗服务体系中不可或缺的一部分。但对大多数中国人来说,"健康风险评估"目前还是一个全新的概念。

三、健康风险评估的发展历程

自20世纪50年代初延续至今的美国弗莱明翰心脏病研究(Framingham Heart Study)作为最经典心脏病长期临床跟踪的社区研究,为健康风险评估模式的发展奠定了基础。参与这一研究的美国医生路易斯·罗宾逊(Lawis C.Robbins)在20世纪60年代创立了以流行病学为主要研究手段的预测医学(Prospective Medicine),首次提出了健康风险评估(Health Hazard Appraisal)的概念,推算出了弗莱明翰心脏病预测模式,从而估算出得心脏病的可能性以及死于心脏病的危险程度。1970年,易斯·罗宾逊医生和杰姆斯·浩勒(James Hall)医生在此基础上进一步编写了《前瞻性医学实践》一书,阐明目前健康危险因素与未来健康结果之间的量化关系,并提供了完整的健康风险评估工具包,促进了健康风险评估的广泛应用。至此,健康风险评估进入了大规模应用和快速发展时期。

20世纪70年代,随着计算机技术的发展,美国和加拿大对过去的健康风险研究成果进行总结,研发出美国第一代成年人健康风险评估软件——CDC/HRA(Centers for Disease Control/Health Risk Appraisa)。美国第一代成年人健康风险评估软件可计算不同性别、种族、年龄个体的26种主要疾病及未来10年的死亡率。20世纪80年代,美国在第一代软件的基础上,进行修改和升级,推出了用于个人电脑的第二代健康风险评估软件,风险评估的种类上升到44种。

随着美国第一、二代健康风险评估软件的研究和推广,发达国家(主要指美国和加拿大)造就了一批以健康风险评估为基础,开展健康管理、健康促进活动的公司和研究机构,如美国密歇根大学健康管理研究中心。密歇根大学健康管理研究中心的HRA系统是健康风险评估的先驱。20世纪80年代初,美国疾病控制中心授权密歇根大学健康管理研究中心,向全国推广HRA系统,普及健康风险评估。同时,逐步建立并完善了以HRA技术为基础,与行为科学相结合,以进行健康教育、提倡科学生活方式为主导,面向美国大众的HRA系统。20世纪80年代末,该中心推出了以死亡率作为主要计算依据的第二代HRA系统。

20世纪90年代中期,随着计算机技术的成熟与普及,第三代以个人健康综合指数为主要评估指标的HRA系统应运而生。随着人们对健康概念认识的逐渐深入,第三代HRA系统与第

一、二代 HRA 系统相比,涉及的健康问题更加广泛、风险因素问题更加全面。在欧美国家,健康风险评估已经不仅在政府机构、学术团体、大学及医疗机构及其网站上得到了广泛应用,还被许多提供健康服务的商业机构广泛采纳,越来越多的企业和事业单位纷纷依托健康管理机构,以健康风险评估作为基础措施,开展健康管理。目前健康风险评估已经被广泛应用于企业、医疗机构、健康管理公司等,成为健康管理、健康促进项目中必不可少的重要环节。

第二节　健康危险因素

健康危险因素是指能使疾病或死亡发生的可能性增加的诱发因素,或者能使健康不良后果发生概率增加的影响因素。引起人类疾病或死亡的危险因素包含了极其广泛的内涵,为了便于理解和掌握,可以从多种角度对健康危险因素进行分类。如根据可否干预,将健康危险因素分为可改变的危险因素与不可改变的危险因素;根据因果链上与不良健康后果的关系远近,将健康危险因素分为直接的健康危险因素和间接的健康危险因素;根据危险因素暴露水平情况,将健康危险因素分为个体健康危险因素和群体健康危险因素。本书,综合健康医学模式将健康危险因素分为环境因素、行为与生活方式因素、生物遗传因素、医疗卫生服务因素四个大类。

一、环境因素

环境是指人类生活中的各要素总和,环境危险因素包括自然和社会危险因素。人类处于特定的自然和社会环境中,是自然环境和社会环境的一部分。因此,在考虑人的健康和疾病时,不仅要考虑其生物学特性,还需要考虑自然环境和社会环境的影响。

(一)自然环境危险因素

从人类生态学角度看,环境不仅影响人类的生活和生产,甚至还影响着人类的健康。由于人类对自然环境的过度改造,不仅严重破坏了人们赖以生存的生态系统,还导致大量的危险因素进入人们的生存环境,各种自然环境危险因素给人类社会的整体生存带来前所未有的严重影响。自然环境危险因素包括生物性危险因素、物理性危险因素、化学性危险因素。

生物性危险因素:自然环境中影响健康的生物性危险因素有细菌、真菌、病毒、寄生虫、生物毒物等,是传染病、寄生虫病和自然疫源的直接致病源。

物理性危险因素:自然环境中影响健康的物理性危险因素有噪声、振动、电离辐射等。

化学性危险因素:自然环境中影响健康的化学性危险因素有毒物、农药、废气、污水等。

(二)社会环境危险因素

社会环境因素是指社会的各项构成要素,包括经济状况、社会制度、法律体系、社会关系、教育水平、文明程度等诸多方面。社会环境因素在疾病发生、发展、转归和防治中起着极其重要的作用。随着生物医学模式向生物-心理-社会医学模式的转变,与人类密切相关的社会因素对健康的影响也逐渐受到广泛关注。

　　健康和疾病与经济发展水平密切相关,经济发展水平越低,健康水平越差。在经济发达国家,人们生活工作条件、卫生状况、保健水平都远高于经济欠发达地区,危害其人群健康的主要疾病是慢性非传染性疾病。而在经济欠发达国家,营养缺乏性疾病、传染病等是威胁人群健康的主要卫生问题。同理,在同一个国家中,经济条件好、社会地位高的人群与经济条件差、社会地位低的人群的整体健康水平也会存在一定差异。此外,社会经济发展在促进人类健康水平提高的同时,也带来一系列新的社会问题,对人类健康有潜在的危险。在经济发展过程中,由于不合理地开采利用资源,人类生态环境遭到了严重破坏和污染,如滥伐森林造成水土流失、土地沙漠化;二氧化碳排放过多,导致全球气候变暖;工业“三废”污染大气、水系及食物等,由此产生的潜在健康危害广泛存在。同时,大量人工合成化学物质广泛渗透在人们的日常生活中,对人类健康的不良影响越来越受到关注。

　　随着社会竞争日益激烈,工作和生活节奏的加快,紧张、刺激的工作压力对身心健康产生了不良影响,精神心理问题逐渐成为现代人突出的健康问题。经济的发展改善了生活条件,改变了人们的生活方式,高血压、糖尿病、肥胖等“富裕病”的发病率增加。物质生活的丰富,电子或电气产品以及互联网的广泛应用,产生了空调综合征、电脑综合征、网络成瘾等“文明病”。

　　社会因素影响健康的特点主要有非特异性、广泛性、持久性、累积性,且社会因素常常是以交互作用的方式作用于人类健康。这主要是因为社会因素与健康效应之间的因果联系不仅具有多元性,还通常是多种社会因素相互交织共同对人类健康状况产生影响。

二、行为与生活方式因素

　　行为与生活方式危险因素是由于人类不良的生活行为方式而产生的健康危害。随着疾病谱的改变,与不良生活方式密切相关的慢性疾病越来越成为人类健康的主要威胁。据《中国卫生健康统计年鉴(2021)》显示,恶性肿瘤、心脏病、脑血管病、呼吸系统疾病、损伤和中毒等为我国城乡居民因病死亡的前5大杀手(见图8-2-1及图8-2-2),而造成这些死亡原因的危险与人类的行为生活方式密切相关。

　　世界卫生组织的卫生报告中提出影响全球的十大健康危险因素有营养不良、不安全性行为、高血压、吸烟、酗酒、不安全饮用水、不良卫生设施和卫生习惯、铁缺乏、室内烟尘污染、高胆固醇和肥胖等。在北美、欧洲和亚太地区工业化程度很高的国家,全部疾病负担中至少有1/3归因于烟草、酒精、高胆固醇和肥胖。烟草造成每年将近500万人其中早亡,高血压造成700万人早亡。因此,加强对行为和生活方式危险因素的研究与监测,制定针对性干预策略,加大健康教育和行为矫正,消灭自创性危险,是增进健康的明智选择。

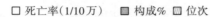

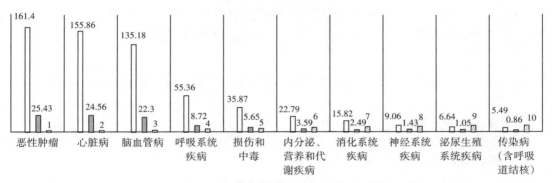

图 8-2-1　2020 年城市居民前十位疾病死亡率及构成

数据来源:《中国卫生健康统计年鉴(2021)》。

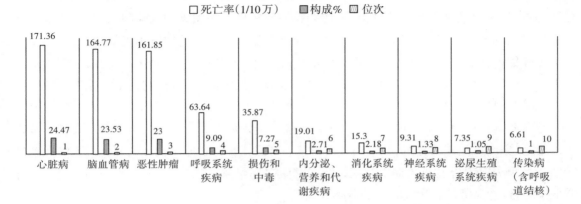

图 8-2-2　2020 年农村居民前十位疾病死亡率及构成

数据来源:《中国卫生健康统计年鉴(2021)》。

三、生物遗传因素

随着医学的发展及对疾病认识的不断深入,人们发现无论是传染病还是慢性病的发生,都是遗传因素和环境因素共同作用的结果。各因素在致病过程中所起的作用不同,可能以其一为主,其他为辅。它们的作用可单纯相加,也可能彼此促进或协同。随着分子生物遗传学的发展,遗传特征、家族发病聚集倾向、成熟老化和复合内因学说等已在基因遗传等分子生物学的最新成就中找到客观依据。包括直接与遗传有关的疾病以及遗传与其他危险因素共同作用的疾病,如年龄、性别、种族、疾病遗传史、身高、体重等(不可控的健康危险因素)。

四、医疗卫生服务因素

医疗卫生服务中影响健康的危险因素,指医疗卫生服务系统中存在的各种不利于保护和增进健康的因素。广义上说,医疗资源布局不合理,城乡卫生人力资源配置悬殊,初级卫生保健网络不健全,重治疗、轻预防的倾向和医疗保健制度不完善等都是可能危害人们健康的因素。在医疗行为中,诱导过度和不必要的医疗消费;医疗过程中医院内交叉感染,滥用抗生素和激素;医疗服务质量低下,误诊或漏诊等都是直接危害健康的因素。

第三节　健康风险评估技术与方法

一、健康风险评估原理与技术

(一)健康风险评估的原理

健康风险评估是一种分析方法或工具,用于描述和估计某一个体未来可能发生某种特定疾病或因为某种疾病导致死亡的可能性,它是对个人的健康状况及未来患病或死亡危险的量化估计。健康风险评估是研究疾病风险因素与慢性疾病发病率和死亡率之间数量依存关系及规律的技术,通过开展健康风险评估,预防和控制与慢性疾病相关的危险因素,从而减少或延缓慢性疾病的发生和发展。健康风险评估系统是利用技术开发的健康管理服务平台,利用该系统可评估各种危险因素对特定慢病发生和发展所起的作用强度,识别高风险人群,明确预防重点,有利于帮助个人认识健康风险因素,强化个人的健康促进行为,制定个性化健康干预措施,并评价这些措施的效果。

健康风险评估的基本原理是基于个人以问卷或量表的方式搜集个人生活方式及健康危险因素信息,完成风险评估分析,针对个人由于某一种或几种特定原因造成的死亡或患病风险给予定量的预测或评价。通过提供健康教育和健康咨询服务,能够帮助个人改变一个或多个健康危险因素,进而降低患病或死亡的危险。

健康风险评估是研究那些看起来健康而且没有任何疾病症状的人,评估其未来可能发病或导致死亡的潜在风险,研究如何能将导致危险的因素识别出来;如何消灭或者控制这些致病因素,达到预防疾病或延迟疾病发生的目的。

(二)健康风险评估的基本技术

健康风险评估的基本技术有问卷、危险度计算、评估报告。

1.问卷

由于评估的重点与目的的不同,问卷所收集的健康信息也有所不同。一般来说,需要收集的信息包括:①生理、生化数据,如身高、体重、血压、血脂等;②基本信息,如年龄、性别、职业、经济状况等;③生活方式信息,如吸烟情况、膳食与运动状况等;④个人当前健康状况、个人病史、家族病史;⑤态度和知识方面的信息;⑥其他危险因素,如精神压力等。

2.危险度计算

由于危险度的估算主要有两种方法:单因素加权法、多因素模型法。单因素加权法反映的是单一危险因素与发病率之间的关系,其强度是用相对危险度来表示的,得出的相关因素的加权分数即为患病的危险度。这种方法简单实用,不需要大量的数据分析,是健康管理发展早期的主要危险度的评价方法。多因素模型法则以多因素数理分析为基础,采用统计学概率理论的方法,得出患病危险度与危险因素之间的关系模型。近年来,为了能将更多的危险因素考虑进去,提高评估的准确性,这种以数据分析为基础的关系模型分析技术得到进一步发展。

3.评估报告

健康评估报告包括个体评估报告和群体评估报告。个体评估报告一般包括健康风险评估的结果及其分析,以及有针对性的健康教育信息;群体评估报告一般包括受评估群体的人口学特征、患病情况、健康危险因素总结、建议的干预措施和方法等。在风险评估的结果表达上,主要有绝对风险性和相对风险性两种常用表达方式。

绝对风险反映的是未来若干年内某种疾病发病的可能性,用以估计多个危险因素对疾病的效应。如5年内发病的绝对风险为10%,就表示5年内该疾病的发病概率为10%。评估疾病绝对风险可以用于确定干预措施的绝对效果,但由于人们对所暴露的风险因素没有绝对等级的概念,所以仅仅告诉人们患病的绝对风险并不能使其有效应对这一信息。比如,仅告知吸烟者其5年内心血管疾病发病的绝对风险是10%并没有太大意义。因为必须同时使他们了解,戒烟对于他们患病风险的降低程度,并采用相应的测量尺度测定其改变量,对他们来说才有意义。

相对风险是具有某一危险因素的个体与不具有该危险因素的个体相比,发生某种疾病的概率之比或增减值,反映的是相对一般人群危险度的增减值。相对风险是对某一种危险因素的单独表示,以提示人们对某些行为(如吸烟)或生理异常(如高血压)进行干预。在人群干预疗效的评价中,这种表达方式存在一定问题,因为相对风险的降低程度与患者治疗前的绝对风险度相关,如仅仅告知吸烟者其心血管疾病发病概率是不吸烟者的两倍,并没有多大意义,因为还必须了解不吸烟者的心血管疾病发病率。

二、健康风险评估的种类与方法

(一)健康风险评估种类

健康风险评估帮助个体综合认识健康风险,因为健康危险因素是多元化的,个体在多种危险因素中暂时无病症,应鼓励和帮助人们修正不健康的行为,制定个体化的健康干预措施,评价干预措施的有效性,在此基础上分类管理不同健康水平的人。因此,健康风险评估种类按不同的角度,可进行多种分类。如,按应用领域区分,健康风险评估可分为:(1)①临床评估,包括体检、门诊、入院、治疗评估等;②健康与疾病风险评估,包括状态及危险性评价;(2)健康过程及结果评估,包括健康状态评估、患病危险性评估、疾病并发症评估及预后评估等;(3)生活方式及健康行为评估,包括膳食、运动等的习惯评估;(4)公共卫生监测与人群健康评估,从人群的角度进行环境、食品安全、职业卫生等方面的健康评估。从评估功能的角度,常见的健康风险评估种类如下:一般健康状况评估(Health Risk Appraisal, HRA)、疾病风险评估(Disease Specific Health Assessment)、生活质量评估(Quality of Life Assessment)等。

1. 一般健康状况评估

一般健康状况评估主要是对危险因素和可能发生的疾病的评估。其特点是采用问卷调查,价格相对便宜,使用上简单易行,通过量化、系统的方法来组织和传达疾病预防与健康维护的信息,强调的是可以修正的健康危险因素,可以增加个人改善健康的动力。提供人群数据,对主要的健康问题和危险因素进行总结和概括,可以在一定程度上帮助提高健康管理项目的参加率。

但HRA描述的是具有一定特征的人群的病死率或患病率,它不是一个人未来健康状况的预言。其局限性在于不能提供完整的病史,不能代替医学检查,不能诊断疾病,不评估社会或环境危险因素,因此HRA不能构成一个健康管理项目。HRA一般是通过计算机完成的,基本工作原理就是通过问卷计算危险度,然后得到HRA报告。HRA的问卷主要由下列几部分组成:生理生化数据,包括身高、体重、血压、血脂等;生活方式,包括吸烟、膳食、运动;个人或家族健康史;其他危险因素包括精神压力等;态度和知识方面的信息。数据由个人自行填报或由医务人员提供。通过统计,我们会得到一份HRA报告,HRA报告的种类和各种HRA报告的组合千差万别,较好的情况是HRA报告包括一份给受评估者个人的报告和一份总结了所有受评估者情况的人群报告,个人报告应该包括健康风险评估的结果和健康教育信息。

2. 疾病风险评估

不同于一般的健康风险评估,疾病风险评估指的是对特定疾病患病风险的评估。其主要目的:一是筛查出患有特定疾病的个体,引入需求管理或疾病管理。二是测量医生和患者良好临床实践的依从性和有效性。三是测量特定干预措施所达到的健康结果。四是测量医生和患者的满意度。一般健康风险评估的特点对于疾病风险评估一样适用,其特点有:(1)注重评估客观临床(如生化试验)指标对未来特定疾病发生危险性。(2)流行病研究成果是其评估的主要依据和科学基础。(3)评估模型运用严谨的统计学方法和手段。(4)适用于医院或体检中心、健康或人寿保险中的核保与精算。疾病风险评估作为健康风险评估的一个主要类型,与健康管理措施有着密切的联系。某种程度上说,疾病风险评估起着管理分流器的作用,通过疾病风险评估可以对人群进行分类,对处于不同类型和等级的个人或人群实施不同的健康管理策略,实现有效的全人群健康管理。据其特点所述,疾病风险评估的方法直接源于流行病学的研究成果。其中,前瞻性队列研究和对以往流行病研究成果的综合分析及循证医学是最主要的方法。前者包括生存分析法、寿命表分析法等,后者包括Meta分析法(Meta-analysis)、合成分析法(Synthesis Analysis)等。从大的方面来说,疾病风险评估主要有以下4个步骤:第一,选择要预测的疾病;第二,不断发现并确定与该疾病发生有关的危险因素;第三,应用适当的预测方法建立疾病风险预测模型;第四,验证评估模型的正确性和准确性。

3. 生命质量评估

生命质量也叫生活质量、生存质量,是指以社会经济、文化背景和价值取向为基础,人们对自己的身体状态、心理功能、社会功能以及个人整体状态的一种感觉体验。生命质量涉及的内容十分丰富,如个体的身体健康、心理素质、自立能力、社会关系及个人信念等,是个体对自己生活状况的理解。

生命质量评估的内容通常包括生理状态、心理状态、社会功能状态、一般性感觉几个维度。生理状态包括躯体健康如活动能力、角色功能状态、体力适度性;心理健康包括情绪反应和认知功能;社会功能状态包括社会交往、社会关系、社会支持;一般性感觉包括健康自评、自我生活评价、满意度和幸福感评价。生活质量评估的特点有:评估内容具有综合性;反映生命质量的指标常为主观目标;多采用自我评估;评价现在,不预测未来;评估结果具有时变性,常作为卫生保健、健康促进等的效果指标,且比一些客观健康指标更为敏感。生命质量评估的主要目标有:监测个体和人群健康状况;比较个体和群体健康状况变化;评估疾病严重程度及其对生命质量的影响;指导患者康复;为卫生政策的制定和卫生资源的合理利用提供依据。

4.其他健康风险评估类型

健康风险评估还有体力活动评估、生活方式评估、亚健康评估、膳食评估、精神压力评估等。

(1)体力活动评估:主要目的是评估普通人群体适能与能量消耗情况,为健身防病及疾病的辅助治疗提供有益指导。气候因素、一天中的不同时刻、活动的类型、个人技巧等诸多因素都可能影响能量消耗。选择评估手段必须在尽量准确测量能量的消耗水平和完成此评估需要的时间和体能能力之间进行平衡,一般从3个侧面评估体力活动:强度、持续时间、频率,主要工具或方法有体力活动日记、体力活动回顾等,但因为体力活动评估通常依赖身体数据的监测,自报数据有可能高估或低估能量的消耗,故在当下通常采用可穿戴设备、运动数据监测软件等建立体力活动数据库,以更加科学地进行体力活动评估。

(2)生活方式评估:包含饮食、运动、睡眠、烟酒习惯、排便、娱乐休闲方式及时间等。评估的主要目的是识别不健康的行为方式,提出改善建议。WHO资料显示,60%的疾病源自生活方式;死于生活方式疾病的患者由20世纪90年代初的24%增至20世纪90年代末的75%。而在美国开展"四大基石"健康生活方式运动的10年,脑卒中发病率下降75%、高血压发病率下降55%、糖尿病发病率下降50%、肿瘤发病率下降1／3,人均寿命延长10年。

(3)亚健康评估:亚健康状态指以疲劳综合征为主的,具有一系列躯体、心理、社会交往方面的障碍和不适症状,具有向疾病和健康方面转化的双向性。亚健康一词虽然在学术界仍有争论,但社会上已被大众接受。适时评估有助于防患于未然的以预防为主的健康新思维逐渐兴起。

(4)膳食评估:其目的是评估个人及人群的营养状况,出具有益的营养及膳食建议,基础是膳食调查。膳食调查的方法主要有膳食回顾及血、尿的生化分析,膳食回顾的常用工具有:24小时膳食回顾、膳食日记、食物频率调查表(Food Frequency Questionnaires,FFQ)等,优缺点各异。同体力活动评估一样,膳食数据的收集及分析没有"金标准",膳食评估多通过软件进行,后者则依赖于营养数据库。

(5)精神压力评估:科学研究揭示精神压力是导致各种慢性疾病的重要原因,很多身体疾病(如高血压、冠心病甚至肿瘤)起病前都有长时间的慢性压力存在。抑郁症、焦虑症和身心功能紊乱,精神压力更是主要元凶。精神压力评估有3种不同的方法:心理生理方法、访谈和客观评估法(Interview and Narrative Rating)、自报法(最常用)。自报法有3种类型:应激源评价、心理反应性评价、认知评价。

个体从健康到疾病的过程是连续性的,因此,健康风险评估也需要连续性。临床上未出现症状,我们需要预防干预;出现临床症状,临床诊断为疾病,需要临床干预。因此,健康风险评估从评估确定的健康结果,如患病、残疾、死亡,扩大到评估个人的健康功能,如完成日常生活活动的能力、自报健康水平等。

(二)健康风险评估操作方法

健康风险评估系统主要针对发病率高并且严重威胁个人健康的慢性疾病,也对与群众生活密切相关的其他疾病进行风险评估。评估系统在病种的选择上要求该疾病具有高发病率、示范意义强、确诊后不易治愈、具有两个以上明确的风险因素和通过控制风险因素可以减少患病概率等特点,满足上述条件的疾病如肺癌、胃癌、高血压、高血脂和糖尿病等都是评估对象。

健康风险评估在操作上通常需要IT(信息科技)支持技术,通过软件或各种信息系统平台来收集并跟踪反映个人健康状况的各种信息,为个人提供个人健康信息清单、个人疾病危险性评价报告、个人健康管理处方及如何降低和控制危险因素的个人健康改善行动指南。

1.健康风险评估的过程

(1)风险评估表格、软件或网站。风险因素是导致疾病发生和发展的直接或间接因素,如饮食习惯、空气质量、工作环境等。系统会从中筛选出生活中常见的与疾病有很强相关度的因素,各风险因素的测量方法必须简单和低成本,通过对该风险因素的干预还能有效控制疾病的发生和发展。

(2)风险度选择。风险度是衡量风险因素对疾病影响程度的权重值,评估系统根据流行病学数据、医学数据及临床资料等大样本进行统计分析和加权处理,确定每个风险因素的暴露情况,并得到各风险因素在疾病中的风险度。

(3)数据导入。评估系统客户数据导入包括问卷调查和医疗数据导入。问卷调查是用户填写问卷,包括个人健康信息、生活习惯、职业、生活环境、疾病史和遗传病史等信息。医疗数据导入是将计算模型所需的体检系统和系统异构数据通过XML格式标准化转换之后导入评估系统。通过问卷调查和数据导入方式取得的数据提供给健康风险评估计算模型进行疾病风险计算。

(4)评估报告。健康风险评估报告主要针对个人目前存在的健康风险进行专业提示和降低风险的指导。通过对饮食结构、运动方式、职业等的干预达到对这些风险因素进行管理和控制的目的,从而减少其患该慢性疾病的风险。制定阶段性管理目标、措施和时程计划,控制促使疾病发生和发展的个人目前的健康风险因素。如体重是影响糖尿病发生和发展的重要风险因素,而评估结果提示其患该疾病的风险较高且体重超标,因此健康管理计划报告就要为其制定控制体重的阶段性计划和目标,如通过规定其饮食结构和数量、多参加体育运动、戒除烟酒等,使其在数月内达到将体重控制在计划值以内的目标,降低患病的风险。通过有计划地控制各项风险因素,可以快速有效地将风险值降低到合理范围内,从而实现降低其患该疾病风险的目的。

2.健康风险评估的内容和方法

(1)个人健康信息管理;

(2)个人疾病危险性评价;

(3)个人健康指导。

3.健康风险评估的步骤

(1)采集个人健康有关信息,进行有关医学检查;

(2)信息录入及报告打印;

(3)解释报告内容;

(4)跟踪指导。

4.随访(再次评价)

按服务对象的疾病危险程度分级,可以根据临床指南以及疾病管理的原则确定随访时间。对高度危险的服务对象,随访时间一般为每3个月1次,中度危险的服务对象的随访时间为每6个月1次,低度危险的服务对象的随访时间为每年1次。

5.效果考核与评价

在个人方面,包括个人健康危险信息的知晓度;危险因素的控制情况;不同病种的控制率和有效率。在健康管理师及服务医师方面,考核的内容包括工作量(管理人数、工作记录等);参加者对服务的满意度(问卷调查)等。

总之,健康风险评估是医院健康体检中心健康管理服务的核心系统,是由国内著名医学机构的临床医学、流行病学和统计学等专家,在引进哈佛计算模型基础上,结合我国近几十年来大量的流行病学研究资料,运用先进的技术开发的健康服务系统,通过健康风险评估预测客户患某种疾病的风险程度,并结合制定风险因素控制计划和健康管理计划等措施,降低其患病风险,从而达到促进健康的目的。今后,健康风险评估系统还会进一步增加其评估疾病的种类,并通过系统优化、完善疾病风险因素和风险度等措施增加评估系统的可靠性,使健康风险评估系统真正成为保障人们健康的有效工具。

三、健康风险评估的机构

健康风险评估与管理作为健康管理的重要组成部分,对个体的健康危险因素进行系统识别、评估和量化,通过科学预测潜在的健康风险因素,制定个性化的健康干预措施,从而达到健康教育与促进的目的。同时健康风险评估与管理也是一项综合性、多学科、整体性非常强的服务，需要其从业机构和人员拥有丰富的健康风险评估和管理经验。目前，我国提供健康风险管理服务的机构主要有体检中心、健康管理公司等。

由于我国健康风险管理业尚处在初级发展阶段，提供完整健康风险管理服务的专业机构数量与整个国家的人口规模不相匹配，提供健康风险管理服务的机构也只是在主营业务之外附加少量并不完整的健康风险管理服务，真正具有健康风险管理实际操作经验的机构凤毛麟角。体检机构目前的主要功能依然停留在健康检查和体检数据的采集上，并不能为人们建立长期有效的风险评估与健康规划和促进。一些健康网站则主要提供求医问药的健康信息，还不能做到真正为顾客提供具体的健康咨询、评估和干预等服务，专门服务于健康风险管理的机构目前国内也仅有极少数几家。

第四节　健康风险评估应用

健康风险评估的主要用途是有效鉴别个人及人群的健康危险状态，提高干预的有效性，监测干预效果。使用健康评估数据进行人群分类后，可对不同风险人群采取不同等级的干预手段来达到资源的最大利用。此外，健康风险评估也可应用于医院、体检中心、社区卫生服务中心等医疗卫生服务机构、健康保险行业、环境保护等。

一、应用于健康管理领域

（一）个体健康指导

1.帮助个体综合认识健康危险因素

健康危险因素在个体身上的发生和表现是多元化并且相互影响的，可以表现出病症也可以不表现病症。健康风险评估通过收集个体健康危险因素信息，据此对个体的健康状况及未来患病危险性进行全面考察与评估，有利于帮助个体综合、正确认识自身健康危险因素及其危害。

2.鼓励和帮助个体修正不健康行为

健康风险评估是通过个性化、量化的评估结果，帮助个体认识自身存在的健康危险因素及其危害和发展趋势，指出个体应该努力改善的方向，并提出针对性、个性化的健康干预方案。在医生指导和个人积极参与下实施方案，有助于个体改变不利于健康的生活习惯和行为方式，消除或减轻影响健康的危险因素，预防疾病、促进健康、提高生命质量。

3.制定个性化健康干预措施

通过健康风险评估，可以明确个体的主要健康问题及其健康危险因素，并进一步确定危险因素的属性是行为因素还是非行为因素；可改变的因素还是不可改变的因素；重要行为还是非重要行为;高可变性行为还是低可变性行为等。从而有效制定个性化、针对性的干预策略和措施,提高个体健康水平。

4.评价干预措施有效性

健康干预是帮助个体采取行动、纠正不良生活方式和习惯,控制健康危险因素的手段。健康管理是一个长期的、连续不断的、周而复始的过程,即在健康干预措施实施一定时间后,需要进行评价,以便发现干预过程、结果与干预计划存在的差异,分析原因,调整计划和干预措施。健康风险评估可通过自身的信息系统,收集、追踪和比较重点评价指标的变化,可对健康干预措施的有效性进行评价和修正。

(二)群体健康管理

对群体实施健康管理时,为使健康管理更有效,针对性更强,通常需要筛选高危人群,实施人群分类管理,以监测疾病进程,降低医疗费用。健康风险评估是筛选高危人群、进行风险分层的有效手段。可按健康危险因素多少、疾病危险性高低等进行健康风险高低分层;也可根据卫生服务的利用水平、设定的阈值或标准等进行医疗花费高低分层。对不同风险的人群采取不同等级的干预手段,可达到健康管理的最佳效果和资源的最大利用。

人群分类通常有以下几种分类方法:

(1)根据健康风险的程度分为高危险组和低危险组,对低危险组采取集中形式的健康教育和健康促进活动,实施生活方式的管理和需求管理;对高危险组采取有针对性的干预,实施疾病及生活方式的专案管理。

(2)根据健康需求分为近期有需求和无需求,有需求的又可根据不同的需求内容分组。对近期有需求的及时开展健康风险评估,提供相关的健康知识,减少人们对原以为必需的、昂贵的、临床上却不一定有必要的医疗保健服务的使用;也可以用线上方式远程指导人们正确利用各种医疗保健服务;还可以根据年龄、性别、干预的风险因素、疾病种类、干预措施等分类管理,这样不仅可以提高干预的针对性和有效性,也可以降低干预实施的成本。

二、应用于医疗卫生服务机构

健康评估功能由体检报告管理软件与健康信息转储发布管理软件相结合共同实现,其中体检报告管理软件的主要作用是:①负责对健康评估所需信息收集和数据生成;②负责对已产生的评估结果进行查询输出等处理。而健康信息转储发布管理软件的主要作用是:①负责上传评估所需的数据;②下载完成的评估结果。

在体检报告管理软件中对健康评估所需信息的收集主要采用填写调查问卷的形式进行,调查问卷内容含有:评估人员的健康状况、家族遗传史、饮食情况、吸烟情况、睡眠习惯、工作行为、精神及社会因素、体力活动及锻炼等多个部分。将上述变量输入计算机后按加权法、模型法进入软件分析程序,给出评估的结果。健康问卷内容包括个人基本信息、环境因素(出生地、居住地、工作种类等)、心理因素(对生活、工作、个人健康满意度,生活、工作压力及压力处理)、人口统计因素(年龄、性别、民族、受教育程度、家庭收入等)、家族史(心脏病、癌症、糖尿病、高血压、高血脂等)、个人史(心脏病、癌症、糖尿病、慢性支气管炎、过敏、腰痛、失眠、高血压等)、膳食及生活方式(吸烟、饮酒、驾驶、睡觉、药物使用及体力活动情况);还有其他情况,如使用健康资源的程度、使用医疗卫生资源的程度、岗位脱岗率等。健康体检内容包括身高、体重、腰围、血压、心电图、胸部检查、空腹血糖、血脂、预防医疗测试、预防接种情况等。评估结果包括健康年龄、可达最低年龄、个人健康危险因素、个人可达最低危险因素、个人相对健康定位、个人应做预防医疗措施、对个人健康最重要的疾病排位、可利用的健康促进与干预的资源等。与此同时,基于个体特殊情况更有针对性、更深入、更单一及量化的某些疾病的风险评估模型也应运而生。

三、应用于健康保险领域

健康保险行业是以经营健康风险为核心的金融服务行业,健康管理具有健康服务与风险管控的双重功能。正是基于健康保险行业对于健康风险管理的需求,健康保险行业始终是健康风险评估、人群分类干预和指导、疾病管理项目、康复管理项目等健康管理技术发展的主要促进力量和运用渠道。健康风险评估应用于健康保险的目的在于进行核保及服务管理,通过健康风险评估进行健康保险费率的计算,确定合理的保险费用,量化回报效果等。

四、应用于环境保护领域

世界卫生组织将环境与健康定义为:关注物理性、化学性和生物性等外在环境因素以及其他相关行为影响因素,通过评估和控制影响人体健康的潜在环境危险因素,达到预防疾病、创造有益健康的环境的目的。环境保护不仅仅是对污染的控制,更应当关心人的健康。环境保护的标准不能仅以环境是否受到污染为基础和目标,还应当以人体健康为核心,以保障健康为主要考量;环境保护的政策思路不能仅停留在对常规污染物进行预防与控制,还应体现保障人体健康的具体要求。环境保护应体现"健康优先",治理污染、保护环境应以保护和改善人体健康为重要目标。

随着我国经济的发展,环境污染导致的健康问题日益严重。环境污染造成的健康影响具有长期性、复杂性、隐蔽性和不可逆转性,即使污染物达标排放,仍可能存在健康风险隐患。因此,通过健康风险评估,倒逼环境保护及其相关政策标准的制定和修改,对环境保护和治理来说必不可少。即通过对人体进行健康风险评估,明确危害人体健康的环境危险因素。在此基础上,有针对性地改善和治理切实危害人体健康的环境问题,在处理各类环境污染健康危害事件、制定生态环境相关政策与标准等方面,为环境保护与治理提供具体的目标和方向。

≫ 本章小结

1.健康风险评估是通过系统收集个人的健康信息,分析建立危险因素(生活方式、环境、遗传和医疗卫生服务等因素)与健康状态之间的量化关系,预测个人在未来一定时间内发生某种特定疾病(生理疾患和心理疾患)或因为某种特定疾病死亡的可能性。

2.健康危险因素是指能使疾病或死亡发生的可能性增加的诱发因素,或者能使健康不良后果发生概率增加的因素。综合健康医学模式,健康危险因素可分为环境因素、生物遗传因素、行为生活方式因素、卫生服务因素四个大类。

3.健康风险评估基于评价个人,以问卷量表方式收集个人生活方式及健康危险因素信息,完成风险评估分析针对个人,由于某一种或几种特定原因造成的死亡或患病风险给予定量的预测或评价。

4.健康风险评估有多种类型,从评估功能的角度,常见的类型有一般健康状况评估、疾病风险评估和生活质量评估;此外,健康风险评估还包括体力活动评估、生活方式评估、亚健康评估、膳食评估、精神压力评估等。

5.健康评估的主要用途是有效地鉴别个人及人群的健康危险状态,提高干预的有效性,并监测干预效果。使用健康评估数据进行人群分类后,可对不同风险人群采取不同等级的干预手段来达到资源的最大利用。此外,健康风险评估也可应用于医院、体检中心、社区卫生服务中心等医疗卫生服务机构、健康保险行业、环境保护等。

≫ 课后思考题

1.风险管理的基本程序是什么?

2.健康危险因素的种类有哪些?

3.健康风险评估的种类与方法有哪些?

4.开展健康风险评估有何意义?

电子资源

第九章　健康教育与健康促进

≫ **学习目标**

1.掌握健康教育和健康促进等相关概念。

2.熟悉健康教育与健康促进的关系以及健康促进的方法。

3.了解健康促进与健康管理的关系和健康促进在健康管理中的应用。

≫ **结构导图**

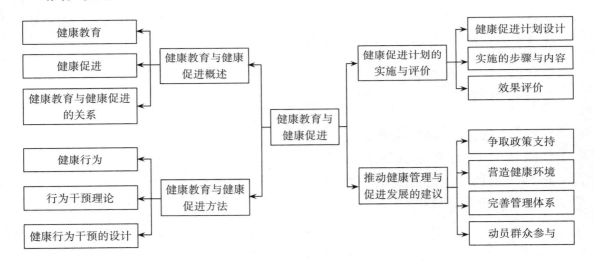

第一节　健康教育与健康促进概述

一、健康教育

（一）健康教育的内涵及特点

1.内涵

世界卫生组织将健康教育（Health Eeducation)定义为:旨在帮助对象人群或个体改善健康

相关行为的系统的社会教育活动。其首要任务是致力于疾病的预防控制,同时也帮助病人更好地治疗和康复,帮助普通人群积极提升健康水平。其特定目标为改善对象的健康相关行为。

2.特点

(1)健康教育是就有关健康的议题对人们进行教育的过程。 健康教育是国民基础教育的一部分,大多数西方发达国家将健康教育作为必修课列入中小学教学大纲。对人们进行健康教育的过程,实际上就是运用教育学的理论和方法,帮助人们掌握健康知识和健康技能并提高自我保健能力的过程。

(2)以目标人群为中心。 健康教育要想获得良好的效果,需要让目标人群认识到健康的重要性,把学习健康知识和技能、树立健康观念、坚持健康行为作为自觉自愿的行动。健康教育不能强加给目标人群,需要调动目标人群自身的主动性、自觉性和积极性。因此,教育干预计划的制定、实施和评价的全过程都需要目标人群的全面参与。

(3)以行为改变为主要工作目标。 行为与生活方式是健康的重要决定因素之一。健康教育通过对目标人群开展传播、教育和干预,以达到帮助目标人群减少或消除危害健康行为、养成促进健康行为,从而实现保护和促进健康的目的。一切健康教育活动中目标人群的行为改变应以知情、自愿为原则,同时一切健康教育活动最终都要落实到目标人群的行为改善上。

(4)具有方法学与应用学科的双重性。 作为方法学,健康教育是所有医疗卫生人员都应掌握的,任何医疗卫生工作都离不开健康教育。而作为应用学科,健康教育通过普及健康知识、理念和技能,帮助人们消除危害健康的行为,养成促进健康的行为,本身就能达到防治疾病、保护和促进健康的目的。

(5)具有多学科性。 健康教育在充分吸收和运用医学、传播学、教育学、心理学、行为科学等多学科理论的基础上,形成了自身独特的理论体系,具有交叉学科的特点。

(6)效果具有延迟性。 健康教育是一个长期的、持续的过程。除了突发公共卫生事件发生过程中所采取的应急健康教育措施,以及针对某种疾病的临床患者教育,能够产生即时和可测量的效果外,其他健康效果往往要等到几年、十年、甚至数十年后才能显现,具有延迟性。

(二)健康教育的必要性

1.健康教育的缺乏严重威胁人群的健康水平,影响民族素质的提高。2021年,中国儿童中心《儿童蓝皮书:中国儿童发展报告(2021)》中的《2020年中国儿童健康状况分析报告》实际分析了2010—2019年这十年间的中国儿童主要健康问题变化情况。2010年中国中小学生超重肥胖率为15.5%,2014年上升到20.4%,2019年又继续上升至24.2%,2010—2019年中小学生超重肥胖率上升了8.7个百分点,未实现"控制中小学生超重肥胖发生率"的目标。2010—2019年各年龄组学生、男女生及城乡学生超重肥胖率均呈现持续上升的趋势,十年间学生超重肥胖率始终表现为随着年龄增长而下降,但高中生(16—18岁)超重肥胖率上升幅度高于初中生(13—15岁)及小学生(7—12岁)。2019年小学生、初中生和高中生超重肥胖率分别为26.2%、23.1%和21.0%。男生超重肥胖率始终高于女生,并且在2010—2019年超重肥胖率上升幅度高于女生,2019年男生超重肥胖率比女生高9.7个百分点。儿童期肥胖不仅会对其当下的身体发育造成严重影响,还将增加成年后肥胖相关慢性病的发病风险。除此以外,肥胖还会影响儿童青春期发育,危害呼吸系统及骨骼,对心理、行为、认知及智力产生不良影响,并诱发非酒精性脂肪性肝病、癌症等。

2. 缺乏健康教育为社会经济发展带来巨大负担。2002年,我国成人超重及肥胖率达到29.9%,直接经济花费为211.1亿元。根据《中国居民营养与慢性病状况报告(2020年)》最新数据,目前中国的成人中已经有超过1/2的人超重或肥胖,成年居民(≥18岁)超重率为34.3%、肥胖率为16.4%。据此推算,至2030年,每年由超重及肥胖所导致成人肥胖相关慢性病直接经济花费也将增至490亿元。肥胖是糖尿病、心血管疾病、癌症等慢性非传染性疾病的上游危险因素,因此肥胖在贫困地区是因病致贫、因病返贫的重要慢性非传染性疾病。

二、健康促进

(一)健康促进的内涵

健康促进(Health Promotion)一词最早出现在20世纪20年代的公共卫生文献中,19世纪80年代得到较大发展。1986年,世界卫生组织在加拿大首都渥太华召开了第一届国际健康促进大会,发布了《渥太华宪章》(Ottawa Charter),提出了健康促进的定义、内涵、工作领域和基本策略。《渥太华宪章》指出健康促进是提高人们改善自身和他人健康能力的过程。2005年,世界卫生组织《曼谷宪章》又重新把健康促进定义为增加人们对健康及其决定因素的控制能力,从而促进健康的过程。可见,健康促进是一个为了保护和促进人们的健康而开展的社会倡导、跨部门合作和人人参与的社会行动,通过健康政策的出台和健康环境的改善,促使人们能够为了保护和改善自身和他人的健康而掌握健康技能,改变自身的行为和生活方式,并获得公平、可及的健康服务资源。健康促进明确了政府、社区、机构、家庭和个人所应承担的保护和促进健康的责任。多年的国际健康促进实践表明,健康促进是促使人们改善健康支持性环境,形成健康行为和生活方式,培育健康文化,提高健康水平的有效社会行动。20世纪80年代以来,世界各国纷纷把健康促进作为解决健康问题、改善全民健康的国家战略。

健康促进有三个关键要素:

1. 卫生的良好治理

健康促进要求所有政府部门的政策制定者将卫生作为政府政策的中心。这意味着他们必须将健康影响纳入他们做出的所有决定中,并优先考虑防止人们生病并保护他们免受伤害的政策。

这些政策必须得到使私营部门的激励措施与公共卫生目标相匹配的法规的支持。例如,通过调整对不健康或有害产品(如酒精、烟草和高盐、高糖高脂肪的食品)的税收政策,通过立法支持健康的城市化建设,创建适合步行的城市,减少空气和水污染,强制系安全带和戴头盔等。

2. 健康素养

人们需要获得知识、技能和信息来做出健康的选择,例如关于平时吃的食物和需要的医疗服务。人们需要有机会做出这些选择,以保证其需要得以满足。在日常环境中,人们可以要求采取进一步的政策行动,以进一步改善其健康状况。

3. 健康城市

城市在促进身体健康方面发挥着关键作用。市一级强有力的领导和承诺对于健康的城市规划以及在社区和初级卫生保健设施中建立预防措施至关重要。健康的城市造就了健康的国家,并最终造就了一个健康的世界。

(二)健康促进的性质与特点

1.健康促进是提高人们控制和改善健康能力的过程,是增强个人健康技能以及个人、团体或社区成员控制健康影响因素的能力的过程。为了实现健康的愿望,达到生理、心理和社会的完好状态,个人、群体和机构都需具有改善或管理健康影响因素的能力。这些影响因素既包括个人行为和生活方式,也包括社会、环境和经济。

2.健康促进更强调社会环境因素对人类健康的影响。健康教育为个人和群体提供正确的知识、价值导向和技能,保证人们能够实施有效的健康行动。而健康促进不仅涵盖了健康教育,也通过促发政治承诺、政策改革、社会行动和服务提供等,提高人们对健康的关注,激发人们保护和促进健康的需求。

3.社区健康促进强调赋权、社区参与和多部门合作。健康促进是帮助、促使或支持人们实现其自身健康目标的过程。通过与社区成员进行充分沟通,在保护和促进健康方面达成共识,寻求共同目标和利益,建立合作伙伴关系,逐渐被认为是健康促进和公共卫生的核心策略。

4.强调健康责任。提高人们对健康的责任感是健康促进的重要目标之一。健康促进通过实施倡导、赋权和协调的基本策略,广泛动员社会各相关部门、社区、家庭和个人,使其履行各自对保护和促进健康所应承担的责任,共同维护和促进健康。

5.注重把健康促进理念应用到不同场所。健康促进的目标之一是促使人们居住、生活、工作和休闲的场所成为保护和促进人们健康的资源。1986年第一届世界健康促进大会以来,《渥太华宪章》中规定的健康促进思想和理念被世界各国广泛应用到医疗卫生实践中,实施了健康促进学校、健康促进医院、健康社区和工作场所、健康城市、健康市场、健康村等场所健康促进行动。

6.推动全社会健康文化的形成。健康促进的重要目标之一是推动健康文化的形成,即人人爱护健康、崇尚健康,人人都能做到积极主动地保护和促进健康。将健康理念融入所有政策,融入社会和个人生活的方方面面,人人坚持健康的生活方式,积极承担对保护和促进健康所应负有的责任。

（三）健康促进的五个活动领域

首届世界健康促进大会上通过的《渥太华宪章》指出：健康促进是一个综合的社会政治过程，它不仅包含了加强个人素质和能力的行动，还包括改变社会、自然环境以及经济条件，从而削弱它们对大众及个人健康的不良影响。《渥太华宪章》将以下五个方面的活动列为优先领域。

第一，建立促进健康的公共政策。政府应该对健康促进负责，对健康促进提供有关政策方面的支持。政府应该提出关于健康促进的公共政策、法律法规，各个层面的制度的制定。建立促进健康的相关政策需要考虑众多因素，比如就业机会、重要的资金保障、住房、教育质量、健康的食物等，为社会发展提供有效的动力，构建良好的社会支持网络。

第二，创建健康的支持环境。它指的是在促进人群健康的过程中，必须让周围的物质环境、社会经济、政治文化均处于健康的状态。在促进人类健康的同时，应该保护自然环境和资源。通过努力去创造具有安全、舒适、满意愉悦的生活条件，在生活中使人们避免受到疾病的威胁，提高人们的健康保护能力。通过政府的倡议、有关部门的合作和社会大众共同创造健康的环境。

第三，加强社区行动。社区行动主要体现在社区居民自下而上的主动参与，其中包括确定存在的问题、做出具体的决策、制定相关的方案、加强实施等。这些需要社区主动整合资源，发挥社区资源的作用，形成良好的工作模式，建立灵活机制，不断提高社区的自我协助能力和社会支持力度，促进健康问题的解决。社区行动的出发点就是要确定社区存在的健康问题以及需求，社区居民主动参与才是核心。这要求社区能够为居民提供连续不断的健康信息，搭建学习平台，社区群众能够连续、充分地获得卫生信息、学习机会以及资金支持，社区与群众共同解决健康问题。

第四，发展个人技能。通过对健康知识的宣传和教育能够不断帮助人们在日常生活中树立健康意识、提高知识水平和技能，具备选择健康的能力，改变不健康的行为和生活习惯。有效地维护自身的健康环境，做好准备，及时预防人生当中不同时期出现的健康问题。社会各个医疗单位、社会组织以及其他机构要具备社会责任感，为个人技能方面的发展提供支持和帮助。

第五，调整卫生服务方向。目的在于能够更加合理地应用社会资源，提高服务质量和改变服务的内容，保障人们的健康水平能够得到提高。卫生部门的工作内容不应该只局限在临床治疗服务，还要将健康促进作为工作的一部分。有关卫生方面的研究和专业知识的培训需要以健康为中心，将满足人的需要作为服务的目标，以帮助服务对象解决困难为己任。卫生服务的责任应该由个人、社区组织、卫生专业人员、卫生机构、商业部门和政府共同承担。

（四）健康促进的策略

1.基本策略

(1)倡导：是指提出有益的观点或主张，并尽力争取其他人支持的一种社会活动。通过倡导政策支持、社会各界对健康措施的认同和卫生部门调整服务方向，激发社会关注和群众参与,从而创造出有利于健康的社会经济、文化与环境条件。

(2)赋权:是提高人民能力的过程,包括辨识健康影响因素的能力及在健康方面做出正确选择和决定的能力。通过赋权帮助群众具备正确的观念、科学的知识、可行的技能,以及朝向完全健康的潜力;使群众获得控制自身健康的决策和行动能力,从而保障人人享有卫生保健及资源的平等机会;使社区的集体行动能在更大程度上影响和控制与社区健康和生命质量相关的因素。

(3)协调:控制健康的影响因素,实现健康的愿望,仅依靠卫生部门是无法实现的。需要协调不同个人、社区、卫生机构、社会经济部门、政府和非政府组织等在健康促进中的利益和行动,组成强大的联盟与社会支持体系,共同努力实现健康目标。

2.核心策略

联合国儿童基金会进一步提出,"社会动员"是健康促进的核心策略。社会动员包括以下层次:

(1)领导层动员,法律决策者、行政决策者、其他具有政治影响力的人士。(2)专业部门和人员参与的动员,立法机构官员、行政机构官员、技术部门官员和其他部门人员。(3)非政府部门的动员,主要指民众(民间)团体、宗教团体、行业团体、工商业界。(4)社区、家庭与个人参与的动员,社区团体的动员、家庭和个人的动员。

三、健康教育与健康促进的关系

健康教育与健康促进密不可分,健康教育必须以健康促进战略思想为指导,健康教育欲改善人们的行为需要健康促进的支持。健康促进框架包含了健康教育,健康教育是健康促进战略中最活跃、最具有推动作用的领域。

(一)健康教育与健康促进的联系

1.健康教育需要健康促进的指导和支持

健康教育的工作目标是改善人们的健康相关行为。由于人类行为极其复杂,受到多方面因素的影响,仅靠健康信息传播不足以实现这一目标。行为的改善还需要一定的环境条件,我国健康教育工作者早在20世纪90年代初在出版的《健康行为学》中就分析并指出了这一点。所以健康教育干预不能仅仅是卫生知识宣传,还必须是一种系统的社会活动。因此,健康促进要求全社会承担健康职责、参与健康工作。并且健康促进的5个活动领域、3项基本策略为健康教育提供了指导和支持,为健康相关行为的改善提供了保障。

2.健康促进需要健康教育来推动和落实

健康促进战略及其5个领域的活动的开展,不能凭空实现。公共卫生和医学必须依靠健康教育的具体活动,推动健康促进战略的实施及其目标的实现。离开了健康教育,公共卫生和医学工作者谈论健康促进只能是一纸空文。制定有利于健康的公共政策,涉及社会领导群体的行为;加强社区行动涉及社区领袖和社区成员的行为;调整卫生服务方向涉及卫生系统成员和管理群体的行为;创造健康支持环境则需要依靠全体社会成员的行为变化。基于此,健康教育的对象在这个意义上由笼统的群体细分为多种类型,促使健康教育的认识、策略和方法得以深化发展。

(二)健康教育与健康促进的区别

健康促进是指健康教育以及能促使行为与环境改变的政策、法规、组织的结合体,是影响人们健康的一切活动的全部过程。健康教育是健康促进的组成要素之一。政策、法规、组织以及其他环境的支持都是健康促进的组成部分,但它需要与健康教育相结合,没有健康教育,健康促进将成为徒有虚名的概念。如果健康教育得不到有效的环境(包括政治、社会、经济、自然环境)支持,健康教育尽管能成功地帮助个体为改变某些行为做出努力,但明显是软弱无力的。健康教育与健康促进之间的区别见表9-1-1。

表9-1-1　健康教育与健康促进的区别

	健康教育	健康促进
目标	健康素养;健康技能;自我保健能力;健康行为	有利于健康的政策制定、环境改善、社会变革,以及健康文化的形成和生活质量的改善
内涵本质	教育→参与→行为改变	行为改变→可持续性环境支持
主要方法	传播结合教育,以教育为主	多因素全方位整合性; 强调组织行为和支持性环境的营造
特点	以行为改变为核心; 以"知"→"信"→"行"转变为近期目标; 以防病、保健为远期目标	社会参与、多部门合作; 以健康教育为先导,以行政措施为保证,以环境支持为后援
效果	近期防病、保健效果不明显; 远期效果和效益明显	近期效果明显; 远期效果持久

第二节　健康教育与健康促进方法

一、健康行为

健康行为也称为健康相关行为,指人类个体和群体与健康和疾病有关的行为。按照行为对行为者自身和他人健康状况的影响,健康相关行为可分为促进健康行为和危害健康行为两大类。

(一)促进健康行为

促进健康行为指个体或群体表现出的、客观上有益于自身和他人健康的一组行为。这些行为是朝向健康的或被健康结果所强化了的。促进健康行为具有规律性、和谐性、一致性、适宜性等特征,体现了促进健康行为强调对自身与他人健康的益处以及行为内在与外在表现和谐。

促进健康行为可分为五大类:

(1)基本健康行为。指日常生活中一系列有益于健康的基本行为,如合理营养、平衡膳食、积极锻炼、充足休息与适量睡眠等。

(2)戒除不良嗜好。在这里不良嗜好指的是对健康有危害的个人偏好,如吸烟、酗酒与滥用药品等。戒烟、戒毒、不酗酒与不滥用药品等皆属于戒除不良嗜好行为。

(3)预警行为。指对可能发生的危害健康的事件预先给予警示,从而预防事故发生并能在事故发生后正确处置的行为,如驾车使用安全带,溺水、车祸、火灾等意外事故发生后的自救和他救行为。

(4)避开环境危害。这里的环境危害是广义的,包括人们生活和工作的自然环境与心理社会环境中对健康有害的各种因素。以积极的方式避开这些环境危害即属于这类行为,如离开污染的环境、采取措施减轻环境污染、积极应对那些引起人们心理应激的紧张生活事件等。

(5)合理利用卫生服务。有效、合理地利用现有卫生保健服务,以实现三级预防,维护自身健康的行为,包括定期体检、预防接种、患病后及时就诊、遵从医嘱、配合治疗、积极康复等。其中:①求医行为,指人们感到不适或察觉到自己患有疾病时,主动寻求科学可靠的医疗帮助的行为;②遵医行为,指个体在确诊患有疾病后,积极遵从医嘱,配合治疗的一系列行为。

美国学者布莱斯勒(Breslow)等依据对近7000人为期五年半的研究,发现了七项与人们的期望寿命和良好健康显著相关的简单而基本的行为。分别是:每日正常而规律的三餐,避免零食;每天吃早餐;每周2—3次的适量运动;适当的睡眠(每晚7—8小时);不吸烟;保持适当的体重;不饮酒或少饮酒。

(二)危害健康行为

危害健康行为指的是偏离个人、他人乃至社会的健康期望,客观上不利于健康的一组行为。其主要特点为:①危害性——行为对个体、他人乃至社会的健康有直接或间接的危害;②稳定性——行为非偶然发生,有一定强度的行为维持需保持相当的时间;③习得性——危害健康的行为都是在个体后天的生活经历中学会的。

危害健康的行为可以分为以下四类:

(1)不良生活方式与习惯。生活方式是指作为社会主体的人为生存和发展而进行的一系列日常活动的行为表现形式,是人们一切生活活动的总和。生活方式一旦形成就有其动力定型,即行为者不必消耗很多的心智体力,会自然而然去做些日常活动。不良生活方式则是一组习以为常的、对健康有害的行为习惯,包括能导致各种成年期慢性退行性病变的生活方式,如吸烟、酗酒、缺乏运动锻炼、高盐高脂饮食、不良进食习惯等。不良的生活方式与肥胖、心血管系统疾病、早衰、癌症等的发生关系密切。

(2)致病行为模式。致病行为模式是导致特异性疾病发生的行为模式,国内外研究较多的是A型行为模式和C型行为模式。A型行为模式是一种与冠心病密切相关的行为模式,其核心表现为不耐烦和敌意。有关研究表明,具有A型行为者冠心病的发生率、复发率和死亡率均显著地高于非 A 型行为者。C 型行为模式是一种与肿瘤发生有关的行为模式,其核心行为表现是情绪过分压抑和自我克制,爱生闷气。研究表明:C 型行为者宫颈癌、胃癌、结肠癌、肝癌、恶性黑色素瘤的发生率高出其他人 3 倍左右。

(3)不良疾病行为。疾病行为指个体从感知到自身有病到疾病康复全过程所表现出来的一系列行为。不良疾病行为可能发生在上述过程的任何阶段,常见的行为表现形式有:疑病、恐惧、讳疾忌医、不及时就诊、不遵从医嘱、迷信、自暴自弃等。

(4)违反社会法律、道德的危害健康行为。吸毒、性乱等危害健康的行为属于此类行为,这些行为既直接危害行为者个人健康,又严重影响社会健康与正常的社会秩序。如吸毒可直接产生成瘾的行为,导致吸毒者身体的极度衰竭,静脉注射毒品,还可能感染乙型肝炎和艾滋病;而混乱的性行为可能导致意外怀孕,感染性病和艾滋病。

不良行为生活方式对健康的影响需要经过较长时间才能体现出来,使得人们不易发现并理解不良生活方式与疾病的关系。一方面,一种不良生活方式与多种疾病和健康问题有关,而一种疾病或健康问题又与不良生活方式中的多种因素有关,致使人们不易认清不良行为生活方式的危害,加之行为的习惯性,改变起来难度较大。另一方面,不良生活方式广泛存在于人们的日常生活中,且具有这样或那样不良生活方式的人数量较多,其对健康的危害是广泛的;当多种不良生活方式同时存在时,各因素之间能协同作用、互相加强,这种协同作用最终产生的危害,将大于每一因素单独作用之和。因此,需要十分重视行为生活方式对健康的影响,进而通过行为改善提高人群健康水平。

二、行为干预理论

为了精准地评估行为干预的成效,目前国内外常用的健康相关行为理论一般分为三个层次:(1)应用于个体水平的理论,主要针对个体在行为改变中的心理活动来解释、预测健康相关行为并指导健康教育活动,如知信行模式、健康信念模式、行为阶段改变模式以及理性行为与计划理论等。(2)应用于人际水平的理论,如社会认知理论、社会支持网络理论、紧张和应对互动模型等。(3)应用于人群和社区水平的理论,如创新扩散理论、社区与社区建设理论、组织改变理论等。

(一)个体水平的干预理论

在个体水平方面,主要涉及的理论为知信行模式理论、健康信念模式理论和行为阶段改变模式理论。相关理论于本书第二章第一节内有详细讲述,可在相关章节进行学习。

(二)人际水平的干预理论

1.社会认知理论

社会认知理论是 20 世纪 70 年代末美国心理学家班杜拉(Bandura)提出的教育理论,90 年代得到迅猛发展;班杜拉在传统的行为主义人格理论中加入了认知成分,形成了自己的社会认知理论。社会认知理论主体内容可分为三元交互决定论、观察学习与自我效能理论。

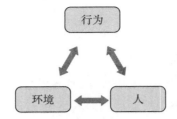

图9-2-1　三元交互决定论模型

三元交互决定论在于探讨环境、人及其行为之间的动态的相互决定关系。其互动的路径和模型如9-2-1所示,在这一理论之中,环境因素、行为、人的主体因素三者被看成相互独立、同时又相互作用从而相互决定的理论实体。所谓交互决定,即环境、行为、人三者之间互为因果,每二者之间都具有双向的互动和决定关系。在三元交互决定论中,一方面,人的主体因素如信念、动机等往往强有力地支配并引导其行为,行为及其结果反过来又影响并最终决定思维的内容与形式以及行为主体的情绪反应;另一方面,个体可以通过自己的主体特征如性格、社会角色等引起或激活不同的环境反应。再者,行为作为人与环境之间的中介,是人用以改变环境,使之适合人的需要而达到生存的目的并改善人与环境之间的适应关系的手段,它不仅受人的需要支配,同时也受环境的现实条件的制约。如公共场所禁止吸烟规定的实施,由于吸二手烟对人体有害,不吸烟人群对于公共场所被动吸二手烟现象产生不满并提出抗议,社会大环境对此做出反应。相关部门做出公共场所禁止吸烟的规定,对公共场所吸烟人群及提供吸烟场所的人进行相应处罚,使得公众产生公共场所不能吸烟的心理认知并据此付诸实际行动。

观察学习指一个人通过观察他人的行为及其强化结果习得某些新的反应,或使他已经具有的某种行为反应特征得到矫正。观察学习是由4个相互关联的子过程组成的,即注意过程、保持过程、产出过程、动机过程。如发现某人面色红润气色好,对其进行长时间观察发现此人有运动的习惯,得出经常运动能提升气色的结论,因此也渐渐多运动。

自我效能指个体在活动中通过实践的成功经验(行为)、替代性经验(榜样)、言语的劝导(社会)与乐观积极的自己肯定信念(身理)四个方面的信息来获得或形成自我效能感。例如通过运动保持自身健康;身边的某个朋友因经常跑步而身体健康;主动从网络、书籍中或朋友处了解运动对身体的好处;以积极乐观心态相信经常运动能够提升自身的免疫力等。自我效能是个体对自己与环境发生相互作用效验性的一种自我判断,自我效能感强的人能对新的问题产生兴趣并全力投入其中,能不断努力去战胜困难,而且在这个过程中自我效能也将会不断得到强化与提高。相反,自我效能感差的人总是怀疑自己什么都做不好,遇到困难时一味地畏缩和逃避。

2.社会支持网络理论

社会支持网络理论中,两个概念经常被使用,即:网络和社会支持。所谓"网络"是指将三个或更多的人有目的地连接起来,并在他们之间建立关系及连锁反应。"社会支持"则被认为是"意识到的或实际的由社区、社会网络和亲密伙伴提供的工具性或表达性的资源"。其中,工具性支持包括引导、协助、有形支持与解决问题的行动等;表达性支持包括心理支持、情绪支持、自尊和情感支持等。

社会支持网络理论要求从四个层次对服务对象进行介入,即个人网络工作、自助群体工作、组织网络联系工作以及社区网络工作。

(1)个人网络工作指社会工作者要协助服务对象识别并鼓励其与有能力及愿意提供帮助的亲友接触,建立或强化服务对象与他们之间的关系。

(2)自助群体指的是一群有相同问题的并试图改变的人所组成的网络,这种群体在社会工作者的引导下,满足服务对象多种需要。在相互援助网络中,自助群体占据十分重要的地位。

(3)组织网络联系工作指将一个领域内负责单个不同服务的工作者与其组织连接起来,使其在这个领域内结合成一个网络,来畅通彼此之间的沟通,促进资源的分享。组织网络联系工作大致包括个案管理的联系与社会服务的联系两种主要类型。

(4)社区网络工作是指自然发展的援助被连接在一起,形成社区网络,强化了社区的社会构成,并促进社区生活的素质。这个过程中有助于结合社区内的民众及给民众组织赋予一定的影响力。如,在抑郁症患者康复过程中,个人网络即患者的亲友。自助群体指由多位抑郁症患者组成一起努力改变自己的群体。组织网络联系工作指由专门人员将为患者服务的医生、责任护士、心理咨询师、物理治疗师相连接起来在有必要时邀请其为服务对象提供帮助,定期了解患者在各方治疗时的表现,将治疗各方的意见收集起来及时传递,发挥连接者、沟通者的角色。而社区网络工作则是由社区工作人员联系专门心理咨询机构,鼓励患者积极参与社区活动如歌舞团活动等,鼓励其成为社区活动的组织者、倡导者。

(三)人群和社区水平的干预理论

创新扩散理论由美国学者罗杰斯(E.M.Rogers)提出。罗杰斯认为,创新是一种被个人或其他采用单位视为新颖的观念、实践或事物;创新扩散则是指一种基本社会过程,在这个过程中,主观感受到的关于某个新注意的信息被传播。通过一个社会构建过程,创新的意义逐渐显现。

创新扩散分为了解、兴趣、评估、试验、采纳五个阶段,创新的采用者分为革新者、早期采用者、早期追随者、晚期追随者和落后者几种类型。

创新扩散的传播过程大体是这样的:在扩散的早期,采用者很少,进展速度也很慢;当采用者人数扩大到相关群体人数的10%—25%时,扩散的进展会突然加快,扩散进入所谓的"起飞期";接近饱和点时,进展又会减缓。在创新扩散的过程中,"早期采用者"为后来的"起飞"做了必要的准备。这个看似"势单力薄"的群体能够在人际传播中发挥很大的作用,劝说他人接受创新。在罗杰斯看来,"早期采用者"就是愿意率先接受和使用创新事物并甘愿为之冒风险的那部分人。这些人不仅对创新初期的种种不足有着较强的忍耐力,而且能够对自身所处的群体中的意见领袖们展开"游说",使之接受以至采用创新产品。之后,创新通过这些意见领袖迅速向外扩散。

任何一项改革与创新计划都不会毫不费力地从一个群体传播到另一个群体之中。若要进行健康教育与健康促进的传播,需要做好以下几个方面的工作。

第一,发挥好少数人的作用,让他们成为"早期采用者"。10%—25%的"早期采用者"是新思想、新主张、新要求能够得以落实的关键人物。"早期采用者"不是随便哪个人都可以担当的,"革新者"不能守株待兔,应该主动出击,根据健康思维的特点进行有针对性的选择,以便这些新主张、新要求能够尽快地让大家理解。

第二,给"早期采用者"各方面的支持和帮助,使他们就健康促进开展有针对性的实践,让他们首先体会到思维与行动改变带来的效益,增强自己进一步改变的信心。

第三,对"早期采用者"在健康促进方面的行为以及取得的成果进行总结和提炼、推广和展示,让更多的人看到改革带来的效果,激励"早期追随者"和"晚期追随者"们也开始进行改革实践。

第四,由相应的教育与宣传机构和理论研究者,对如何实行健康教育与健康促进进行深层次的研究,探寻在更大范围内推进此项工作的路径和可能性,吸引更多人关注健康行为,提升身体素质。

三、健康行为干预的设计

(一)健康行为干预的意义

健康行为干预(Health Behavioral Intervention)是实现健康教育与健康促进目标的途径,是针对特定的健康问题和目标人群进行的一系列有计划、有目的、有组织、有系统、有评价地实施有效的干预措施,使人们掌握一定的知识,影响和改善人们的健康相关行为的活动和过程。健康干预不仅需要解决复杂的健康问题、政策和组织机构等众多社会问题,同时要求健康教育者能根据不同的社会需要和主客观条件确定优先项目,从而避免有限资源的重复使用,及克服工作中的盲目性。而规划设计是实现目标的行动指南,合理规划设计的工作不仅能达到预期的目标,同时还能避免对人力、物力资源产生的浪费;规划设计能把相关单位和个人合理地组织起来,让每一位参与者都清楚自己的职责,并以书面的形式明确下来,使各方面的工作人员都能参照执行,将各部门、各学科、各渠道分散的有限资源协调起来,发挥其最大的效能;规划设计是评价依据,规划设计工作是考核实施、评价活动效果的标尺,也是监督促进各级卫生行政部门和专业技术人员开展学术研究、完善健康信息系统的客观依据。

(二)设计程序

1.需求评估

需求评估又称"诊断",是项目设计的第一步,是指从分析社区生命质量和健康状况入手,由健康教育诊断做出的评估。主要目的是了解目标人群是谁,存在哪些健康问题,需要哪些健康知识和技能,喜欢什么传播形式和方法,目前拥有哪些可利用的健康教育技术和资源等。

(1)社会诊断。社会诊断通常针对特定的社区,通过社区居民的参与,运用主观与客观资料,从社会学的角度,找出与健康生活有关的各种问题。根据需求程度、重要性和影响程度等不同指标,将这些问题按优先次序排列出来而进行的社会现况及社会问题的调查与分析。

(2)流行病学诊断。此阶段是从流行病学的角度找出目标人群中最重要的健康问题。流行病学诊断的目的是确立健康问题的优先顺序,需要了解目标人群的监测资料,包括期望寿命、出生率、患病率、死亡率等,然后参考社区目前拥有的资源及解决问题的能力,选出最迫切需要又有可能解决的健康问题。

(3)行为与环境诊断。此阶段是从行为和环境的角度,找出最可能影响健康又最可能改变的因素,并据此制订健康干预的目标。该阶段的任务主要包括:①明确区分哪些行为和环境因素与我们所关注的健康问题相关;②明确哪些行为或环境因素对该健康问题影响最大或最为直接;③区分哪些行为或环境因素是容易改变的,哪些行为和环境因素是不能或难以改变的。

(4)教育与生态学诊断。该阶段的目的在于探讨影响目标人群健康行为的因素,找出引发行为改变的动机,以及新行为持续的原因,这是健康教育与健康促进计划制定的重要基础。影响人类健康行为的因素主要有三类:①倾向因素,即个人从事某项行为之前已经存在的影响因素,包括个人认知、态度、信念、价值观以及年龄、性别、种族等人口学特征因素;②促成因素,即个人行为得以实现的因素,既可直接影响行为,也可间接影响行为,包括实现某种行为所需要的资源及技能,可获得的健康服务、健康保险等;③强化因素,即影响行为持续或重复的因素,包括奖励、家庭支持、重要行为示范等。

(5)管理与策略诊断。该阶段是指计划设计者可以根据前面几个阶段确立的"影响因素",分别找出合适的策略,并考虑执行和持续计划时所需的资源、设备和政策,以及可能遇到的阻碍,是干预计划成功与否的关键。

2.确定优先项目

此阶段注重行为与环境诊断,即诊断哪些行为因素和环境因素引起上述在流行病学诊断中发现的主要健康问题,要确定优先干预的健康问题和行为问题。

(1)评价指标。行为指标:基本的健康行为、预警行为、保健行为、避开环境危害、戒除不良嗜好。环境指标:包括经济、政治和卫生服务等环境因素。

(2)常用方法。确定优先项目时除根据重要性、可行性和有效性的原则之外,还应考虑社区社会效益,对个体未来健康和社会人群整体健康素质的潜在效益、公共关系的潜在效益、激发个体自觉参与的积极性等。

(3)选定优先项目的教育对象。项目的教育对象可以是一类人群,也可以是几类人群,应根据需要和可能设定,并明确重点对象。

3.确定项目目标

(1)总目标:是指项目理想的最终结果,在计划完成后预期可获得的总体效果,具有宏观性和远期性。它的实现需要很长时间,需要很多人努力,而且规划的制订者不一定能看到该目标的实现。

(2)具体目标:是为实现总体目标设计所要达到的具体结果,即为了实现总体目标而需要取得的各阶段、各方面、各层次的结果,指标要求是具体可测量的、可完成的、可信的、有时间性的。项目的具体目标必须回答4个W和2个H,即:

Who—对谁?

What—实现什么变化?

When—在多长时间内实现该变化?

Where—在什么范围内实现变化?

How much—变化程度多大?

How to measure it—如何测量该变化(指标或标准)?

4.制定干预策略

策略是为实现项目目标而确定的总体执行思路及具体方法。策略与措施的制定以社区需求评估、确定优先项目以及目标确定为基础。其主要任务是根据项目目的(目标)、对象人群特征、环境条件和可得资源等情况选择最佳的干预途径、干预方法及其时间、空间和人群组合。一般将干预策略按健康教育策略、社会策略、环境策略以及资源策略等分类。

(1)健康教育策略:常用的健康教育策略有信息交流类、文字资料类、技能培训类、组织方法类等。

(2)社会策略:制定政策、法规、制度等,以及开展社会动员等。

(3)环境策略:通过改变物质环境和社会环境,支持健康行为的形成和发展。

(4)资源策略:筹集资金、动员社会资源等。

5.制定实施计划

主要包括准备阶段、执行阶段、总结阶段。(此部分内容会在本章第三节进行详细介绍)

6.确定监测与评价计划

围绕活动、指标、方法、工具、时间等具体内容做出明确计划,通过构建严密的监测与评价系统,对相关计划的实施进行监测和评价。

第三节　健康促进计划的实施与评价

健康促进计划是指健康管理实施者根据卫生服务需求评估,通过科学的预测和决策,选择需要优先干预的健康问题,提出在未来一定时期内解决该健康问题的目标及实现该目标所采取的策略、方法、途径等所有活动的过程。它主要由设计、实施和评价三部分组成,是健康教育工作成功与否的关键环节,为项目实施及质量控制奠定了基础,也为科学评价效果提供了依据。它在设计过程中应遵循目标原则、整体性原则、参与性原则、可行性原则以及灵活性原则。

一、健康促进计划设计

健康促进计划设计的模式有多种,但在众多模式中,应用最广泛、最具生命力的是美国著名学者劳伦斯格林提出的PRECEDE-PROCEED模式。

该模式的优点是:①能完整地对健康教育和健康促进项目的设计、实施与评价过程进行指导;②能指导公共卫生专业人员鉴别影响人们健康行为的因素,帮助制订适宜的健康教育计划与健康促进计划和行为干预措施;③从"结果入手",在考虑健康因素多重性的同时,用演绎的方法进行思考,从最终结果追溯到最初起因,帮助计划制定者把这些因素作为重点干预目标或规划的设计、执行及评价因素。

二、实施的步骤与内容

(一)制定项目实施进度表

项目实施进度表是一个以时间为引线排列出各项实施工作内容、具体负责人、监测指标、经费预算、特殊需求等内容的一个综合执行计划表。主要用来对照检查各项工作计划的完成情况、进展速度等(表9-3-1)。

表9-3-1　项目实施时间表样表

实施时间(xxxx.xx–xxxx.xx)						工作内容	负责人	监测指标	经费预算	特殊需求	备注
1	2	3	4	5	6						
						××	××	××	××	××	××
						××	××	××	××	××	××

1.工作内容,按活动先后顺序将主要的活动列进时间表内,并根据活动过程中各项工作所需要的时间确定时间跨度。

2.负责人,即每项活动应明确具体负责人员,并定期向项目负责人报告该项工作进展,以保证项目总体进度。

3.监测指标,是监测该项工作是否完成的依据。每项工作都需要一个或多个能监测其执行情况的指标。

4.经费预算,是对该项活动所需要的费用的估计。

5.特殊需求,指该项活动所需要的特定设备、资料、场所以及技术支持等特殊需求。

(二)控制实施质量

质量控制是通过采用记录与报告、现场考察、参与审计和调查等方法对工作进程、活动内容、活动开展状况及有关危险因素、经费开支等进行监测,从而使活动项目符合利益相关者的需求的一系列办法。当实施质量控制时,应注意:

(1)公平:确保参与者有公平的机会获得服务或受益于服务。

(2)效益:服务能达到预期目的。

(3)效率:服务能以最低成本实现最大效益。

(4)可及性:用户在任何时间、任何距离都很容易获得服务。

(5)适当性:服务是目标人群所需要的。

(6)可接受性:这项服务能满足目标人群的合理期望。

(7)反应性:这种服务能满足目标人群表达的需求。

(三)建立实施的组织机构

1.领导机构。领导机构是为健康教育项目提供政策支持、部门协调、社区开发,研究解决健康干预工作中的困难和问题的组织机构。它应包括与计划实施直接相关部门的领导和主持实施工作的业务负责人,如社区政府分管领导、社区卫生服务中心领导、社区重点企事业单位分管领导等;此外,也可以根据项目的需要,把社区重点人群代表纳入领导机构中来。

2.执行机构。执行机构的职责是具体负责落实和执行健康教育计划,分解项目计划中的每项活动,开展干预活动。其成员以一个部门为主体,吸收相关部门的专业人员参加。执行机构人员的数量和专业结构,应根据项目内容确定,与设计方案保持一致。

(四)培训项目实施人员

1.制订培训计划

开展培训前应先确定培训内容与方法、培训场所、培训资料、培训老师、培训课程安排以及培训后勤服务等。

2.确定培训内容

(1)健康教育与健康促进项目管理人员的培训内容。①项目计划:包括如何开展健康需求评估,并能根据评估结果和项目要求,制订健康教育项目计划、实施方案等;②质量控制:包括质量控制的目的、内容和方法,以及项目目标和各项干预活动的技术指标,开展项目监测与质量控制;③人员管理:使学员在项目管理中合理分配人力资源,并能运用领导艺术与激励机制鼓励项目参与者努力工作;④财务与设备管理:使学员了解基本的财务管理和设备管理知识和方法,包括经费的预算和审计、项目可用资源的合理分配等;⑤项目评价与总结:包括项目评价指标与评价方法,使学员能组织实施项目评价、资料汇总,能完成项目的阶段性报告和总结报告。

(2)健康教育与健康促进项目技术人员的培训内容。①专业知识:应根据干预项目的目标和干预内容,确定专业知识的培训内容;②传播材料制作:包括健康信息需求评估方法、传播材料设计、制作流程和预试验等;③人际交流技术:包括倾听、表达、提问、反馈等技巧;④人员培训方法:包括培训班组织、基本教学技巧、参与式培训方法等;⑤健康干预方法:包括健康教育与健康促进干预活动可能用到的各类干预方法的内容和应用技巧。

3.组织培训

培训时间不宜太长,可根据项目实施的技术难度确定,一般培训1—2次或3—6学时。培训方法应灵活多样,一般以讲授为主,咨询答疑及小组讨论为辅;还可根据需要,通过技术观摩、操作或演练等开展培训。培训结束时应当对培训进行评价,包括教师授课质量、学员出勤、学员考试成绩等。开展培训评价,能督促教师认真备课与授课,还可促使学员认真学习。

4.选择培训方法

健康教育与健康促进项目的培训是为了完成特定任务、针对有工作经验的成年人进行的教学工作,通常以参与式培训教学方法为主。常用的参与式教学方法有:①头脑风暴;②角色扮演;③小组讨论;④案例分析。

(五)配备所需的设备材料

1.健康教育材料

健康教育材料的制作有其规范的模式和要求,好的健康教育材料是获取好的传播效果的必要手段和方法,其类型、样式多样。常用的健康教育材料可包括音像材料、印刷材料、实物模型以及承载健康教育信息的日常用品等。

2.设备物件

(1)音像设备:照相机、录音机(笔)、摄像机等。

(2)交通工具:各类型车辆用于运输设备和相关人员。

(3)印刷设备:打印机、复印机等。

(4)办公设备:电话机、传真机、复印机等。

(5)医疗器械:血压计、血糖仪、盐勺、体重计、计步器等。

(6)教学设备:笔记本电脑、投影仪、多媒体、黑板、幻灯机等。

三、效果评价

(一)评价的目的与意义

1.衡量项目计划的先进性、可行性和合理性。

2.评价项目计划的执行情况。

3.衡量项目是否达到预期目标,是否解决或部分解决了要解决的问题。

4.评估项目的产出是否有混杂因素的影响,以及影响的程度如何。

5.向公众和投资者说明项目结果、项目的贡献与价值,为决策者提供决策依据,扩大项目影响,改善公共关系,以取得目标人群、社区投资者更广泛的支持与合作。

6.总结项目的成功经验与不足之处,提升相关专业人员的评价理论与实践水平,在实践中丰富和发展评价理论,完善健康教育与健康促进项目。

(二)评价的种类

1.形成评价

评价项目设计的合理性,主要内容包括:

(1)项目目标是否合理,目标人群的健康知识水平、态度、行为、健康状况、活动可及性等是否与项目目标符合。

(2)了解干预策略的可及性,如目标人群文化程度、健康教育资源政策、环境影响等。

(3)传播材料、测量工具的预试验、政策制定、环境改造试点等。

(4)计划执行前是否需要对计划进行重新调整等。

2.过程评价

过程评价起始于项目开始实施之时,贯穿于项目执行的全过程。主要内容包括:

(1)针对目标人群的评价,主要包括哪些人参与了健康教育和健康促进项目,接触到哪些干预活动,目标人群对干预活动的反应如何,是否满意并接受这些活动,目标人群对各项干预活动的参与情况如何等。

(2)针对项目进程的评价,主要包括项目活动的执行率,干预活动的覆盖率,有效指数,资源使用进度指标等。

(3)针对组织的评价内容,主要包括项目涉及了哪些组织,各组织间是如何沟通的,他们参与项目的程度和决策力量如何,是否需要对参与的组织进行调整、如何调整,是否建立了完善的信息反馈机制,项目档案资料的完整性准确性如何等。

3.效应评价

又称为近中期效果评价,评估项目引起的目标人群健康相关行为及其影响因素的变化。内容主要包括:

(1)倾向因素:目标人群的卫生保健知识,健康价值观,对与健康相关行为或疾病的态度,对自身易感性和严重性的信念、动机、行为意向以及自我效能等。

(2)促成因素:个人保健功能、卫生服务或健康行为资源的可及性等。

(3)强化因素:与目标人群关系密切者对健康相关行为或疾病的态度(同伴的评价、家人的感受和理解、社会道德等);目标人群采纳健康相关行为时获得的社会支持及采纳该行为前后自身的感受等。

(4)健康相关行为:干预前后目标人群健康相关行为是否发生改变,变化的程度以及各种变化在人群中的分布等。

4.结局评价

又称为远期效果评价,目的是通过项目执行,提高目标人群健康水平和生活质量,是健康教育与健康促进的最终目的。主要内容包括:

(1)健康状况评价,主要包括生理和心理健康指标、疾病和死亡指标等。

(2)生存质量评价,主要包括生存质量指数、日常活动量表、生活满意度指数等。

5.总结性评价

总结性评价是对形成评价、过程评价、效应评价和结局评价的综合考量,以及对各方面资料做出的总结性概括,能全面反映健康教育与健康促进项目的成功与不足之处,为今后的计划制订和项目决策提供依据。

(三)评价步骤及方法

一个完整的健康教育与健康促进项目评价应遵循以下步骤:

1.识别项目评价结果的使用者,了解项目信息需求

(1)政策制定者和项目投资者:这两类使用者趋向于得到能够帮助他们解决更广泛健康教育与健康促进问题的项目信息。

(2)项目管理者:他们更关心如何使项目实施得更好,与其他类似项目比较时更具有优势。

(3)项目受益者:更关注该项目最终效果及成本效益信息。

2.确定项目评价问题

通过了解项目利益相关方对哪些问题感兴趣,根据现有评价技术、数据可得性、评价可操作性和社会伦理标准,通过与利益相关者协商确定能够说明项目成效,满足项目利益相关者信息需求的评价问题。常用的评价问题包括:

(1)项目有效吗?

(2)为什么有效? 解释项目的有效性和项目有效性形成的机制。

(3)全部效果是什么? 回答全部效果,包括非预期的效果和长期效果。

(4)项目效果能持续多久? 回答项目效果的持续性。

(5)项目费用多少? 回答项目已经使用的资源量。

(6)项目具有成本效益吗? 与其他项目进行成本效益比较,或进行自身的投入产出比较。

(7)项目对象或项目人员怎么看待这个项目? 判断项目目的可接受性和满意度。

(8)项目让其他人群也同样受益吗? 判断项目的公平性。

(9)我们应该怎样改进项目? 确保项目目标实现。

(10)项目是否达到预定的目标和要求? 终止还是继续执行?

(11)怎么促进项目结果推广应用?

3.报告和推广项目评价结果

为满足资助者和项目管理需求必须撰写一份综合性评价报告。一份完整的评价报告应具备以下特点：

（1）清晰。尽可能使用易于理解的语言，避免使用难懂的统计学、社会理论和参考文献中的专业术语。

（2）图表化。图和表是最直观的信息传递方式，应避免使用复杂的表格和方程式。

（3）项目理论报告。应陈述项目理论是什么，谁参与这个项目，评价多大程度上检验了项目假设，同时应指出哪些假设在项目中得到支持，哪些假设无效，无效的原因是什么，有效假设是在什么样的环境下得以支持的以及是如何支持的，等。

（4）时间性。当评价报告在项目结束前完成时，这个报告具有很大的影响力，显示出报告在决策上的信息优势。报告的及时性能够增加报告对决策影响的概率。

（5）评价的优势和局限。评价报告应指出评价的自信等级和局限性，使读者能够合理地应用这些评价结果。同时报告应提出样本代表性、样本量、项目在什么样的环境下进行等问题，使读者能够把握这些评价结果的外推性。

（6）外推性。项目管理人员和政策制定者希望知道这个项目能否被推广到其他地区。评价报告应提供清晰的项目信息，包括项目开展了什么、投入哪些人财物资源、谁是受益者及样本量等。

（四）评价的影响因素

1.时间因素

又称历史因素，是在项目执行或评价期间发生的可能对目标人群健康相关行为及其影响因素产生影响的事件。项目执行时间越长，受时间因素的影响越大。时间因素不属于干预活动，但可以对目标人群的健康及相关行为产生积极或消极影响，产生削弱或增强项目的效果，可通过设立对照组和过程追踪排除这些因素的影响。

2.观察因素

在评价过程中，需要对项目实施情况、目标人群健康相关行为、健康状况等进行观察和测量。观察与测量的真实性、准确性取决于测试（观察）者、测量工具、测量对象（目标人群）三方面。测量者的暗示效应技术成熟度以及主观愿望等可影响观察或测量结果。测量工具包括问卷、仪器、试剂等，其效应性和准确性也会影响观察、测量结果。测量对象的态度成熟性等对评价结果也会产生较大影响。在制订评价方案时，应设法减弱观察因素对评价结果的影响。这种偏倚可通过设立对照组，对工作人员加强技术培训以及由同一批工作人员进行干预前后的调查等方法尽可能减少。

3.回归因素

回归因素是指由于偶然原因，个别被测量对象在被测量过程中，某些指标过高或者过低，测量后又回复到实际水平的现象，该现象常见于危险因素的筛检和测量。如筛检后对高血压的个体再次检查,可预期复查时血压值会下降,这是因为最初异常高的个体测量值"向均数回归"。这种降低实际上是一种统计学假象,但可能会被错误地归因于干预的结果。回归因素较难识别,可通过采用对照组、重复测量的方法以减少回归因素对评价结果正确性的影响。

4.选择偏倚

在健康教育与健康促进的研究中,为了消除时间因素、测量因素和回归因素对评价效果的影响,需要设立对照组。如果研究组与对照组受试者基本特征不一致或差异太大,则会使研究结果发生偏倚。这种由于研究对象选择不当所致的研究结果偏离真实的现象,称选择偏倚,采用随机方法分组可克服选择偏倚。

5.失访偏倚

在项目的执行与评价中,目标人群有可能由于某种原因而未被干预或评价,称为失访。当失访比例过高(超过10%)或为非随机失访时,将导致评价结果偏离真实,称为失访偏倚。因此在评价中,评价者应当对应答者与失访者进行比较,以确定其为随机失访还是非随机失访,从而估计产生失访偏倚的可能性与程度。如果存在失访偏倚的可能性,应采用意向处理分析予以消除。

第四节 推动健康管理与促进发展的建议

健康管理是对个人或人群的健康危险因素进行检测、分析、评估和干预的全面管理的过程。而健康促进是运用行政的或组织的手段,广泛协调社会各相关部门以及社区、家庭和个人,使其履行各自对健康的责任,共同维护和促进健康的一种社会行为和社会战略。在具体的健康管理过程中可以贯彻健康促进的行为或战略,使健康促进得到具体实施,同时健康促进也可以指导健康管理的发展方向。健康促进从健康生态学的高度为我们指明了正确的方向,提供了具体的行动框架;健康管理更多是在操作层面上为国民的健康促进提供具体的途径和方法。在中国特定的政治、经济、社会环境下,健康促进和健康管理,两者相辅相成,缺一不可。只有通过正确的健康管理理论与实践让主流社会包括政府从根本上认识到生物—心理—社会—环境医学模式促进国民健康的威力,健康促进才会真正造福居民健康。

一、争取政策支持

1.单位团体的政策支持

团体组织的群体性,决定了团体健康管理工作的集中管理和统一组织的特征,也为团体的健康促进工作争取政策支持提供了组织保障。这里的团体通常是指企业单位、机关事业单位。团体组织进行健康管理的直接目的是维护和促进员工健康,保证劳动生产力和提高劳动生产率;最终目标是要保障企事业单位的可持续发展。健康管理专业人员为单位团体提供健康管理服务和健康教育干预时,要向单位团体倡导开展健康管理和健康教育的意义,提高单位团体尤其是单位领导者和决策者的健康素养和健康认知,促进领导者和决策层转变观念,制定各项促进健康的政策,如增加财政预算、改善人文环境等,把健康促进的观念融入实际工作中去,从政策上、资源上对健康需求和有利于健康的活动给予支持。

2.上级领导部门的政策支持

健康促进是个全社会的系统工程,仅靠医院或者健康管理服务机构单打独斗,很难达到全民健康的目的,必须有政府的机制与政策支持、各部门的协调配合和群众的共同参与。健康部门在实施团体健康管理的过程中,可以主动争取上级领导部门的政策支持。比如为了维护公务员的身心健康,保证公务员健康管理工作的全面高质,可以向上级领导部门争取将心理测评纳入公务员健康管理内容。

二、营造健康环境

1.单位的环境

在我国企业中,职业病、工时长、压力大成为常态,很多人具有孤独、紧张、自闭、睡眠不足等状况。很多职场人处于抑郁状态和亚健康状态,职业场所健康促进与教育工作迫在眉睫。"支持性环境是保持健康持续改善最大的影响因素。"单位团体应通过制定健康政策,从经费、人力、资源等方面支持健康促进工作,为员工创造安全的、满意的和愉快的生活和工作环境。主要表现在打造安全的工作环境、健康的生活环境和优质的人文环境。

(1)安全的工作环境。提供安全的生产、生活环境,保护个人和集体的人身和财产安全。通过健康管理,了解职业病发病情况,可以及时改进工作条件,优化工作流程,保障生产安全。

(2)健康的生活环境。健康的生活环境需要达到整体环境整洁舒适、有醒目的禁烟标志和健康提示、垃圾分类处理、卫生设施干净、职工食堂符合卫生要求、膳食结构合理等条件。比如某单位体检血脂高和体重超标的情况比较严重,分析原因,发现职工饭堂的伙食偏油腻肥甘,需要对职工的餐饮进行改良。

(3)优质的人文环境。提供锻炼和阅读环境,定期组织学习健康知识和提高健康水平的专题活动,对弱势群体有健康帮扶措施。长期坐着、伏案工作者,颈椎、腰椎容易不适,单位可以为员工提供一些拉伸锻炼的设施和场所。

2.健康管理机构的环境

随着健康认知和健康观念的不断进步,人民群众对健康管理的需求越来越大,对管理质量的要求也越来越高。健康管理尤其是团体健康管理事业蓬勃发展,促使医院、体检中心等健康管理服务部门不断自我提升。一方面努力改善硬件设施,为客户和工作人员营造舒适、安全的生活和工作环境;另一方面加强软件建设,努力改善服务态度,优化服务流程,规范服务行为,提高服务水准,增强服务意识,提高群众的满意度,保证健康体检和健康管理的高品质高效率。通过导检导医、数字化服务、建设"健康体验馆"等多种形式,营造优质的健康环境,推动健康促进工作的开展。

三、完善管理体系

团体组织要实现健康目标,必须建立以健康为目标的管理体系。通过承诺倡导、协调机制、规章制度、组织实施等一系列管理措施,来保证健康的可持续发展。团体组织通过健康体检,发现健康问题;通过健康教育,找到干预措施。但找到了办法并不意味着就解决了问题,还需要管理来支撑和制度政策进行保障。通过团体健康管理,可以有效促进目标组织完善健康管理体系,促使单位积极开展有组织、有计划的健康教育工作,协调内部各部门和社会各部门形成联合管理体系。制订监督制度和考核指标,做到效果评价和持续监督,或成立健康促进办公室,由专人统筹健康促进工作,不断促进职工健康水平提高。

四、动员群众参与

在团体中开展健康促进工作,最终目的是要使目标人群最大程度地接受健康知识,并转化为他们生活与工作中的实际行动。但要达到这一目的,目标人群的积极配合和共同参与是关键。应动员群众积极参与,实现统一思想,集体行动。

在企业内部,向员工宣讲健康教育和健康促进工作的意义和必要性,发动员工讨论,征求员工意见,通过讨论明确工作性质和内容、存在的主要健康问题、主要影响因素,了解员工的需求和可能需要改变的环境、制度,对不良行为进行可行的干预等。

≫ 本章小结

1.健康教育是旨在帮助对象人群或个体改善健康相关行为的系统的社会教育活动。其首要任务是致力于疾病的预防控制,同时也帮助病人更好地治疗和康复,帮助普通人群积极提升健康水平。其特定目标为改善对象的健康相关行为。

2.健康促进是一个为了保护和促进人们的健康而开展的社会倡导、跨部门合作和人人参与的社会行动,通过健康政策的出台和健康环境的改善,促使人们能够为了保护和改善自身和他人的健康而掌握健康技能,改变自身的行为和生活方式,并获得公平、可及的健康服务资源。健康促进明确了政府、社区、机构、家庭和个人所应承担的保护和促进健康的责任。

3.健康教育与健康促进密不可分,健康教育必须以健康促进战略思想为指导,健康教育欲改善人们的行为需要健康促进的支持。健康促进框架包含了健康教育,健康教育是健康促进战略中最活跃、最具有推动作用的领域。

4.健康管理是对个人或人群的健康危险因素进行检测、分析、评估和干预的全面管理的过程。而健康促进是运用行政的或组织的手段,广泛协调社会各相关部门以及社区、家庭和个人,使其履行各自对健康的责任,共同维护和促进健康的一种社会行为和社会战略。在具体的健康管理过程中可以贯彻健康促进的行为或战略,使健康促进得到具体实施,同时健康促进也可以指导健康管理的发展方向。健康促进从健康生态学的高度为我们指明了正确的方向,提供了具体的行动框架;健康管理更多的是在操作层面上为国民的健康促进提供具体的途径和方法。在中国特定的政治、经济、社会环境下,健康促进和健康管理,两者相辅相成,缺一不可。

≫ 课后思考题

1.简述健康教育与健康促进的关系。
2.简述健康干预理论具体有哪些。
3.简述如何将健康促进应用于健康管理中。
4.简述健康干预的评价方法。
5.列举1—2个健康促进在健康管理中的应用实例。

电子资源

第十章 健康管理信息化

≫ 学习目标

1. 掌握健康管理信息化、健康信息标准化、健康档案的概念,并掌握健康信息的收集方法。
2. 熟悉健康信息收集的原则及健康信息的处理等内容。
3. 了解电子健康档案的兴起与管理,以及健康档案建立的意义。

≫ 知识结构图

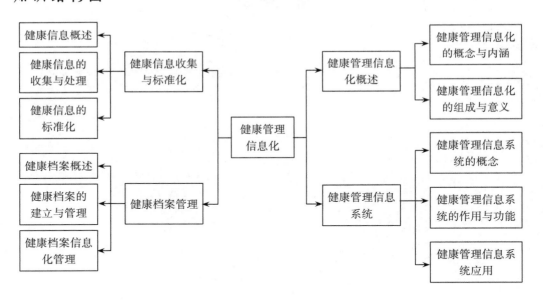

第一节 健康管理信息化

一、健康管理信息化概述

(一)健康管理信息化的概念与内涵

1963 年,日本学者 Tadao Umesa 在《论信息产业》一文中首次提出"信息化是通信现代化、计算机化和行为合理化的总称"。其中通信现代化是指社会活动中的信息交流在现代通信技术基础上进行的过程;计算机化是社会组织间信息的产生、存储、处理(控制)、传递等广泛采用先进计算机技术和设备管理的过程;行为合理化指按公认的合理准则与规范进行活动。随着社会的飞速发展以及科技水平的提升,信息化有了更多的功能以及更深的内涵。吕新奎在《中国信息化》中将信息化界定为人类社会发展的一个高级进程,它的核心是要通过全体社会成员的共同努力,在经济社会各个领域充分应用基于现代信息技术的先进社会生产工具,创建信息时代社会生产力,推动社会生产关系和上层建筑的改革,使国家的综合实力、社会的文明素质和人民的生活质量全面达到现代化水平。这一概念较为充分全面地反映了信息化的内涵,本书采纳这一界定。

管理信息化最先应用于企业,从企业角度来看,管理信息化是指利用计算机、网络和通信技术,支持企业产品的研发、生产、销售、服务等诸多环节,实现信息采集、加工和管理的系统化、网络化、集成化、信息流通的高效化和实时化,最终实现全面供应链管理和电子商务。从医学角度来看,管理信息化是指将云计算、大数据、物联网、移动计算和数据融合技术等先进技术应用于护理管理中,以患者为中心,创新管理模式,为患者提供更优质的护理服务的一种管理模式。从以上定义可以看出,"信息化"只是一种工具,一种帮助管理者高效管理、优化资源配置的工具,管理信息化的核心仍在于管理活动本身,如何借助信息技术提升管理活动效率是管理信息化研究的重点。信息化促进管理活动开展,管理活动反作用于信息化的发展,二者之间是相互促进、融合发展的关系。因此,本书认为管理信息化是以办公自动化为基础,将数据仓库、云计算、大数据等现代信息技术应用于管理活动的全过程,创新管理模式,突破传统管理边界,实现先进技术与管理理念融合,打破部门之间的壁垒,优化信息互通路径,旨在提升管理活动效率的一种管理模式。

健康管理信息化是从健康卫生服务的角度出发,将大数据、云计算、互联网、物联网等技术手段应用于居民健康服务领域,建立区域健康信息服务中心(包括电子病历、医院间服务互认、医保互通、网络健康教育和咨询等系统),形成统一的标准化健康信息采集、存储、共享技术平台,实现医院间信息互通、促进双向转诊、简化结算流程的一种管理模式,目的在于最大限度地实现健康信息的共建、共享和共用。区域健康信息服务中心以建立居民健康档案为核心,整合区域内的社区卫生服务系统、医疗机构智慧医院系统,规范化、标准化公共卫生业务平台,实现区域内居民健康信息的共享,目的是解决当前健康卫生服务中普遍存在的信息孤岛现象,为居民提供高效率的健康管理。

其中,健康管理信息化的内涵包括以下四点:

第一,从技术手段上看,健康管理信息化就是将数据仓库、云计算、互联网、物联网等现代信息技术应用到健康服务与管理之中,利用信息技术来改造和提升健康管理水平和服务质量的过程。

第二,从作用对象来看,健康管理信息化是医院、健康管理商业公司等机构部门以现代化信息技术为手段和工具对信息资源的组织、开发和利用。信息对管理的重要性不言而喻,准确有效地收集信息、科学合理地开发利用信息,是为居民提供健康服务的起点。

第三,从演化过程看,健康管理信息化是一个不断适应广大服务对象的需求,不断紧跟技术发展从而不断调整自身的动态过程,具有较强的自适应性。这要求它能根据环境的发展变化、信息的更新调整以及其他情况及时做出相关调整。

第四,从系统角度来看,健康管理信息化是一个复杂的系统工程。健康管理信息化离不开硬件支撑,更需要软件保障,涉及各种信息技术的综合运用,其背后离不开强大的资金支持。此外,健康管理信息化是对既有体制机制的革新与突破,要求适应时代发展,以新的视角重新看待管理过程,因此是一个系统化工程。

(二)健康管理信息化的组成与意义

健康管理信息化是将现代信息技术与健康管理理念、方法相结合的一种新兴管理模式,主要包括居民健康档案系统、综合卫生管理与决策系统、业务协同系统等,是各种系统的综合体。它的功能在于满足健康档案跨机构、跨组织甚至跨区域的需求,采用侵入式的异构系统集成、标准化的数据转换等技术,为实现市民一卡通、双向转诊、远程医疗、网上预约等服务提供强大的数据基础;同时又能结合各区域卫生管理需要对卫生数据进行信息化管理及业务协同处理。健康管理信息化由健康档案系统、健康管理与决策系统、业务协同系统等三部分组成。

1. 健康档案系统

居民健康档案系统以区域内健康档案信息的采集、存储为基础,连接区域内各医疗卫生机构及各类业务应用系统,打造互联互通、信息共享的区域卫生数据中心和公共服务信息平台。它能够满足健康档案共享,呈现跨机构、跨组织甚至跨区域的业务特点,高效便捷地为居民提供各种医疗服务。依托该系统,建档伊始就为个人提供所有可能的健康档案,以及相关的父系、母系遗传健康史,收集、组织、管理个人在医疗、保健等过程中产生的相关信息,随时随地保存、补充并提取信息,最大限度地确保为医疗保健提供完整的医疗诊断依据。一般包括基本信息、就诊记录(SOAP记录)、免疫记录、长期用药情况以及慢性病记录、妇女保健记录、儿童健康记录、残疾人的残疾情况等内容。医务人员根据病人的电子健康档案信息及临床表现进行必要的检查,动态观察患者病情变化,并做出诊治处理意见,从而提高医疗效率和质量;同时,还可以为全科医疗教学提供准确、完整、规范、连续的居民健康信息;此外,还有利于政府部门及时、快速合理决策和有效分配利用卫生资源。

2. 健康管理与决策系统

健康管理与决策系统的主要功能在于:

第一,实现个体身体健康评估:在系统收集血压、血糖、BMI以及心电图等个人健康信息的基础上,将相关信息上传至健康管理中心的数据服务器,以便进行统一的慢性病风险评估;第二,人群健康风险评估:通过了解所管理人群的慢性病风险分布情况,按照风险水平确定下一步干预方向并为具体干预的人群提供决策依据;第三,健康干预管理:在对个体和群体健康评估及危险因素监测的基础上,依据健康管理系统所做出的决策对居民开展健康干预。健康干预既是针对风险因素和不健康的生活方式所做出的积极改进,也是发现服务人群中暴露最显著的疾病危险因素以及风险最集中的特定疾病的过程,为后续干预改进和干预方向提供参考依据。

3.业务协同系统

业务协同系统构建了以信息共享为核心的医疗卫生业务协作网络,能够实现居民在医院与医院、医院与社区中心、社区中心与社区中心等各类医疗机构之间包括电子处方、电子申请单、电子报告、电子医疗文书等在内的诊疗资料的全面共享交换,促进双向转诊和双向服务,完成居民就诊、一卡通查询以及检验结果的互认,提高医疗服务的质量和效率。

现代信息技术与健康管理相结合,是健康管理主动适应时代发展、紧跟时代步伐的一个创举,是在互联网背景下助推"健康中国"行动的发展新路径。实现互联网与健康管理的契合,能够降低医疗资源及社会负担,推进医疗体制的改革与完善,能较好地解决当前医疗系统中普遍存在的信息不对称、标准不统一问题。健康管理信息化是健康服务与管理可持续发展的重要保障,可有效助力医疗系统服务能力提升与健康管理现代化发展。具体来说,健康管理信息化的作用与意义如下:

第一,为体检个体提供科学的体检套餐。健康体检是个体进行常规指标检查和医疗评估,同时接受医疗诊断的过程,是评估个体健康状况的基础。健康管理信息化的实践离不开健康体检信息的收集,信息化在体检中的应用主要是通过信息化系统对体检结果进行统计分析,找出不同年龄、不同性别、不同职业以及区域性的多发病、常见病、慢性病,发现不同疾病之间的相关性,从而帮助医院根据分析结果进行标准化、模块化的规范设计,根据不同个体、不同情况制定不同的体检频次和体检套餐。对于体检者而言,也可以根据系统里个人健康指标的统计与分析情况有的放矢地进行体检,了解自己体检项目的必要性,提高体检的依从性与透明性。

第二,使健康管理标准化。健康管理为个体和群体提供有针对性的科学健康信息并创造条件采取行动,通过利用有限的资源来达到最大的健康效果。在健康管理中使用体检信息化系统后,整个体检过程可以规范、系统地进行,体检采血时采血管用条码识别,体检项目、检验标本送到检验科后进行条码识别即可,检验、放射、B超、心电图、物理体检后即时将结果传入计算机系统。体检者当天就可以通过网络公众号等方式查询自己的体检结果,体检医师待体检者完成体检后,通过计算机系统来完成报告的填写,给体检者提供合理的健康指导,对检查出有问题的及时建议到相关科室就诊。还可以通过信息系统对集体体检结果进行汇总分析,将结果通报单位,使单位掌握本单位员工的健康状况,从而更好地统筹工作,提高员工的健康水平。通过以上流程可以让体检的每一个步骤标准化,从而保证体检的质量。

第三,使健康管理科学化。健康管理是对个体或群体的健康进行全面监测、分析、评估,提供健康咨询和指导以及对健康危险因素进行干预的全过程,其宗旨是调动个体和群体及整个社会的积极性,有效利用有限资源达到最大的健康效果。按管理对象的不同,可分为个体健康管理、群体健康管理以及社会健康管理。实现健康管理的信息化可以较为轻松地进行全面健康管理。体检结果进入信息化系统后,形成了一个全面的个人健康档案,使得体检个人、各科体检医师、总检医师能够看到受检者以前的情况,为本次体检结果提供参考,提出更有效的保持健康的建议。体检后如发现疾病,体检者就诊时,临床医师可以通过体检信息系统了解患者以前的健康状况,为临床医师诊治疾病提供可靠的病史。信息化系统可以为医疗机构、社会团体进行健康教育和健康促进等活动提供科学的依据,从而不断增强人们对健康的自我维护意识,以实现健康管理的预期目标。

第四,提高健康管理对疾病的预警效率。世界卫生组织的研究报告显示:人类1/3的疾病通过预防保健是可以避免的,1/3的疾病通过早期发现是可以得到有效控制的,1/3的疾病通过信息的有效沟通能够提高治疗效果。这充分彰显了预防与疾病监测在维护个体健康的积极作用,而目前我国民众健康水平监测基础数据库尚未建立,有关健康评估、健康教育与健康促进、健康干预的实践应用等还未形成成熟的模式。通过信息管理系统进行健康管理,以大数据为基点,挖掘大数据背后隐藏的健康信息与疾病可能发展趋势,可以提高疾病监测效率,便于医务人员和受检者及时采取干预措施预防疾病的发生发展,遏制或延缓慢性非传染性疾病及其各种风险因子的流行与蔓延,减轻由此带来的经济负担。

第五,解决信息孤岛、信息不对称的难题,提升医疗资源使用效率。长期以来,各个医疗机构之间存在的信息孤岛现象,使得医疗资源被大量浪费。由于社区医院、二级医院、三级医院之间信息不对称,病人往往就同一个项目做多次检查,多次检查既导致医院医疗资源的拥挤,也增加病人的医疗负担。在大力倡导节约资源的当下,健康管理信息系统能够汇总个体各项健康数据,实现医疗机构之间信息互联互通、共建共享,从而信息孤岛问题也就迎刃而解,医疗资源也能得到有效利用。

二、健康管理信息系统

(一)健康管理信息系统的概念

健康管理信息系统是在管理信息系统的基础上发展而来的,是集危险因素监测、健康状况评价以及健康干预实施等功能于一体的综合系统,是现代信息技术与现代健康管理理念创新结合的产物,在健康管理中发挥着越来越重要的作用。本书认为,健康管理信息系统是由管理人员、计算机、通信与网络设施组成的,具有体检资料的录入、查询统计分析、统计报告下载等特定功能的系统。

健康管理信息系统的特点如下:

1. 系统性

一方面,健康管理信息系统的建设是管理科学、系统科学、运筹学、统计学、社会学、心理学、医学、政策科学等多学科与计算机技术、通信技术等多技术综合的结果,其组成部分之间具有高度的系统性,协同完成系统的各项功能;另一方面,健康管理信息系统通过专业的健康管理组织对个人和群体的健康状况、生活方式和居住环境进行评估来收集信息,综合各项健康指标实现对个体和群体的健康服务与管理。

2.服务针对性

根据系统信息客观全面地评估健康状况,为个人和群体提供针对性的健康指导,并为健康干预提供依据。通过健康管理系统中的信息数据,有针对性地分人群、分疾病不同阶段进行干预,从而实现干预的精准化,将疾病遏制在发病前,减少医疗费用的支出。

3.协同性

健康管理信息系统使区域范围内的医疗机构之间业务联动、数据共享、彼此协同,为个体和群体提供健康咨询与指导。协同性是健康信息标准化与系统建设标准化基础之上的协同,要求医院或健康指导商业机构之间信息口径要一致。

(二)健康管理信息系统的作用与功能

1.客户身份识别

为了达到区域范围内各医疗机构业务联动、实现数据共享与业务协同的目的,医疗机构在个人身份识别上,需要具有统一的客户身份识别机制,为客户建立唯一标识其身份的健康卡。例如,由于发卡机构的多样性,一个患者会同时拥有医保卡、社保卡、妇保卡、健康卡等多张卡片,为了在健康管理系统里实现个体健康信息的全面搜集,就要求这些卡片之间要有统一的身份识别机制,以便在统一的健康管理系统里被精确识别。

2.健康信息索引

健康信息索引能够对个体在何时何地、接受过何种健康体检和其他医疗服务,产生了哪些文档进行精确检索。健康信息索引主要记录两类信息:健康事件信息和文档目录信息。健康事件信息指健康事件的名称、发生时间、地点等;文档目录信息则指健康体检表、慢性病管理文档等。

3.健康管理数据存储

健康管理信息系统需存储个体和群体详细的健康数据,如个人注册信息库、体检基本信息库、体检问诊问卷数据库、实验室检查数据库、医学影像图像数据库、其他辅助检查数据库以及时序健康档案数据库等。

4.健康管理数据交换

健康管理系统可以从医疗机构内部信息系统或外部信息系统获取数据,也能够与医疗机构内部信息系统或外部信息系统之间提供信息互联互通、协同服务等功能。

5.健康管理数据调阅

这是指健康管理系统要能为健康管理人员提供安全地访问健康信息的功能,健康管理数据调阅的通用性与安全性是健康管理信息系统的基础功能。

6.服务健康管理决策

健康管理系统的目的是全面收集个体和群体健康信息,通过大数据监测疾病发生发展情况,从而为个体和群体开展何种健康管理、何时进行健康管理提供有效信息,帮助做出正确决策,这是健康管理系统最本质的功能。

(三)健康管理信息系统应用

健康管理信息系统的使用对象主要是各级医疗机构及医务人员,服务对象是全体居民,依托健康管理系统,可使居民享受到更多可靠、可及、连续的医疗卫生服务。健康管理信息系统主要应用于以下几方面:

1.健康管理中心应用

健康管理中心将管理对象的健康信息借助数据传输和交换平台,将通过标准化处理的健康数据存储到数据中心,数据中心将其以标准的模式呈现在系统里。健康管理中心或其他健康管理机构可实现对健康信息和数据的调用,依据系统中综合全面的健康数据,科学地开展个体和群体健康管理。同时,各个健康中心之间数据互通与业务协同也提高了医疗资源的使用效率,优化了医疗资源配置结构。

2.健康管理医生应用

健康管理医生可在授权许可的情况下,通过调用健康管理系统数据,全面了解所管理对象的个人健康信息和以往健康状况,根据所得到的信息对管理对象进行诊疗。同时,健康管理医生也承担着数据维护与更新的职责,每次诊疗后,医生将个体治疗方法、治疗效果、药物使用量等信息归入系统中所对应个体的健康档案中,及时根据情况更新信息。

3.居民个人(家庭)应用

在授权许可情况下,居民个人可根据通过网络访问数据中心或者从医生处所知晓的个体健康信息,进行自我健康管理,并依据健康数据主动积极地开展自我保健、自我健康干预,从而提升个人健康水平。

4.医院应用

各级医院借助数据传输和交换平台,将管理对象的健康信息依据存储原则通过标准化数据转换储存到数据中心,数据中心依据各方收集到的信息,进行标准化处理后输出供各级医院使用。分级诊疗、异地就医时可通过系统数据的直接调用对个体健康状况做预评估,视预评估结果确定检查项目,从而助推打破分级诊疗的难题,促进医疗系统体制变革。

5.社区卫生服务中心应用

社区卫生服务中心可查看与调用系统中的健康数据,浏览健康档案信息,进行健康状况评估、健康风险评估、重大疾病预警、医学建议、健康指导等。社区卫生服务中心依托其便利性能提高医疗服务的可及性,使居民就近享受医疗服务与专业指导,把便利化转换为"健康化",促进居民健康质量的提升。

6.辅助决策

各级政府部门和卫生管理机构可通过查看健康管理系统中的健康数据,分析健康数据背后的现象及原因,为当地居民健康保障服务相关政策的出台、医疗资源的配置提供决策支持。同时,国家可根据国民健康数据评估国民健康质量,适时出台更多国家政策保障居民健康权益。

第二节 健康信息收集与标准化

一、健康信息概述

健康信息是指通过卫生信息技术获取与人的健康相关的各类信息,包括人口学特征、健康体检、生活行为方式和医疗卫生服务等信息,是与健康管理相关的各种数据、指令和知识的总称。健康信息是决策和计划的基础,是开展健康管理的基石。健康计划是以健康信息为依据,结合可能发生的主客观因素影响加以分析所制定的。

(一)健康信息的特点

健康信息除了具有客观事实性、交流共享性等信息的特性之外,还具有以下特性:

1.个体性

健康管理的绝大部分信息都来自居民个体,个体差异性决定了健康信息具有强烈的个人属性。个体的生活方式、饮食习惯、生化指标、健康状况等存在差异,因而所收集到的信息指标也不尽相同。这要求在健康管理时必须注意个体性,差异化地为每个居民建立健康档案,并根据个体的变化情况及时更新健康信息。

2.连续性

健康管理是一种连续性的服务与管理,健康档案是开展健康服务与管理的基础。每个人的健康档案都始于其出生,并伴随着整个生命周期。一份完整的健康档案记录一个人从出生到死亡的全过程,包括其健康状况的发展变化以及所接受的各项卫生服务记录,因而健康信息具有连续性。

3.群体性

健康信息是在一定范围(如社区)内产生的,它具有共同的自然环境、社会人文环境、医疗资源环境等。这些基础信息的共性,会产生带有社区群体属性的健康信息,如长期在粉尘污染较严重地区工作的人群容易患尘肺病,饮水中氟含量高的地区居民容易发生氟斑牙等。

(二)健康信息的主要内容

健康信息大致可分为两个部分,一是健康服务与管理的环境和资源信息,二是实施健康管理服务中采集利用的信息。环境和资源信息是包括社区环境信息、居民健康状况信息、居民卫生行为信息、卫生资源信息、卫生服务信息、卫生产出信息以及卫生管理信息等在内的信息总和。实施健康管理服务中采集利用的信息主要指个人危险因素信息,包括吸烟、饮酒等在内的个人行为和生活方式信息;经济收入、居住条件等环境因素信息;年龄、性别、身高、体重等生物遗传因素信息;所接受的医疗卫生服务信息以及原有疾病史、生育史、家庭疾病史等信息。

(三)健康信息的作用

1.健康信息是保证决策和计划科学性的前提条件

健康管理系统的运行首先要进行健康信息的收集,健康信息是管理系统运行的基石,也是进行决策的前提。科学的决策和计划,必须以全面反映客观过程的信息资料为依据。如果没有足够的健康信息,没有对健康管理所需的信息进行全面的收集、整理,就会导致决策和计划的主观性和盲目性,从而使健康评估出现失误,进而导致不合理干预方案的出现,不利于健康质量的提升。

2.健康信息是控制和监督管理工作的依据

影响事物发展的因素是多种多样的,在进行管理决策时很难把所有因素都考虑进去,因此一项管理工作的完成或多或少会受到外界环境的影响,这使得健康管理过程不能按照计划的方向发展。为了纠正这一偏差,就需要通过健康信息的更新及时发现问题,从而达到更好的健康管理效果。同时,健康管理效果的好坏也需要健康信息来验证,通过对比管理前和管理后个体健康指标的变化情况,评估个体健康质量,从而了解健康干预的成效,为下一个健康管理过程提供实践信息。

3.健康信息是沟通系统内部和外部的桥梁和纽带

每一个管理系统都有自己的层次结构,任何一项活动都有自己的环节和过程。信息能实现系统内部各环节、各层次的沟通协调,沟通系统内部和外部的情况,从而纠正管理中的偏差。健康管理系统内部的联系都是靠健康信息来实现的,通过信息在系统内部与外部的流动,提高系统内外部的沟通效率,保障健康管理每一环节落到实处。

二、健康信息的收集与处理

信息收集是根据特定的目的和要求,将分散在不同时空的有关信息采掘和集聚的过程,健康信息的收集是信息资源得以发挥作用的基础。

(一)健康信息收集的原则

1.真实性

健康信息的真实、可靠、准确是信息采集的基本要求,真实性也是健康信息发挥作用的基本前提,缺乏真实性的信息不仅不可用,还会造成决策失误。因此要求信息收集者对收集到的信息反复核实、检验,保证信息的真实性、可靠性与准确性。

2.时效性

人体的健康信息处在不断变化中,健康信息的使用价值在于及时准确地反映个体各项健康指标,并根据最新动态及时更新系统健康信息。因此在收集信息时应注意信息的时效性,要将信息及时、准确地收集并录入系统。

3.计划性

在收集健康信息时,做到有计划、有目的、按步骤地进行,要求收集工作具有组织性、计划性,能清楚地知道怎样收集信息,收集的是哪方面信息。

(二)健康信息的来源与收集方法

1.健康信息来源

健康信息主要有三大来源。一是卫生服务过程中的服务记录:这是指个体在各类医疗机构就诊时的信息记录,包括检查项目数据、治疗处方、就诊次数与时间等;二是健康体检记录:健康体检是目前健康管理各个环节中实践最多、最受重视的项目,主要是指个体和群体在各类健康机构开展健康体检服务的信息记录,这也是健康信息的重要来源;三是专题健康或疾病调查的记录:这是基于某种特定目标或某种特殊疾病而开展有目的的调查,旨在收集个体健康及疾病相关信息。此外,保险与劳动保障部门的理赔及伤残数据也是健康信息的来源。

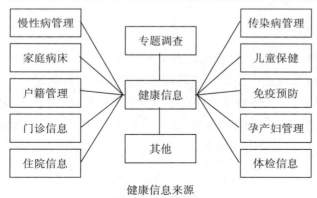

健康信息来源

图 10-2-1 健康信息的来源示意图

资料来源:张晓天.健康管理[M].北京:人民卫生出版社.2018.

2.健康信息的收集方法

健康信息的收集方法包括收集健康体检记录、收集常规资料以及访谈法、问卷法等。

(1)收集健康体检记录。健康体检是健康管理的基石,是健康信息采集与健康管理系统建立中必不可少的重要环节。健康体检有常规体检项目,也有特定的体检套餐项目,是由不同科室的医生合作完成的。在体检中,除常规体检项目外,应根据受检者的年龄、性别、职业、生活方式、相关危险因素、既往健康状况、家族遗传史以及受检者支付意愿等因素科学、合理地设置针对性、个性化的体检套餐。体检报告是体检中心体检后出具的汇总报告,包含本次体检的全部信息。通过体检尽可能早地收集身体疾病信息和可疑疾病信息,全面了解身体健康状况,对检查出的边缘性指标及相关危险因素,进行科学的健康风险评估与预测,把疾病控制在发生前;对于体检中所呈现的疾病或异常性指标,要做进一步医学指导,将其纳入健康管理流程。

(2)收集常规资料。常规资料指医疗、保健、防疫、卫生部门日常工作记录、报告卡和有目的的统计报表,主要包括两类:一类是日常工作记录和报告卡,另一类是定期归纳整理出的统计报表。常规资料具有来源多样的特点,这些信息的填写者涉及很多人,而这些人往往是不固定的,同时这些信息是在一个相当长的时期内不断填写出来的,其中常出现重复、漏项、填写不清等问题,需要在收集与处理时加以仔细辨别,确保其真实性与可靠性。

(3)访谈法。访谈法是以访谈为主要方式来了解生活习惯、患病情况、饮食规律等相关信息的实地调查方法,可以通过走访、信件或通过现代通信工具与被调查者口头交谈,从而获取所想要的信息。访谈过程可由一方提问,另一方做出回答,也可双方围绕某个专题进行讨论。

(4)问卷法。问卷法是调查者事先运用设计好的问卷向被调查对象了解情况或征询意见的一种书面调查方法。通过普查或抽样调查的方法,对特定人群中某种疾病或健康状况及相关因素进行调查,从而了解该病的分布与疾病相关因素,为健康干预奠定前期基础。

(5)实地观察法。实地观察法是指调查员通过到现场对观察对象进行直接观察、检查等方式所获得的资料数据,如调查员实地测量儿童身高、体重等。实地观察法也是获取一手资料的常规方式,获得的信息质量较好。

(三)健康信息的处理

通过收集健康体检记录、常规资料,以及利用访谈法、问卷法和实地观察法等方法收集到原始信息后,需要对信息做进一步加工才能输入管理系统供各级管理者和个人决策。信息的处理与信息收集同等重要,未经处理的信息难以发挥实际价值,处理不当的信息会对健康管理过程造成误导,从而造成医疗资源的浪费,甚至会加重疾病的恶化。因此应当准确、真实地处理健康信息。健康信息的处理流程如下。

1.信息整理

信息整理的第一步是信息审核,原始数据中往往包含大量虚假的、错误的、不完整的信息,因此必须对其认真审查,筛选出真正需要的信息。对一些明显错误的信息,如10岁孩子有大学学历等一些信息应该仔细审查,实事求是地反映信息原始面貌。从各方面收集到的信息常常是分散、杂乱无章的,因此在信息初步审核完成后,就要对信息进行分类、编码整理。主要是将原始信息按照一定的排列规则,如时间、地点、使用目的、业务性质等进行分类,为下一步建立数据库做准备。

2.建立数据库

建立数据库主要是指将整理好的信息录入系统,建立个体和群体的健康数据库,便于后期健康信息的调取。信息录入主要分为手工录入和机器录入,最常见的是通过键盘、鼠标、手写等方式手工输入以及通过数据接口、互联网等方式机器录入。

3.信息加工

信息加工是依据科学原理,对大量的原始信息进行筛选、分类、排序、比较和运算,去粗取精,进行精细化处理,增强逻辑性、条理性,便于保管、传递和使用。加工时主要进行信息定性分析与统计分析,通过对信息定性定量分析,发现每个信息背后所蕴含的规律,挖掘信息的深度价值,发现疾病发展的苗头,为健康管理决策提供参考依据。健康信息加工是信息处理的关键,也是健康信息发挥实际效用、促进健康效果的关键,应当引起足够重视。

4.信息存储

经过加工处理后的信息,日后会有再使用的可能性,因此必须把这些信息存储起来。信息可以存储在纸张、卡片、磁带、磁盘等多种不同介质中,选择存储介质时应遵循体积小、容量大、失真度低、保存时间长、经济、方便的原则。计算机因其简单、方便、存储量大、费用低的特点被各类组织所广泛采用。同时,信息存储不是简单机械地保存,应该定期对信息进行逻辑组织,按照信息本身的内在逻辑关系或使用方便原则,将信息组织成合理的结构。

5.信息的传输

信息传输是以信息提供者为起点,通过传输媒介或载体,将信息传递给接收者的过程。信息只有被准确及时地送到需求者手中,才能发挥实际价值。衡量信息传递效率的维度主要是传递的速度和质量,因此如何提高信息传递速度和质量就成为各级管理者所思考的重要问题。信息传递由信息传递源、信息通道、信息接受处三个要素组成,常见的传递方式有单向传递、多向传递以及相向传递三种。单向传递是指信息传递者直接将信息传递给单个信息接收者,即"一对一";多向传递是信息传递者将信息传递给多个信息接收者,即"一对多";相向传递是信息传递者与信息接收者之间相互传递,最常见的是水平传递和垂直传递。

6.信息的输出

信息的输出是管理系统的最终目的,前述所做工作都是为了输出高质量的信息,信息的输出就是将分析处理完的信息,以不同的方式,编制成各种报表文件的过程,如健康管理的个体报告和群体报告。

三、健康信息的标准化

(一)健康信息标准化的概念

1.标准与标准化

标准是对某一领域、行业建设原则与操作应遵循的规范化规定。国际标准组织(International Standard Organization,简称ISO)将标准定义为:由有关各方根据科学技术成就与先进经验,共同合作起草,公认或基本达成共识的技术规范或其他公开的文件,由标准化机构批准,目的是促进最佳的公共利益。根据我国国家标准《标准化基本术语(GB3935.1-83)》的定义,标准是对重复性事物和概念所做的统一规定,它以科学、技术和实践经验的综合成果为基础,经有关方面协商一致,由主管机构批准,以特定形式发布,作为共同遵守的准则和依据。由以上定义可看出,虽然标准的定义国际国内有所不同,但其内涵是一致的,都是以科学技术和实践经验为基础,经多方讨论、机构批准后实施,目的在于促进公共利益和消除混乱现象。由此,标准化就是指以制定和实施标准为主要内容的全部活动和过程。

2.信息标准与信息标准化

信息标准是指为信息科学研究、信息生产、信息管理等制定的各类规范与准则。关于信息标准化的定义有广义和狭义之分:狭义信息标准化是指数据表达的标准化,是在一定范围内,人们能够对某类客体进行抽象并通过统一的形式对客体进行描述与表达,其目的是实现信息在系统之间有意义地传输和交换。广义的信息标准化除了数据表达的标准化这一内涵外,还包括信息传递与通信、数据流程、信息处理的技术与方法以及信息处理设备等信息处理过程。

3.健康信息标准化

健康信息标准化是指按照统一的格式实现对健康信息的收集、存储及利用。健康信息包括个人基本信息、疾病和健康问题摘要、卫生服务记录三个方面。建立健康档案,实施科学完整的健康方案需要从多个不同系统收集这些信息。健康信息标准化的目的就在于实现对信息收集、处理、传输、存储过程的规范化管理,从而实现健康信息跨系统、跨区域的互联互通与共享,提高信息的使用效率,节约医疗资源。

(二)健康信息标准体系框架

标准体系是一定范围内的标准,按其内在联系形成的科学有机整体。按照不同的管理需求和分类标准,标准体系可形成不同的框架结构。按照标准的性质,可将标准分为强制性标准与推荐性标准,按其类别分为基础通用标准、产品标准、方法标准以及管理标准;按标准的级别分为国家标准、行业标准和地方标准,不同分类方法下可构建不同的标准体系。

2007—2011年,原卫生部研发了我国的卫生信息标准体系框架并不断完善,这为我国健康卫生信息标准分类提供了参考模型。

卫生信息标准类别

在国家卫生信息标准体系框架中,卫生信息标准分为基础类标准、数据类标准、技术类标准和管理类标准四大类,这四大类标准之间相互融合合作,构成了整个体系框架,其框架图如下:

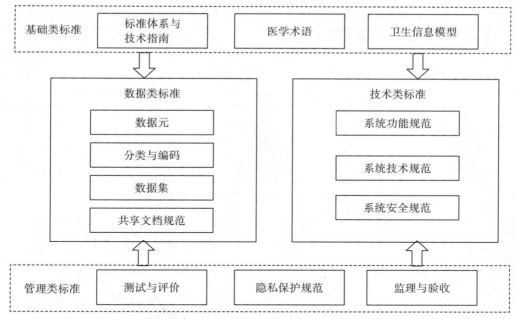

图10-2-2　国家卫生信息标准体系框架

（1）基础类标准。这类标准主要是就一些具有指导性和全局性的标准做出规范，包括卫生信息标准体系框架、理论与方法、医学术语、卫生信息模型、标准编制规范等内容。

（2）数据类标准。这是指卫生信息采集、处理、传输与交换过程中涉及的相关数据内容标准，是保证数据格式一致、口径统一的重要基础，在内容上主要包括数据元、分类与编码、数据集以及共享文档规范等。

（3）技术类标准。这是对业务应用系统的设计、开发、实施、运行等各建设环节的技术要求、系统架构、技术实现方式以及信息网络安全和隐私等给予规范性约束的标准，包括系统功能规范、系统技术规范以及系统安全规范等。

（4）管理类标准。这是针对卫生信息标准化领域需要协调统一的管理事项所制定的标准，如用于指导业务应用系统进行系统建设的指南、对标准应用水平进行评价与监督管理的标准符合性测试规范等。

（三）健康管理相关信息标准

健康管理相关信息标准是对健康信息表达、交换以及处理流程中所遵循标准与规范的相关规定，包括信息表达类标准、信息交换类标准、信息处理与流程类标准三类。其中，信息标准化的基础与核心是信息表达类标准，这是对健康体检信息进行标准化应遵循的规范，主要包括命名与术语标准、分类与编码标准等。

表 10-2-1 《国家卫生信息资源分类与编码管理规范》

序号	标准号	标准名称
1	WS/T 787—2021	国家卫生信息资源分类与编码管理规范
2	WS/T 788—2021	国家卫生信息资源使用管理规范
3	WS/T 789—2021	血液产品标签与标识代码标准
4	WS/T 790.1—2021	区域卫生信息平台交互标准 第1部分:总则
5	WS/T 790.2—2021	区域卫生信息平台交互标准 第2部分:时间一致性服务
6	WS/T 790.3—2021	区域卫生信息平台交互标准 第3部分:节点验证服务
7	WS/T 790.4—2021	区域卫生信息平台交互标准 第4部分:安全审计服务
8	WS/T 790.5—2021	区域卫生信息平台交互标准 第5部分:基础通知服务
9	WS/T 790.6—2021	区域卫生信息平台交互标准 第6部分:居民注册服务
10	WS/T 790.7—2021	区域卫生信息平台交互标准 第7部分:医疗卫生机构注册服务
11	WS/T 790.8—2021	区域卫生信息平台交互标准 第8部分:医疗卫生人员注册服务
12	WS/T 790.9—2021	区域卫生信息平台交互标准 第9部分:术语注册服务
13	WS/T 790.10—2021	区域卫生信息平台交互标准 第10部分:健康档案存储服务
14	WS/T 790.11—2021	区域卫生信息平台交互标准 第11部分:健康档案管理服务
15	WS/T 790.12—2021	区域卫生信息平台交互标准 第12部分:健康档案采集服务
16	WS/T 790.13—2021	区域卫生信息平台交互标准 第13部分:健康档案调阅服务
17	WS/T 790.14—2021	区域卫生信息平台交互标准 第14部分:文档订阅发布服务
18	WS/T 790.15—2021	区域卫生信息平台交互标准 第15部分:预约挂号服务
19	WS/T 790.16—2021	区域卫生信息平台交互标准 第16部分:双向转诊服务
20	WS/T 790.17—2021	区域卫生信息平台交互标准 第17部分:签约服务
21	WS/T 790.18—2021	区域卫生信息平台交互标准 第18部分:提醒服务

第三节 健康档案管理

一、健康档案

(一)健康档案的概念

健康档案是记录个体一生的生命体征变化以及自身所从事过的与健康相关的一切行为与事件,健康档案的内容主要包括个人的生活习惯、既往病史、诊断治疗情况、家族病史、历次体检结果等。健康档案的记录是动态连续、详细全面的过程,是个体评估自身健康状况最重要的来源,也是为居民提供健康管理服务的依据。居民健康档案包括个人健康档案、家庭健康档案以及社区健康档案。在我国发展全科医学理论,实施全科医疗,应兼顾个人、家庭和社区,强调社区分范围的照顾,为居民提供综合性、连续性、协调性的保健,所以应在居民健康档案中重视社区健康档案的建立。

居民健康档案内容包括个人基本信息、健康体检、重点人群健康管理记录和其他医疗卫生服务记录。

1.个人基本信息

包括姓名、性别、既往史、家族史等基本健康信息。

2.健康体检

健康体检包括一般健康检查、生活方式、健康状况及其疾病用药情况、健康评价等。

3.重点人群健康管理记录

重点人群健康管理记录包括国家基本公共卫生服务项目要求的0—6岁儿童、孕产妇、老年人、慢性病、严重精神障碍和肺结核患者等各类重点人群的健康管理记录。

4.其他医疗卫生服务记录

这是包括上述记录之外的其他接诊、转诊、会诊记录等。

(二)健康档案建立的要求

健康档案建立的要求是指在建立健康档案过程中所应遵守的基本守则,这是保证健康档案系统标准化的前提,统一规范的健康档案才能打破壁垒,实现互联互通。总的来看,健康档案建立的要求如下:

1.资料的真实性

健康档案是由各种原始资料组成的,是能够真实地反映患者当时病情变化、治疗经历、康复状况以及疾病史等内容的详细资料。在前期记录时,要求客观全面记录个体健康信息,对于某些含糊不清的信息,一定要通过多方取证,获得真实的结果,不能人为加以描述。资料的真实性还要求对于已经记录在案的信息不能人为修改。

2.资料的科学性

健康档案作为医学信息资料,应当按照医学科学的通用规范进行记录。各种图表制作、文字描述、计量单位的使用都要符合相应的规范,做到准确无误。

3.资料的完整性

资料的完整性体现在两个方面:一是各种资料必须齐全,一份完整的健康档案应该包括个人基本信息和一个人从出生到死亡的全生命周期中其健康状况的发展变化情况,以及其所接受的各项卫生服务记录;二是要求所记录的内容必须完整,完整的健康档案内容包括居民的就医背景、病情变化、评价结果、处理计划等,并且要涉及生物、心理、社会等各个层面。

4.资料的连续性

社区治疗中所采用的以问题为导向的病例记录方式及其使用的表格都充分体现了连续性这一基本特点。连续性要求对患者每次就诊情况均需做完整记录,这是与传统以疾病为导向的病例记录方式的最大区别。

5.资料的可用性

健康档案在基层医疗机构中的使用频率很高。一份理想的健康档案应是保管便捷、查找简便,能充分体现其使用价值的动态资料。这就要求健康档案的设计要科学、合理,记录格式应简洁明了,内容描述要条理清晰。

(三)健康档案建立的意义

1.有助于促进社区卫生服务规范化

健康档案的建立,为社区医生规范化服务创造了有利条件。社区医生按照健康档案所设置的内容和要求去做,就能够使服务流程与内容规范化,形成社区医院的特色。如根据健康档案中的预防性计划为居民提供预防服务,就能创造以预防为导向的社区医疗,促进健康管理在群众中间落地。

2.有助于提高社区卫生服务的质量

健康档案中记录了居民对健康问题的所有评价,参考健康档案可为社区医生诊疗时提供思考范式与诊疗方向,拓宽社区医生诊疗思路,从而提升社区卫生服务质量。同时,家庭医生可根据健康档案实施精准化健康干预,对每一位居民做到有档可查,有因可循。家庭医生的工作性质从被动变为主动,可有效、科学地分配时间,缓解当前基层医疗资源不足的问题。

3.有助于社区卫生资源的合理利用

居民健康档案中包含大量居民个人、家庭以及社区健康信息,涉及家庭结构、家庭背景、社区患病情况等方面。社区医疗机构可不断学习、利用这些信息,为居民提供更为科学的健康指导计划。同时,这些信息的利用也可以节约社区医疗资源,健康档案中已经标明的信息则不必再做检查,从而提高社区医疗资源配置效率。

4.有助于提高社区卫生服务的管理效率

健康档案是按照模块化、规范化标准建立的,统一的格式能够较好地满足健康档案高频率使用和快速查询的要求。电子化健康档案管理克服了传统纸质档案管理查找慢、储存与管理难的弊端,通过交互式系统实现对信息的快速检索,大大提高了管理效率。

5.有助于推动分级诊疗的实施

通过统一的健康档案的建立与管理,不仅医生能看到居民健康状况,居民个人也能清晰地了解自身健康质量,在准确定位疾病的基础上,优化居民对医疗机构的选择。根据实际情况理想就医,从源头上推进分级诊疗的实现,从而优化区域医疗资源的配置,缓解"大医院人满为患,基层医院门可罗雀"的现象。

二、健康档案的建立与管理

(一)居民健康档案的建立

1.辖区居民到乡镇卫生院、村卫生室、社区卫生服务中心(站)接受服务时,由医务人员负责为其建立居民健康档案,并根据其主要健康问题和服务提供情况填写相应记录,同时为服务对象填写并发放居民健康档案信息卡。

2.通过入户服务(调查)、疾病筛查、健康体检等多种方式,由乡镇卫生院、村卫生室、社区卫生服务中心(站)组织医务人员为居民建立健康档案,并根据其主要健康问题和服务提供情况填写相应记录。

3.已建立居民电子健康档案信息系统的地区应由乡镇卫生院、村卫生室、社区卫生服务中心(站)通过上述方式为个人建立居民电子健康档案。并按照标准规范上传至区域人口健康卫生信息平台,实现电子健康档案数据的规范上报。

4.将医疗卫生服务过程中填写的健康档案相关记录表单,装入居民健康档案袋统一存放。居民电子健康档案的数据存放在电子健康档案数据中心。居民健康档案服务流程图见图10-3-1。

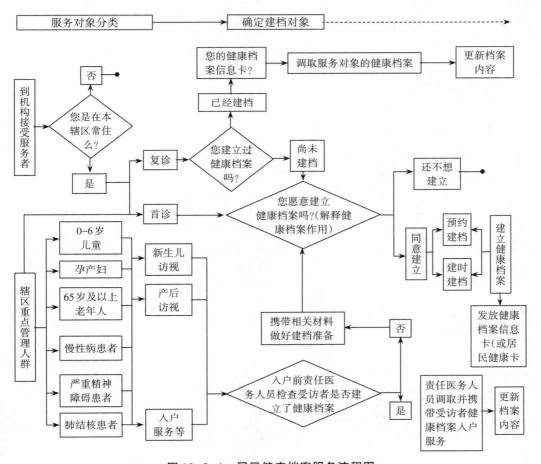

图10-3-1 居民健康档案服务流程图

资料来源:国家基本公共卫生服务规范(2017年版)。

(二)居民健康档案的使用

1.已建档居民到乡镇卫生院、村卫生室、社区卫生服务中心(站)复诊时,在调取其健康档案后,由接诊医生根据复诊情况,及时更新、补充相应记录内容。

2.入户开展医疗卫生服务时,应事先查阅服务对象的健康档案并携带相应表单,在服务过程中记录、补充相应内容。已建立电子健康档案信息系统的机构应同时更新电子健康档案。

3.对于需要转诊、会诊的服务对象,由接诊医生填写转诊、会诊记录。

4.所有的服务记录由责任医务人员或档案管理人员统一汇总、及时归档。

(三)健康档案的管理

居民健康档案记录了居民一生中的全部健康问题,健康档案应集中存放,由专人负责管理。下图反映了居民健康档案的管理流程,当居民到机构就诊时,可出示居民健康档案信息卡,调取个人健康档案,并在每次就诊结束后将档案归还,换回就诊卡。同时,随着计算机技术的日益发展成熟,电子化健康档案也已在各地推广实践,纸质健康档案应逐步过渡到电子健康档案。

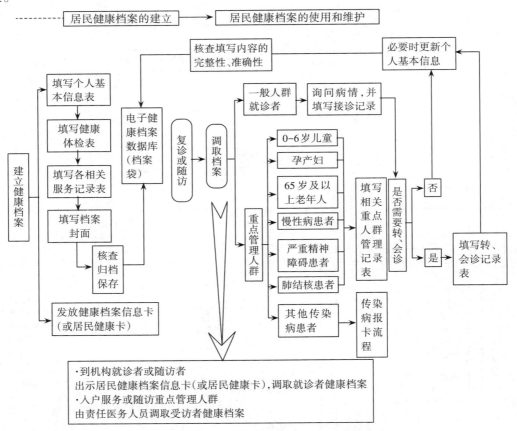

图10-3-2 居民健康档案服务流程图

资料来源:国家基本公共卫生服务规范(2017年版)。

三、健康档案信息化管理

(一)电子健康档案的概念

国际标准化组织(ISO)将电子健康档案定义为:以电子化方式存储、由医疗服务提供者输入或确认,有关个人的、纵向的健康信息的集合。张晓天在《健康管理》一书中将电子健康档案做了如下界定:电子健康档案(electronic health record,简称EHR)是以电子化方式管理的有关全人全程健康状态和医疗保健行为的信息档案,包括个人从生命孕育开始的健康体检结果,计划免疫记录、既往病史、健康保健措施、各种检验检查和治疗记录、药物过敏史等。这一定义较完整地概括了电子健康档案的内涵及外延,具有较高的理论性,故本书采纳此定义。电子健康档案是伴随着计算机技术的成熟和互联网的广泛应用而兴起的,电子化管理健康档案实现对健康档案的统一管理,处理速度快、运算能力强、工作效率高等优势使得其认可度和接受度越来越高,实现通过医疗信息共享提高医疗服务质量,并且促进患者与医生之间进行深入交流、达成良好的配合。

(二)电子健康档案的兴起

1.国外电子健康档案的兴起及发展

20世纪90年代中后期,随着对电子病历信息化研究的日益深入,西方发达国家纷纷开展了以健康档案信息化为主的信息化应用研究。美国医学档案研究院P. Waegermann将健康档案发展描述为5个水平:自动化病历、计算机病历系统、电子病历系统、电子个人文件系统、电子健康档案。

作为西方发达国家代表的美国,布什在2004年众议院的国情咨文中专门强调医疗信息系统建设,要求在10年内确保绝大多数美国人拥有共享的电子健康记录。2009年奥巴马在上台后就宣布先期投资200亿美元发展电子健康档案信息技术系统。2007年英国政府投资64亿英镑,打算用大约10年的时间建设医务工作者网络软件系统、基于全科医生的数据平台以及欧洲的健康档案等项目。亚洲的日本也高度重视电子健康档案建设,1995年,日本出台《医用画像电子保存的共同规格》,提出由政府、产业和学术界组成委员会开发电子健康记录。2009年,日本政府IT战略总部发布了中长期信息技术发展战略,即"i-Japan战略2015",将卫生保健与医药作为最优先发展的领域,并要求通过在医疗机构电子病历的基础上进行构建,到2015年建立起日本自己的电子健康档案。

2.我国电子健康档案的兴起与发展

我国高度重视电子健康档案的建立和发展,出台了系列文件:中共中央、国务院发布的《关于深化医药卫生体制改革的意见》中指出要大力推进医药卫生信息化建设;《医药卫生体制改革近期重点实施方案(2009—2011年)》中规定2009年将会在全国范围内逐步建立统一的居民健康档案,并进行规范的监督和管理;原卫生部发布《健康档案基本架构与数据标准(试行)》,明确了健康档案的三大核心内容;《中华人民共和国国民经济和社会发展第十二个五年规划纲要》中明确提出,加强公共卫生服务体系建设,要求70%以上的城乡居民建立电子健康档案。

我国关于电子健康档案的研究与应用起步较晚,是伴随卫生信息系统与社区卫生信息化的发展而展开的。2010年,中央财政转移支付36亿元专门用于卫生信息化建设,其中包括电子健康档案、电子病历档案和门诊统筹管理的基层医疗卫生信息系统3个试点项目。

电子健康档案的实践方面,2000年,上海市闸北区开始进行对EHR的探索,于2006年率先建立起"闸北区卫生信息平台",并被原卫生部命名为国家级EHR示范区。近些年来,北京、厦门、杭州、上海闵行、长宁等地纷纷开始探索以居民健康档案为基础,部分实现EHR与基本医疗、公共卫生、医疗保险等居民健康和医疗服务信息衔接。北京市已建立覆盖居民全生命周期的健康档案,在每30万—50万人口的居住区域内,逐步建立了区域医疗中心、社区卫生服务中心(站)/乡镇卫生院(村卫生室)、康复医院、护理院之间网络互连、信息共享的居民健康档案信息交换机制。上海市将实施医药卫生信息化建设作为医改的4项基础性工作之一,将为全体市民建立电子健康档案。上海市医联工程的目的就是建立市民电子健康档案,市民只要用社保卡或医联就诊卡,就可在各大医院中实现信息共享。厦门市作为实施国家"十一五"科技支撑计划——区域医疗信息化工程试点,目前,市民健康信息系统已覆盖厦门95%以上的医疗卫生机构,是我国唯一一个在城市区域内实现居民电子健康档案及相关卫生信息资源共享的城市。

(三)电子健康档案的管理

电子健康档案记录的是符合信息标准的居民基本信息及接受医疗保健服务的相关信息,它不仅能为卫生工作者提供诊疗依据,还能够与其他信息系统实现资源交换与共享。通过电子健康档案提供准确、全面的个人健康信息及就诊记录,有助于医生了解个人疾病史信息,为诊疗提供有力证据;通过电子健康档案实现各卫生系统之间信息资源共享,有效减少卫生资源的浪费、降低卫生成本、提高工作效率。当前电子健康档案管理主要运用的技术有以下几种:

1.XML存储和检索记录

电子健康档案一般包括基本信息、健康行为、既往史、主要健康问题、体检记录、就诊记录、转诊记录、计划免疫、康复管理、健康教育等内容。电子健康档案不仅包含大量的文本数据,还包括数值和多媒体数据。XML作为一种定义描述对象结构的元语言,其良好的可读性、扩展性和平台无关性可以很好地解决数据格式标准不统一、异构数据库之间信息共享的问题。XML技术提供XML Query和XML LR两种查询方法,能够极大地提高电子健康档案检索的速度。

2.NET分布式技术

由于早期电子健康档案系统采用的双层C/S体系结构,存在效率低下、安全性差和维护困难等局限性,后发展为三层C/S结构。在原有数据库和客服端两层之间加入一个业务逻辑层,负责向数据库传递客户端的请求,同时向客户端反馈数据库处理的结果,起到中继连接作用。减轻了数据库的负担,从而提高数据读取速度和工作效率。

随着电子健康档案系统覆盖范围和应用需求的扩大,当客户端数目剧增时,将严重影响三层 C/S 结构的性能。此外,应用需求的变化需要重新修改客户端和数据库,加大了维护和升级的难度。随着 Internet Web 技术的迅速发展,基于 NET 分布式技术的四层 Web 结构应运而生,由表示层、业务逻辑层、数据访问层和数据实体层组成,相比于三层 C/S 结构更高效,有更好的扩展性和维护性。

≫ 本章小结

1.健康管理信息化是将现代信息技术与健康管理理念、方法相结合的一种新兴管理模式,主要包括居民健康档案系统、综合卫生管理与决策系统、业务协同系统等,是各种系统的综合体。

2.健康管理信息系统是在管理信息系统基础上发展而来的,集危险因素监测、健康状况评价以及健康干预实施等功能于一体的综合系统,是现代信息技术与现代健康管理理念创新性结合的产物。

3.健康信息是指通过卫生信息技术获取和利用的,与人的健康相关的各类信息,包括人口学特征、健康体检、生活行为方式和医疗卫生服务等信息,是与健康管理相关的各种数据、指令和知识的总称。

4.健康信息标准化是指按照统一的格式实现对健康信息的收集、存储及利用。健康信息包括个人基本信息、疾病和健康问题摘要,卫生服务记录这三个方面,建立健康档案,实施科学完整的健康方案需要从多个不同系统收集这些信息,健康信息标准化的目的就在于实现对信息收集、处理、传输、存储过程的规范化管理,从而实现健康信息跨系统、跨区域的互联互通与共享,提高信息的使用效率,节约医疗资源。

≫ 课后思考题

1.什么是健康管理信息系统,其主要功能有哪些?

2.什么是健康信息,它具有哪些来源渠道?

3.健康管理信息标准化指的是什么?

4.健康管理信息化由什么组成?

电子资源

第十一章 健康保险

≫ 学习目标

1. 掌握健康保险的概念、体系、特征、作用及原则；理解健康保险与健康管理的关系。
2. 熟悉社会医疗保险的概念、类型、运行以及我国社会医疗保险制度发展的状况。
3. 了解商业健康保险基本概念、发展历程、市场需求和应用情况。

≫ 结构导图

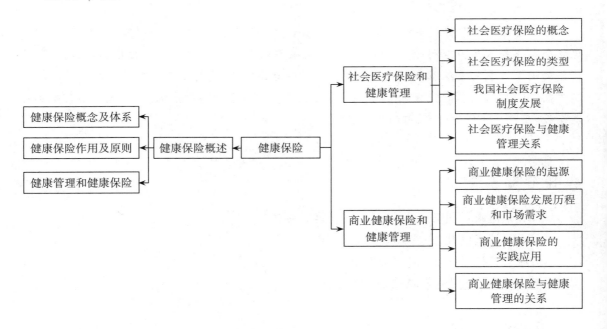

第一节 健康保险概述

一、健康保险概念及体系

健康保险最初是由民间自发组织起来的。为消除疾病灾害，一部分人自愿地组织起来共同筹集资金,在支付医药费方面实行互助。1882年,德国政府首先通过立法建立了疾病保险制度。随后各工业国家相继仿效,从19世纪末到20世纪初,西方各主要国家先后建立了包括疾病、残疾、老年等社会保险制度。20世纪30年代,西方各国为了解决失业、贫困和疾病等严重社会问题,进一步推行包括健康保险在内的社会保险制度。第二次世界大战后,实行社会保险或社会保障制度的国家更为广泛。目前,约有100多个国家建立了健康保险制度。

(一)健康保险概念

健康保险有狭义和广义之分,狭义的健康保险,专指商业健康保险;广义的健康保险,既有商业健康保险,又包含社会医疗保险。本书讲的是广义上的健康保险,但侧重于商业健康保险。健康保险是人身保险的一种,是以人的身体为保险标的,当被保险人因疾病或意外事故的伤害,发生费用支出或收入损失而获得补偿的一种保险。按照传统的保险原理,保险的基本功能是分摊(散)危险和损失补偿,它主要体现为在危险发生后,给予经济上的援助和补偿,保险本身并不能消除危险。

随着我国改革开放和保险业的发展以及人民生活水平逐渐提高,健康保险的概念逐渐盛行,在此之前,人们很少使用"健康保险"的概念,都是将其称之为"医疗保险"。1995年,我国制定的《中华人民共和国保险法》第九十一条规定:"人身保险业务,包括人寿保险、健康保险、意外伤害险等保险业务"2000年,由中国保险监督管理委员会下发的《关于印发<人身保险产品定名暂行办法>的通知》第六条指出:"按保险责任,健康保险分为疾病保险、医疗保险、收入保障保险",明确了我国健康保险的基本内涵。 2019年12月1日实施的《健康保险管理办法(2019修订)》指出"本办法所称健康保险,是指由保险公司对被保险人因健康原因或者医疗行为的发生给付保险金的保险,主要包括医疗保险、疾病保险、失能收入损失保险、护理保险以及医疗意外保险等"。

本书沿用《健康保险管理办法(2019修订)》中对健康保险的定义:保险公司通过疾病保险、医疗保险、失能收入损失保险、护理保险等方式对健康原因导致的损失给付保险金的保险。在被保险人因疾病产生医疗费用,或因疾病不能正常工作导致收入损失,或因疾病、年老需要支付护理的费用的情况下,健康保险保障被保险人的利益。

(二)健康保险体系

1.商业健康保险体系

《健康保险管理办法(2019修订)》按照责任不同,将商业健康保险分为疾病保险、医疗保险、失能收入损失险和护理保险。其中,疾病保险是指以保险合同约定的疾病的发生为给付保险金条件的保险;医疗保险是指以保险合同约定的医疗行动的发生为给付保险金条件,为被保险人接受治疗期间支出的医疗费用提供保障的保险;失能收入损失保险是指因保险合同约定的疾病导致工作能力丧失为给付保险金条件,为被保险人在一定时期内收入减少或者中断提供保障的保险;护理险是指以因保险合同约定的日常生活能力障碍引发护理需要为给付保险金条件,为保险人的护理支出提供保障的保险。

2.社会医疗保险体系

在我国社会医疗保险制度的建设和完善过程中,逐步形成了城镇职工基本医疗保险、城镇居民基本医疗保险和新型农村合作医疗保险为主的社会医疗保险体系,在后面的篇幅中会详细讲述。 具体来说,社会医疗保险和商业健康保险在以下几个方面存在不同:

表11-1-1　社会医疗保险与商业健康保险的区别

项目	社会医疗保险	商业健康保险
性质	法定保险、强制性、公共性	商业性、资源性、私人性
政策目标与公平性	政府所负责提供的准公共物品	个人责任的私人物品、个人公平
保险对象	所有的社会劳动者	自愿参加的投保个人或团体
责任者	政府负责	公司、企业负责
产生方式	社会契约	保险合同(保单)
保费来源与负担	税收、征收专款、强制储蓄;政府、雇主和个人等多方筹资	个人或雇主负担
经办单位	非营利性机构为主	营利性机构为主
保障水平和范围	基本保障(供给适度)	费用偿付
功能	社会公共政策、保障国民基本健康	分担经济风险

二、健康保险的作用与原则

(一)健康保险的性质

健康保险既是保险中的一种形态,也是市场经济条件下的一种经济现象。因此,本书拟从其客观存在的自然形态与其体现的经济关系分析其社会性质。

1.从健康保险的自然形态看其社会性质

健康保险从其存在的客观形态看,它是双方协商达成的协议(只有社会医疗保险是政府通过立法强制推行的)。作为合同或协议体现的社会性质可以从法律属性和商品属性两方面去认识。

从法律属性来看,健康保险是以合同的形式体现其存在的,正规的合同都是具备法律效力的,是具有法律属性的。各保险单的设计、保险合同的签订都必须依据《保险法》的规定进行。合同签订过程是保险人与被保险人不断协商,并达成一致意见的过程,合同一旦签订,就标志着保险双方意志的统一且合同中明确规定了双方的权利和义务,这些都具备法律效力,是双方必须执行而不可违背的,否则将受到法律的惩处。从商品属性来看,商品是用来交换的劳动产品。健康保险合同,实际上是商品交换的协议书,这里的商品是一种特殊商品——即被保险人的健康风险。在健康保险合同的签订过程中,人的健康风险被商品化了,被保险人将其健康风险或者说不确定的健康危险转嫁给保险人,或者说"出售"给风险的承保人。因此,保险人凭借得到的风险损失管理权,以等价交换为原则,要求其获得一定垫资作为积累资金,这就要求被保险人在转嫁或"出售"其风险的同时要有一定的货币支付。总之,健康保险合同,可以看作是关于被保险人健康风险的交易产物,虽然与一般商品不同的是这种交易"产品"是一种"不确定性损失",但是其中的商品交换关系是清晰的:它直接表现为个别健康投保人与个别健康保险人之间的商品交换关系,间接表现为全部健康投保人与全部健康保险人之间的商品交换关系。

2.从健康保险的内容和体现的经济关系看其社会性质

一是具有共济互助的社会属性,健康保险和一般保险一样都具有共济互助的社会属性,健康保险的具体操作是健康保险机构将具有同类健康风险投保人的保险费集中起来,组成保险基金共同管理,当投保群体中的某一人遭遇健康风险、造成损失时,保险机构就用保险基金给予其补偿。

二是具有社会经济属性,健康保险和其他保险一样,统属社会金融业,从大的社会体系看,属国民经济第三产业。保险不仅起着调节社会分配,促进社会公平,防范自然、社会经济的各种风险,维护生产企业平稳运行的作用,而且在社会融资和整个社会稳定上都可以发挥重要作用。从宏观的角度,健康保险维护了人的健康水平,恢复了人的劳动能力,也就是保护了社会生产最主要、最根本的生产要素——劳动力。

三是具有对人身体健康和人生命价值珍重的属性,健康保险是为人的健康服务的。尽管传统的健康保险不能直接保证人的身体健康不受损害(因为它是在人的健康受到损害后,给予经济补偿),但它事后的经济补偿,对人身体健康的恢复,对人生命的维系,乃至对受害人家属物质和精神生活的改善都大有裨益,从由此产生对全家人的身体健康影响的角度来看,无疑是起到积极作用。如果从我们本身所倡导的积极的健康保险来讲,把健康管理引入健康保险之中,对被保险人积极宣传,认真实施健康教育、健康咨询、健康指导,并采取实际措施和手段对被保险人进行定期健康检查、疾病预防,真正使健康保险做到保健康,使被保险人不生病或少生病,则充分体现了对人的生命和健康的珍重。

3.社会医疗保险的社会福利属性和公益性属性

社会医疗保险是由国家政府部门直接承办,具有非营利性。当劳动者因伤病造成医疗费用支出或经济损失时,国家、社会和企事业单位出资给予补偿、帮助和照顾。同时,这种制度应是面对全体公民的,这种制度的实施不仅有利于患病本人健康的恢复,而且有利于其家庭生活保障,有利于社会劳动力的再生产和社会生产的发展,所以说社会医疗保险具有社会福利性和社会公益性属性。

(二)健康保险的特征

健康保险与人寿保险、人身意外伤害保险三者同属人身保险。但健康保险与另外两者相比较有其自身的特征。

1. 保险标的具有特殊性

健康保险以人的身体健康为保险标的,以疾病、生育、意外事故等原因造成的医疗费用和残疾失能、死亡损失为保险事故。其中"疾病"是指必须由人身内部的某种原因引起的;"意外事故"是外部、意想不到的偶然性因素造成的,而且是意外伤害保险所不承保的事故。这些是与人寿保险、意外伤害保险所不同的。人寿险与健康险是以人的生命为保险标的,以人在保险期的死与生为保险事故,即当保险人在保险期内死亡或到合同期满仍生存,保险人按合同给付死亡保险金或期满生存保险金。

2. 健康保险承保的内容广泛,具有综合保险的特征

人寿保险通俗讲就是保寿终死亡和保险期满生存,或给死亡保险金或给生存保险金;而人身意外险,则是被保险人遭遇外来的、突发的、非有意的意外伤害后,如果导致死亡则给死亡保险金,导致残疾则给残疾保险金。健康保险则不同,就目前人们共同认定的内容而言,它也包括疾病、生育与意外事故造成的医疗费用保险;包括疾病、意外事故造成的残疾失能收入损失保险;同时还要承担因生育和意外事故造成死亡的保险金。因此,健康保险比起其他人身保险内容要广泛得多,所以人们称其具有综合保险的特征。

3. 健康保险的风险具有易变动和难预测的特征

健康保险的危险主要来自疾病、生育和意外事故。随着社会的发展,疾病的种类越来越多,表现形式千差万别,评估其危险程度和测定保险费的情况非常复杂,其结论难免不一和变动。另外,随着科学技术的发展,医疗技术日益进步,医疗器械、治疗手段和医疗药品不断更新,与此相对应,医疗费用的支出水平不断上升,这必然导致健康保险的保险补偿费支出和经营风险的增加。同时,在不断增长的医疗费用开支中,还可能掺杂一些人为的因素,有些开支是合理的,有些是不合理的,而且两者有时很难区分,这就导致健康保险的风险具有难预测性。

4. 具有严格承保标准和保险期限短的特征

由于健康保险承保的内容复杂,而且健康风险难以预测,这样就加大了健康保险公司经营的风险。所以在进行承保时,其承保条件比寿险更为严格。以疾病保险为例,对投保人一定要进行严格的审查,要审查其本人乃至家庭的病历或病史,防止已患有疾病的人投保。同时,为防止意外发生,在健康保险单中规定等待期或观察期,在正式签合同前加强体检,而对那些在体检中没有发现疾病,但又没有达到身体健康的标准条款的被保险人,只能按次健康体保单来承保。对这些人或提高投保保费,或重新规定承保范围。此外,对体检中发现患有特殊疾病的被保险人,只能按特殊疾病的健康险种对待。另外,由于健康保险的风险易变动、难预测,所以它在保险时限上,大多是设计短期合同(除少数特种疾病外,如癌症保险、长期护理保险),健康保险保险期限一般较短。因为目前尚无法准确计算长时期的发病率、残疾率和由分娩、意外事故导致的死亡率,所以实践中健康保险中的医疗费用保险、收入保障保险等大都是短期的。

5.有不同类型保险金和代位追偿权的特征

人寿保险的给付金额一般是固定的,即被保险人在保险事故发生后,保险就要按照规定的金额全部给付,所以,有的人称人寿保险为"定额保险"。而健康保险并非都如此,它既有按照定额给付保险金的险种,也有按照实际发生的费用给付保险金的险种。在保险金数额的给付上,前者类似于人寿保险,后者则类似于损害性保险。但是无论哪一种,健康保险的被保险人都不能通过保险而获取额外利益。其中在第二种给付形式中,并非任何情况下,任何数额的费用都给予补偿,它大都有最高限额规定,只能在最高额之内按实际发生的费用给付。在健康保险中,被保险人发生医疗费用支出后,若医疗费用已经从第三方得到全部或部分赔偿,保险人可以不再给付保险金,或只给付第三方赔偿后的差额部分。若保险人已经支付了医疗保险金,而事故责任应由第三方承担时,被保险人应将向第三方的追偿权转移给保险人,由保险人代位追偿。

6.健康保险合同条款规定具有特殊性

保险合同条款是具体规定投保、核保、保费、索赔、理赔等当事人双方法律权利和义务的条款,是构建保险关系的重要内容及对其程序的详细规定,它直接涉及保险双方的直接利益。因健康保险赔付风险大,所以在合同设计上增加了一些独有的条件,并设置了一些特殊条款。

7.社会医疗保险具有强制性和覆盖面广的特征

社会医疗保险因为具有一定的福利性和公益性,所以在具体实施上,它是由国家政府部门通过立法形式强制实施的。它要求各单位及全体员工都必须参加医疗保险,保险机构也必须积极接受各单位及其职工参保。由于它原则上要求全体公民都要参保,所以在大多数国家其保险的覆盖面应是最广泛的。

(三)健康保险原则

1.必须遵循一般保险的原则

健康保险的内容很广泛,一般保险的基本原则,如可保利益原则、最大诚信原则、近因原则、经济补偿原则,都是它必须遵循的。

2.健康保险的特殊性原则

健康保险由于其保险内容和险种的特殊性,其应遵循如下特殊原则:

一是保健康原则。健康原则有两层含义:一是在设计理念上对以往的医疗保险只注重事后理赔,不重视事前健康教育的传统做法进行纠正;二是在实际执行中注重对被保险人进行健康教育和管理,使被保险人投保后不断强化保健意识,增加保健知识,学会自我保健。

二是强制性原则,即强制投保的原则。这一原则对商业保险是不适用的,而在健康保险中的社会医疗保险是必须贯彻实行的。因为社会医疗保险是由国家立法强制推行的,由国家通过行政立法对在相当的范围内各单位及人员,应尽的义务、享受的权利及医疗服务标准进行规定。

三是费用共担原则,这也主要贯彻在社会医疗保险中。费用共担一方面体现在保险基金筹措上,即社会医疗保险的保险基金一般是由国家财政、用人单位及被保险者个人三方共同出资建立的,这在财险和人寿保险中都是不曾有的。另一方面是在遭遇特大疾病风险、医疗费用超过一定金额进行赔偿时,其费用也要三方面共同承担。这和以往一切费用由国家财政或企业支付为特点的公费医疗制度完全不同的。

三、健康管理和健康保险

1.健康管理与健康保险的相互促进作用

健康管理与健康保险的融合与应用,在我国发展时间较短。无论是对两者结合的意义、融合应用的方式,还是实施路径、运行体系、盈利模式和相关法律等方面都处在探索阶段。就目前而言,已经在以下几个方面达成了共识。

一是有共同的目标客户。健康管理为遇到健康问题的民众提供健康指导服务,健康保险为遭受疾患的民众提供经济补偿帮助。两者都以为民众的健康保障提供服务为目标,其潜在客户均是关注自身健康和如何进行保障的人群,因此有着共同的目标客户。

二是有共同的市场推广。健康管理和健康保险都是面对未来可能增大或加剧的健康风险,提供预防和保障服务。因此,都会遇到民众对未来风险重视程度,以及是否愿意防患于未然的问题。也就是说两者都需要培育和开拓市场,说服民众重视并接受这类服务,以便防范和降低未来的健康问题及经济负担过重这两类风险。两者服务的手段方式是互为补充的,如果相互结合得好,市场营销可以同时开展工作,可以实现"1+1≥2"的效果。

三是可以进行信息分享。健康保险公司在评估准客户和客户的风险并提供理赔等服务时,掌握了其较为完整的既往病史、就诊和医疗费用支付信息,但缺乏客户日常生活行为、健康服务需求和管理效果等方面的信息。健康管理在评估客户风险并提供健康管理服务时,一方面掌握了客户较为完整的重点病史、现状、日常生活状态和健康行为习惯等信息,另一方面却缺乏就诊状况和费用花费情况等方面的信息。两者结合,将有助于更为全面地掌握客户健康状况、就诊行为、诊疗情况(包括费用等)、生活习惯和心理特点等一系列信息,更好地从各个层面全面地促进和保障客户健康。

四是有共同的行业利益。从机制上说,健康保险的预防风险和经济补偿功能,可以促进客户更少顾忌地尽早就医、诊疗,获得适宜的医疗服务保障,避免因经济支付意愿和能力等问题,导致健康和经济"因小失大"双重损失的后果。从本质上说,健康管理的健康指导、干预和自我管理功能,可以改善客户健康状况、降低客户的发病率,或通过提前发现病症而降低医疗诊治费用及健康保险的赔付率。因此,两者结合,既可以为客户提供费用补偿又可以享受全面的健康服务,获得客户的高度认可,增强两个领域市场竞争的核心能力。

2.从两个行业相互促进的现实基础出发,健康保险的发展需要健康管理的支撑,健康管理需要保险人的参与

我国医疗卫生资源配置不合理,初级卫生保健资源利用不足,除了财政投入、物价体系、医

疗卫生行业等宏观层面的因素外。从微观层面来看,长期以来这一领域缺乏保险人的充分参与,是造成过去医疗卫生资源配置利用和费用支出不合理、第三方的促进动力和激励机制缺失、科学合理的监控手段缺乏的重要因素之一。缺乏健康保险经营者的费用支付保障,民众在认识和享受健康管理的必要性和紧迫性上容易犹豫不决,也没有更好的激励机制促使他们主动地关注自己日常的健康生活。缺乏健康管理服务提供者的手段和技术,民众即便在获得经济补偿时,仍觉得日常健康维护得不到保险人应有的全程关心和照顾,导致客户长期依存度有限。

3.两个行业相互结合的基本要求使健康保险与健康管理、费用补偿服务与健康管理服务结合成为现代健康服务业多业态融合发展的必然趋势

要实现健康管理与健康保险的有效结合,需要围绕健康保险行业应用健康管理服务的三大核心服务项目:健康指导、诊疗干预和疾病管理,延伸和扩展对客户实施的健康服务,对健康、诊疗的各个环节和内容实施全程的风险管理。为此,需要搭建良好的运营和服务支持平台,建立一整套服务体系,构建健康、诊疗风险控制模式,重点抓住以下三个关键点。

一是建立运营管理平台——信息技术平台。通过建立信息通信技术与健康信息库结合的管理、服务和应用平台,可实现后台远端服务的标准化和自动化,并支持前台服务的个性化和现场化,在保证服务质量的前提下,利用标准、规范的服务,实现低成本运营和跨地域的快速扩张。同时,通过积累大量的健康数据,为未来的精算、产品开发和市场开拓等提供有效支持,这一平台也是保险公司介入健康产业的重要基础。

二是引入费用支付方——健康保险。健康管理盈利模式的关键在于支付方的选择,原则上应定位于第三方,并依赖自身的健康服务能力与终端用户的服务体验。结合我国国情,健康管理模式的支付方,短期可将保险人作为支付方,服务定价应低廉并与保险客户的服务价值认同相匹配;中远期可将健康产业整体作为支付方,即通过低价健康管理服务所掌控的终端用户,以广告、电子商务等方式,将健康产品公司、医疗服务行业、医疗设备制造商等各领域的经营主体,作为健康服务平台的支付方。

三是发展核心服务项目——疾病管理。多数疾病的发生、发展是一个漫长过程,对疾病管理的需求是长期存在的,对疾病管理的服务也需要持续进行。通过持续、系统的服务,在掌握客户健康信息和服务需求基础上,提供有效帮助,使客户形成服务惯性,后续服务机构难以抢走已有的客户,打造出"客户累积性增长"与"一次销售长期服务"的经营模式。

第二节　社会医疗保险和健康管理

一、社会医疗保险的概念

社会医疗保险(Social Medical Insurance),是指国家通过立法强制筹集医疗保险基金,当人们因疾病、受伤或生育需要治疗时,根据有关法律或规定,由国家或社会向其提供必需的医疗服务或经济补偿的一项社会保险制度。其实质是社会共担风险,目的在于鼓励用人单位和个

人缴纳一定的医疗保险费用,通过社会调剂,保证劳动者在其健康受到伤害时得到基本医疗保障,不会因医疗缺乏而影响生活。其中"基本医疗保障"是指保证职工患病时能得到目前社会所能提供的、能支付得起的、适宜的治疗技术,包括基本用药、基本服务、基本技术和基本收费。

(一)社会医疗保险基本特征

目前来看社会医疗保险主要有以下特征:

一是医疗保险基金统筹使用,疾病风险互助分担效果好;

二是采取现收现付的财务机制,保证当年收支平衡,一般不留积累;

三是一般采取两种方式对参保对象进行保障,即直接提供医疗服务,或由患者垫付医疗费用后由医疗保险机构进行补偿;

四是保险机构或组织以及与之配套的一系列政策都是依照国家法律建立和制定的,由国家法律规定保险的范围、权利、义务及给付标准,其目的都是为了使更多的社会劳动者能获得医疗服务保障,从而保护人们健康,维护社会成员正常的劳动和生活秩序;

五是社会医疗保险具有强制性,参加社会医疗保险是人的一项权利和义务;

六是政府机构除了立法和监督以外,通常直接参与医疗保险计划、实施及组织管理,或委托社会组织执行国家的医疗保险政策;

七是采取多渠道筹集医疗保险基金,主要来自雇主和雇员按工资一定比例缴纳保险费,政府酌情给予补贴;

八是社会医疗保险是整个社会保障体系的重要组成部分。

(二)社会医疗保险基本原则

为了保障社会医疗保险作用的有效发挥,必须坚持以下原则。

一是强制性原则。社会医疗保险是通过国家立法或政府文件规定享受范围、权利、义务及待遇标准,强制执行的社会保障制度,因此,又叫强制性医疗保险或法定医疗保险。

二是社会性原则。劳动者已不再是家庭劳动力,而是社会劳动力,社会化大生产中劳动力的修复,也必须依靠社会力量来完成,仅靠个人的力量去抵抗疾病的风险是不够的,那样将会影响社会经济的发展。从企业的角度来看,企业有大有小经营状况参差不齐,职工年龄和健康状况也各不相同,企业的医疗费用负担有轻有重。实行社会医疗保险后,有利于实现企业间的横向互助,为企业创造一种公平竞争的环境。

三是保障性原则。社会医疗保险保障劳动者的基本医疗需求,从根本上维护社会稳定。社会医疗保险规定的基本医疗因生产力发展水平不同而不同,并随着社会生产力发展水平提高而逐步提高。社会医疗保险使劳动者的健康有基本的保障,生产和生活不致因患病而受到影响。

四是以支定收、量入为出、收支平衡、略有结余的原则。在征收医疗保险费时,要注意做到"以支定收",应考虑到以往医疗费用的实际支出,尤其是应考虑医疗费用的上涨速度;在医疗保险基金支付时要注意"量入为出",保险机构一定要根据医疗保险基金的经济实力,决定偿付标准的高低;在医疗保险基金运营过程中要注意"收支平衡";"略有结余"是为了保障医疗保险系统运行的稳定,应对基金运营过程中的一般风险和防备某些疾病的流行。

五是专款专用的原则。医疗保险基金不同于其他类型的基金,是患者享受基本医疗服务的保障,必须确保医疗保险基金确实用在患者身上,不得挪作他用。在使用过程中必须严格加强管理,遵守规章制度,真正做到"取之于民,用之于民"。

六是国家、单位、个人三方面合理分担费用的原则。这一原则有两层含义:一是医疗保险基金由三方共同筹资,改变了公费医疗完全由财政支付、劳保医疗经费由企业支付的局面,缓解了财政和企业的负担,提高了劳动者个人的自我保护意识;二是在遇到特大疾病风险时,超过一定金额的医疗费用由三方负担,有利于劳动者的病伤得到有效、及时的医治,有利于消除或减轻劳动者及其家属由于患病或负伤而在经济上或精神上产生的负担,保证劳动者及其家庭的正常生活。

七是公平与效率相结合的原则。社会医疗保险的公平性包括三个方面:一是按规定比例缴纳医疗保险费,无论其实际金额是多少,享受的医疗待遇是一样的;二是无论患病大小,享受的医疗保险待遇一样,不会因为患大病需要更多的医药费用而不支付医疗保险金;三是社会医疗保险面前人人平等,不存在"特权待遇"。效率主要是指筹集医疗保险基金的效率和使用医疗保险基金的效率。参保单位和个人缴纳保险费的积极性越高,筹集资金越多,说明基金筹集效率越高;执行合理检查、合理用药、合理治疗的医疗原则越好,保险基金浪费越少,说明使用医疗保险基金效率越高。

八是合理偿付医疗费用的原则。合理偿付医疗费用原则是指医疗保险机构要对医疗服务提供机构所提供的符合医疗保险规定的医疗服务费用给予及时、合理的偿付,以保证医疗服务提供机构能继续为患者提供医疗服务,维持医疗服务提供机构的简单再生产。

二、社会医疗保险的类型

(一)国家保障型

国家保障型医疗保险模式是指医疗保险基金由国家财政支出,纳入国家预算,通过中央或地方政府实行国民收入再分配,医疗保险基金有计划地拨给有关部门或直接拨给医疗服务提供方,医疗保险享受对象看病时,基本上不需支付费用。英国是最早实行全民医疗保险制度的国家,在实行国家医疗保险模式方面最具有代表性。英国所实行的国家卫生服务制度(national health service,NHS)主要是通过国家预算来筹集医疗资金,支付医疗费用,为全体英国人提供免费的医疗卫生服务。此外,加拿大、瑞典、爱尔兰、丹麦等国家所实行的全民医疗保险制度都属于此类。

(二)社会保险型

社会保险型医疗保险模式是通过国家立法形式强制实施的一种医疗保险制度,其医疗保险基金主要是由雇主和雇员缴纳,政府酌情补贴,参保者及其家属因患病、受伤或生育而需要医治时,由社会医疗保险机构提供医疗服务和物质帮助。社会医疗保险模式的医疗保障经费常采用多渠道集资的办法。该模式在管理体制上属于计划与市场相结合的体制,选择是以计划为主还是以市场为主,各国均有不同程度的侧重。主要代表国家有德国、日本、法国等国,其中德国的医疗保险制度历史最悠久,最具有代表性。

(三)商业保险型

商业保险型医疗保险模式,又称市场医疗保险模式,将医疗保险视作一种特殊商品,主要通过市场机制来筹集费用和提供服务。在这种模式下,医疗保险的资金主要来源于参保者个人及其雇主所缴纳的保险费,医疗服务的供给、医疗服务的价格等是通过市场竞争和市场调节来决定的,政府干预较少。在医疗保险市场上,卖方是指营利或非营利的私人医疗保险公司或民间医疗保险公司;买方既可以是企业、社会团体,也可以是政府或个人。美国是实施商业保险型医疗保险模式的典型代表。美国医疗保险制度的主要特点是多元化,有公共医疗保险和商业医疗保险,以商业医疗保险为主。

(四)强制储蓄型

强制储蓄型医疗保险模式是一种通过立法,强制劳方或劳资双方缴费,以雇员的名义建立保健储蓄账户,用于支付个人及家庭成员医疗保险费用的医疗保险制度。这种模式以新加坡为典型代表,属于公积金制度的一部分。这项保障制度的原型,来源于18世纪英国产业革命时期的"职业保障基金",它是用立法方式,强制建立以个人储蓄为主的"公积金制度",即规定由雇员和雇主共同缴纳的保费,以职工个人名义存入公积金局,以备将来退休、医疗和其他之用。这种制度后来陆续传到英属殖民地,现在除了新加坡,还有斯里兰卡等十几个国家实行这种制度。

综上所述,可以看出四种主要的医疗保险制度模式在筹资方式、运营机制等方面有着各自的特点可以通过下表简单比较:

表 11-2-1　四种主要的社会医疗保险制度模式比较

类型	筹资方式	运营机制	办医模式	服务费用
国家保障型	依法纳税	财政二次分配	公立为主 预算拨款	免费服务
社会保险型	法定参保缴费	横向统筹	公私并立 合同结算	约定价格 费用共付
商业保险型	自由选购	现收现付	私立为主 合同结算	市场定价 费用共付
强制储蓄型	强制储蓄	纵向积累 自保为主	公私合并 合同结算	约定价格 自付为主

三、我国社会医疗保险制度发展

在我国社会医疗保险制度的建设和完善过程中,其形成的标志主要有四个。

一是1998年底国务院颁布的《国务院关于建立城镇职工基本医疗保险制度的决定》,明确指出加快医疗保险制度改革、保障职工基本医疗,是建立社会主义市场经济体制的客观要求和重要保障。

二是2003年针对广大农村居民的医疗保障问题,国家有关部门出台了《关于建立新型农村合作医疗制度的意见》。

三是2007年国家有关部门进一步针对城市居民出台了《国务院关于开展城镇居民基本医疗保险试点的指导意见》。

四是我国基本医疗保险的制度设计和安排的完成。以2010年10月28日《中华人民共和国社会保险法》颁布为标志。

目前,我国的社会健康保障体系已经初步形成,含有城镇职工基本医疗保险、城镇居民基本医疗保险和新型农村合作医疗保险的基本医疗保险制度已基本建立。

(一)中国医疗保险的历史沿革

1.新中国成立初期的医疗保险制度

(1)公费医疗制度

1952年,根据《政务院关于全国各级人民政府、党派、团体及所属事业单位的国家工作人员实行公费医疗预防的指示》,在全国范围内各行政、事业单位中建立了公费医疗制度。公费医疗的经费由各级政府财政预算拨款,享受公费医疗的对象包括各级政府机关、党派、人民团体及教科文卫等事业单位的工作人员及部分伤残军人。相关部门先后颁布了《关于改进公费医疗管理问题的通知》《公费医疗管理办法》等一系列政策规定,公费医疗几经修改,并不断完善。其覆盖范围包括:国家机关、党派、团体以及文化、教育、科研、卫生、体育等事业单位的工作人员和离退休人员;原国家教委核准的高等院校在校学生(包括研究生);复员退伍返乡二等乙级以上革命残疾军人。上述人员的医疗保健服务最初全部免费,后来改收少许门诊挂号费。医疗费用由国家和各级财政部门预算拨款,一般按人头划拨到各单位包干使用。随着经济和社会的发展,该制度日益暴露出一些问题,如干部、职工生病吃药国家全包的事件,使得公费医疗费用猛增,浪费严重,从而使公费医疗面临的困难日益增多。

(2)劳保医疗制度

根据1951年政务院颁布的《劳动保险条例》及1953年劳动部公布试行的《劳动保险条例实施细则修正草案》等相关法规和政策建立和发展起来的劳保医疗制度,实施范围主要包括全民所有制企业的正式职工及其供养的直系亲属,此外还包括这些企业的离退休人员。劳保医疗经费按照职工工资总额和国家规定的比例(按企业扣除奖金后的工资总额11%提取),在生产成本项目中列支,在职职工从职工福利费中开支,若经费不足,可以在税后留利的福利基金中弥补,离退休人员从劳动保险费中开支。享受劳保医疗的职工患病时可在本企业自办的医疗机构或指定的社会医疗机构就医,享受几乎免费的医疗待遇,其供养的直系亲属可享受半费医疗。根据统计资料显示,1978年全国各类职工的医疗费用总额为21.7亿人民币,而到1997年该费用总额增至773.7亿人民币,其增长速度远远超过了同期财政收入的增长速度,财政负担压力空前加重。公费医疗和劳保医疗都属于计划体制下福利型的医疗社会保险。二者异同如下:

表11-2-2　公费医疗和劳保医疗同异比较

免费医疗	资金来源	管理单位	实放范围	免费项目	缴费项目
公费医疗	国家预算拨款	政府卫生部门	国家机关和事业单位的工作人员和离退休人员;高校学生;复员军人二等乙级以上残疾者	治疗、医药、检查、住院、手术、计划生育手术、因公住院相关费用、特殊贡献者住院相关费用及假肢等费用	挂号费、出诊费、住院膳食费及其他
劳保医疗	企业职工福利基金	企业行政部门	企业职工及直系亲属、离退休人员	同上	挂号费、家属治疗交半费,家属住院费、交通费

(3)农村合作医疗制度

合作医疗是指中国农村通过集体和个人集资,为农村居民提供低廉的医疗保健服务的一种互助互济的制度。它与城镇的劳保医疗、公费医疗共同构成我国医疗保障体系的三大支柱,是我国农村社会保障体系中一个重要组成部分。新中国成立后,一些地方群众自发集资创办了具有公益性质的保健站和医疗站。到1976年,全国很多农民参加了合作医疗,从而基本解决了广大农村社会成员看病难的问题,中国农村合作医疗制度成为世界范围内颇具影响的化解农村健康保障难题的良好模式。

2.中国社会医疗保障制度的改革

随着社会主义市场经济体制的建立,我国逐步改革公费医疗、劳保医疗制度,建立了以基本医疗保险为主体的医疗保障体系。从20世纪90年代开始探索建立职工基本医疗保险制度算起,我国医疗保障制度改革历程如下:

(1)1994—2002年,探索建立城镇职工基本医疗保险制度时期

1994年至1996年,我国政府先后发布了《关于职工医疗保险制度改革的试点意见》和《关于职工医疗保障制度改革扩大试点的意见》,试点范围由最初选定的江苏省镇江市和江西省九江市进行试点,探索建立职工基本医疗保险制度,最终扩大到全国40多个城市。在广泛试点的基础上,1998年国务院颁布了《国务院关于建立城镇职工基本医疗保险制度的决定》(国发〔1998〕44号)。该决定的颁布,标志着我国医疗保障制度的改革进入了一个崭新的阶段。在我国,实行了将近半个世纪的公费医疗和劳保医疗制度,被新的职工医疗保险所取代。

1999年6月30日,《关于印发加强城镇职工基本医疗保险诊疗项目、医疗服务设施范围和

支付标准意见的通知》发布,在基本医疗保险诊疗项目与服务设施利用与支付方面提出了统一规范。随着国发〔1998〕44号文的出台,全国各省市陆续建立了职工基本医疗保险制度,推动了我国由单位医疗保障走向社会医疗保障的历史性转型。

(2)2003—2016年,建立全民医疗保障制度时期

城镇职工基本医疗保险制度的建立构建了现代的医疗保险制度框架,是中国医疗保险制度发展过程中的一个里程碑。1998年我国社会医疗保险制度正式建立,经过十余年的发展,城镇职工基本医疗保险制度在全国普遍建立,其覆盖范围已经从国有集体单位扩大到非公有经济组织,从正规就业人员扩大到灵活就业人员,实际已经覆盖城镇全体从业人员。同时,保障水平上也有较大的提高,统筹基金对住院医疗费用的最高支付限额(封顶线)已从最初的当地职工年平均工资的4倍提高至6倍。2015年,城镇职工基本医疗保险三个目录内住院统筹实际报销水平已达到72.8%。

我国城乡居民的基本医疗保险制度从单独建制逐步走向制度融合。从2003年起,我国进行建立农村合作医疗制度的试点。自2003年启动试点以来,新型农村合作医疗制度取得了巨大的进展,如参合率大幅提高、筹资水平明显上升、保障水平不断提高。2007年,《国务院关于开展城镇居民基本医疗保险试点的指导意见》出台,在试点的基础上,城镇居民基本医疗保险逐步覆盖了全体城镇非从业居民。2016年1月3日,国务院颁布《关于整合城乡居民基本医疗保险制度的意见》,提出城镇居民基本医疗保险制度与新型农村合作医疗制度整合,以实现城乡居民公平享有基本医疗保险权益,增进社会公平正义,促进城乡经济社会协调发展。

城乡居民大病保险逐步发展。2010年新型农村合作医疗开始探索大病保障,优先选择6种危及儿童生命健康、医疗费用高经治愈后效果较好的重大疾病开展试点工作。2012年8月24日,国家发改委等六部门颁布《关于开展城乡居民大病保险工作的指导意见》,建立城乡居民大病保险,作为对城镇居民医保和新农合发生高额大病医疗费用的补充,进一步减轻了城乡居民的大病负担。2015年7月,国务院颁发《关于全面实施城乡居民大病保险的意见》,根据意见规定,大病保险的保障对象为所有城乡居民基本医保的参保人群,当参保人患大病发生高额费用时,由大病保险对城乡居民基本医保按规定支付后个人负担的合规医疗费用给予保障。

(3)2017年以来,全面建成中国特色医疗保障体系时期

2017年,党的十九大报告提出,按照兜底线、织密网、建机制的要求,全面建成覆盖全民、城乡统筹、权责清晰、保障适度、可持续的多层次社会保障体系。

2019年3月6日,《国务院办公厅关于全面推进生育保险和职工基本医疗保险合并实施的意见》发布,为强化基金共济能力、提升管理综合效能、降低管理运行成本,实现两项保险长期稳定可持续发展创造了条件,促进医疗保障事业稳定向好发展。

(二)城镇职工基本医疗保险

1.城镇职工医疗保险的产生

从20世纪80年代初开始,由于医疗费用急剧上涨,政府和企业不堪重负,90年代开始我

国城镇医疗保险制度进入建立社会保险制度的探索阶段。1993年十四届三中全会通过了《关于建立社会主义市场经济体制若干问题的决定》，明确提出要在我国建立社会统筹和个人账户相结合的社会医疗保险制度。1994年，国家经济体制改革委员会等四部门印发了《关于职工医疗制度改革的试点意见》，决定在江苏省镇江市和江西省九江市进行试点，即为著名的"两江试点"。1998年在总结各地试点经验的基础上，国务院颁布实施《关于建立城镇职工基本医疗保险制度的决定》，标志着我国社会医疗保险制度正式建立。

2.城镇职工医疗保险的特征

一是低水平。低水平是指城镇职工医疗保险的保障水平与我国现阶段的经济发展水平和生产力相适应，充分考虑政府财政和企业的实际承受能力，提供基本的医疗保障。

二是广覆盖。广覆盖是指城镇职工医疗保险覆盖我国城镇所有用人单位，包括各种形式的企业、机关、事业单位、社会团体、民办非企业单位及其职工，以保证医疗保险互助共济、统筹调剂、风险分担功能的实现。

三是双方负担。双方负担是指城镇职工医疗保险的保费筹集采取雇主和雇员共同缴纳的方式。双方负担消除了公费和劳保制度中医疗费用由政府和单位包揽的弊端，既有利于扩大医疗保险基金来源，又有利于增强个人自我保障意识和医疗费用节约意识。

四是统账结合。统账结合是指城镇职工医疗保险实行社会统筹和个人账户相结合的模式。个人账户主要支付门诊小额费用，自储自用；统筹基金主要补偿住院产生的大额费用支出，实行互助共济。

3.城镇职工医疗保险的主要内容

城镇职工医疗保险覆盖所有城镇中各类各级单位的员工，包括企业、机关、事业单位、社会团体、民办非企业单位及职工，灵活就业人员、农民工。非公有制经济组织员工也要按照相关规定参保，因此城镇职工医疗保险覆盖城镇全体从业人员。

城镇职工医疗保险费由参保职工和用人单位共同缴纳，职工缴纳上年度个人平均工资的2%，单位缴纳职工工资总额的6%左右，单位缴纳的保险费的70%左右纳入统筹基金，剩余30%划入职工个人账户。另外，具体缴费比例由各统筹地区根据实际情况确定。随着经济的发展和职工工资收入的提高，经省劳动厅、财政厅批准后，可适当调整单位和个人缴费率。

城镇职工医疗保险原则上以地级市以上行政区为统筹单位，也允许以县（市）为统筹单位。中央、省属单位都要按照属地管理原则参加统筹地区的基本医疗保险，执行当地的统一制度和政策。城镇职工医疗保险基金由统筹基金和个人账户构成，并划定了各自的支付范围，分别核算，不得相互挤占。个人账户主要支付门诊费用、住院费用中个人自付部分以及在定点药店购药费用。统筹基金用于支付符合规定（属于药品目录、诊疗项目目录和医疗服务设施目录等"三大目录"范围内的项目费用）的住院医疗费用和部分门诊大病医疗费用，起付标准为当地职工年平均工资的10%左右（不同地区、不同级别医疗机构，起付标准不同），最高支付封顶线为当地职工年平均工资的6—8倍。

城镇职工医疗保险采取属地化管理,将传统医疗保险制度由行业统筹管理的模式,改为由所在统筹地区的社会保险经办机构实施管理。医疗保险机构对提供医疗保险服务的医疗机构和药店实行定点管理,负责制定职工医疗保险用药、诊疗和服务设施范围和给付标准,制定科学的医疗保险费用结算办法,负责医疗保险基金的筹集、管理、运营和支付。

(三)城镇居民基本医疗保险

1.城镇居民医疗保险制度的产生

2007年国务院颁布《国务院关于开展城镇居民基本医疗保险试点的指导意见》,同时劳动和社会保障部等下发《关于城镇居民基本医疗保险医疗服务管理的意见》文件,标志着我国开始在全国范围内实施覆盖全体城镇居民的基本医疗保险制度。

2.城镇居民医疗保险实施原则

一是低水平起步的原则。低水平起步是指城镇居民医疗保险制度的建立要与我国社会经济发展水平和各方面承受能力相适应,合理确定筹资标准和保障水平;以保障城镇非从业居民的住院和门诊大病的医疗需求为主,同时鼓励有条件的地区逐步实行门诊医疗费用统筹。随着社会经济发展水平和各方承受能力的提高,逐步提高筹资标准和保障水平。

二是自愿原则。自愿原则是指居民按照自己的意愿以及经济承受能力,自行决定是否参保,充分尊重群众的意愿和选择,同时通过财政补贴政策激励和引导居民参加城镇居民医疗保险。

三是属地管理原则。属地管理原则的主要作用是明确中央和地方的责任。总体上,中央确定城镇居民医疗保险制度的基本原则和主要政策,并给予必要的财政补助,地方根据自身实际情况制定具体办法,组织实施工作。

四是统筹协调原则。统筹协调原则是指城镇居民医疗保险制度的建立,必须坚持以人为本,统筹考虑各种保障制度和政策的衔接,统筹考虑地区之间的平衡,统筹考虑新制度的出台可能产生的影响,统筹考虑医疗保障体制和医药卫生体制的配套改革。

3.城镇居民医疗保险主要内容

城镇居民医疗保险制度覆盖人群主要包括:第一,尚未参加城镇职工基本医疗保险或尚未参加公费医疗的达到退休年龄的老年人;第二,尚未参加城镇职工基本医疗保险或公费医疗的学龄前儿童、中小学生、大学生及研究生等;第三,尚未参加城镇职工基本医疗保险或公费医疗的其他城镇居民。

城镇居民医疗保险缴费采取年度定额缴费的方式,由各地按照低水平起步、逐步提高、群众自愿的原则,根据本地经济发展水平、居民家庭和财政负担的能力合理确定缴费率。现阶段,全国各地基本上都采取参保居民缴纳一部分、财政补助一部分的做法。从许多地区实践和测算的平均数值看,现阶段的筹资水平大体在城镇居民家庭人均可支配收入的2%左右。城镇居民医疗保险制度基金主要用于偿付参保居民住院产生的合理医疗费用和门诊大病医疗费用支出,有条件的地区可以逐步实行门诊医疗费用统筹。城镇居民医疗保险基金偿付范围,一般参照当地城镇职工医疗保险药品目录、诊疗项目目录和医疗服务设施目录,费用偿付也设有起付线和年度支付最高金额限制,起付线一般设为当地居民人均年收入的10%左右(不同地区、不同级别的医疗机构的起付线标准不同),年度最高支付限额设为当地居民人均年收入的6—8倍。城镇居民医疗保险制度原则上与城镇职工医疗保险的规定一致,由社会保障部门所属的医疗保险经办机构统一管理和监管。

(四)新型农村合作医疗

1.新型农村合作医疗基本概念

新型农村合作医疗简称"新农合",是指由政府组织、引导、支持,农村居民自愿参加,个人、集体和政府多方筹资,以大病统筹为主的农民医疗互助共济制度。

20世纪80年代,随着农村家庭联产承包责任制的推广、集体经济结构的变化,农村合作医疗制度失去了可靠的物质基础,合作医疗制度在大部分地区解体,导致农村居民失去了基本的医疗服务保障,农村医疗卫生状况日益恶化、因病致贫、因病返贫现象严重。为解决广大农村居民医疗卫生问题,国家积极吸取总结20世纪50年代兴起的传统合作医疗制度的经验和教训,并经过20世纪80年代以来不断地调整、探索。2002年10月,中共中央、国务院发布《关于进一步加强农村卫生工作的决定》,重点提出逐步建立以大病统筹为主的农村合作医疗制度。2003年1月,国务院办公厅转发卫生部、财政部、农业部《关于建立新型农村合作医疗制度的意见》,开始在全国范围内开展新型农村合作医疗的试点工作。

2.新型农村合作医疗实施原则

一是政府引导,自愿参加。新农合的主体是广大农民群众,农民群众自愿参加是新农合建立的基础。农民以家庭为单位自愿参加新型农村合作医疗,遵守有关规章制度,履行缴费义务,按时足额缴纳合作医疗经费,是新农合"风险分担,互助共济"的主要体现。政府对农民进行正面引导,提高广大群众健康风险意识和参加合作医疗的积极性。

二是多方筹资。新型农村合作医疗资金筹集遵循多方筹资的原则。除了由参加合作医疗的农民按时足额缴纳合作医疗费用以外,乡(镇)、村集体给予资金扶持,中央和地方各级财政每年安排一定专项资金予以支持,确保新型农村合作医疗系统能够正常、平稳地运转。

三是以收定支,保障适度。新型合作医疗制度的实施坚持与农村社会经济发展水平、农民经济承受能力和医疗卫生服务需求相适应,同时考虑以收定支、收支平衡、略有结余,保证制度持续有效运行,保障农村居民享有基本医疗服务。

3.新型农村合作医疗主要内容

覆盖对象为全国范围内所有农村居民。采取个人缴费、地方财政和中央财政补助的筹资方式,鼓励农民积极参保。对于不同地区,参合费用不同,财政补助力度也不同。作为以大病统筹兼顾小病理赔为主的农民医疗互助共济制度,新农合一般采取以县(市)为单位进行统筹,主要补助参合农民的住院医疗费用。各统筹地区根据当地实际情况,确定支付范围、支付标准和额度,其中新农合补偿范围由各省(自治区、直辖市)结合实际制定,原则上不能简单套用城镇职工医疗保险相关目录。为解决参合农民常见病、多发病的门诊医疗费用负担问题,部分地区开展门诊统筹试点,将普通门诊医疗费用纳入医疗保险支付范围。

现阶段,国家卫生健康委员会负责全国新农合的综合管理,各地方卫生行政部门负责所辖区域内的新农合工作。由于新农合主要以县(市)统筹为主,因此主要在各县(市)设立新农合管理机构,即农村合作医疗管理委员会,管理机构还包括县(市)卫生行政部门和财政部门。县(市)新农合管理机构应设立经办机构,负责具体业务工作,如定点医疗机构管理、基金预决算、补偿方案拟订和组织实施、补偿费用审核与支付、信息调查统计、档案管理及业务咨询等。

四、社会医疗保险与健康管理的关系

西方管理学大师彼得·德鲁克(Peter F. Drucker)曾经说过,管理的本质就是最大限度地激发和释放他人的善意。从这个角度来看,社会医疗保险和健康管理的关系主要体现在一方面社会医疗保险为健康管理提供变革的方向,另一方面健康管理提高社会医疗保险效益,缓解运行压力。

一方面全世界除个别国家外(如美国),基本上建立起了由政府统一管理或指导、社会广泛协作、公民普遍参与的社会医疗保险体系,承担着保障全民健康的主体责任,健康管理则是针对社会医疗保险无法满足多样性需求的特点以及城镇化中家庭代际关系的变化而进行的优化和变革。这是因为社会医疗保险作为一种准公共产品,强调广覆盖、保基本的同时不可忽略地存在保障类型单一、保障水平有限以及保障方式僵化等问题,健康管理则利用互联网技术和新型医疗技术在诊断、疗养、康复等方面灵活多样的特点发挥积极作用;同时,随着城镇化的加快和传统家庭的解体、家庭养老的功能下降,一系列健康管理的需求热点出现,健康管理是适应社会变革的必然之举。

另一方面随着人口老龄化加剧,医疗资源短缺日益加重,医疗机构的工作压力与日俱增,健康管理可以通过早期的预防和科学的监管,减小大病重疾的风险;同时各种慢性病的护理也进一步引发了社会医疗资源的紧张,健康管理可以承担医疗保健基层治理中的职能,为一些普遍性、防治要求低的慢性病提供及时便捷的管理,体现了我国以人民为中心的治理理念。

第三节 商业健康保险和健康管理

一、商业健康保险的起源

健康保险是一种伴随着工业化、城市化的进程而发展起来的健康保障制度。很早以前,人类就有针对意外和疾病造成财产损失的预防方式,早在中世纪就已经存在通过保险对人类疾病和意外伤害提供经济保障的事例。但现代意义上的健康保险发源于19世纪的英国,当时,以蒸汽机车为标志的英国工业革命,使生产力水平得到了极大地提高。由于铁路部门的运输

事故频繁发生,1848年,英国铁路运输部门成立"伦敦铁路旅客保险公司",第一次对铁路运输意外伤害提供保险,保单附在车票票根上。随后全英国及美国一些公司也相继开展了这类保险。1847年,美国马萨诸塞州波士顿健康保险公司开办疾病保险,它不仅补偿医疗费用,也对失能进行补助。1893年,一家意外伤害保险公司推出了"意外伤害事故和特殊疾病保险",这种保险单除了提供通常的意外伤害给付以外,对于患特殊疾病的被保险人,还加上疾病给付。

早期的健康保险主要是以个人保单形式销售。1910年,美国蒙哥马利·伍德公司签订了第一份团体健康保险保单。1929年,美国达拉斯市的贝勒大学医院为其1500位大学教师预交了团体住院保险费。1938年,美国第一份团体外科费用保险计划问世。

二、中国现代商业健康保险发展历程和市场需求

2014年10月,国务院发布《关于加快发展商业健康保险的若干意见》(国办发〔2014〕50号),将大病保险、原本划入财产保险领域的医疗责任保险,以及传统医疗费用保险之外的医疗意外、收入损失等保险也纳入商业保险范畴。2019年12月1日实施的《健康保险管理办法》(新)指出"本办法所称健康保险,是指由保险公司对被保险人因健康原因或者医疗行为的发生给付保险金的保险,主要包括医疗保险、疾病保险、失能收入损失保险、护理保险以及医疗意外保险等"。

我国商业健康保险主要经历了以下阶段:

一是起步阶段(1949—1993年)。1949年新中国成立,政府决定建立中国人民保险公司。同年10月,新中国统一的国家保险机构——中国人民保险公司(以下简称中国人保)在北京成立,开始开展各类保险,主要经营财产保险。进入20世纪八九十年代后,民众的收入大幅度增加,社会大众越来越关注身体的健康。各类商业健康保险产品陆续问世,例如小学生和幼儿园儿童住院医疗保险、大学生平安附加住院医疗保险、团体医疗保险和个人医疗保险产品等。

二是初步发展阶段(1994—2001年),为了控制医疗费用的不合理增长,减轻国家和企业的负担,1998年下发了《国务院关于建立城镇职工基本医疗保险制度的决定》,全面推行城镇职工基本医疗保险制度,这标志着实施了40年的公费、劳保医疗制度将被新型社会医疗保险制度所取代,此项改革也为我国商业健康保险带来了良好的发展契机。与此同时,商业保险推出的各类职工补充医疗保险陆续问世,其他健康保险产品呈现多样化的发展趋势,如重大疾病保险、定额给付型医疗保险、住院费用型医疗保险,与社会基本医疗保险制度衔接的高额医疗保险、综合型医疗保险、"保证续保"医疗保险、分红型重大疾病保险、针对农民的健康保险产品等。

三是转型阶段(2001—2007年),2001—2006年期间,商业健康保险保费收入年均增幅高达48.94%,远高于同期人身保险总保费收入25.14%和寿险保费收入22.44%的增长率。2006年商业健康保险累计保费收入376.9亿人民币。2004年,中国保监会批准筹建5家专业健康保险公司,标志着市场主体的进一步完善,中国人民健康保险股份有限公司是我国第一家从事商业健康保险业务的企业,产品呈现出多样化,涉及的险种在原有传统的费用补偿和费用津贴型

保险的基础上,还进一步开发出了带有失能收入损失的责任险与长期护理责任险。2006 年 9 月 1 日,中国保监会颁布了我国第一部专门规范商业健康保险业务的部门规章——《健康保险管理办法》。2007 年,中国保险行业协会与中国医师协会合作完成了我国保险业重大疾病保险对疾病定义的工作,推出我国第一个重大疾病保险行业的规范性指南——《重大疾病保险的疾病定义使用规范》。使用行业统一的重疾定义,一方面,有利于消费者比较和选购重疾保险产品;另一方面,有利于改善我国健康保险发展的数据难题,自主收集健康相关数据,也有利于健康保险产品的自主创新。

四是发展阶段(2007 年至今),随着时间的变迁,我国保险标的从医疗风险向健康风险转变,健康保险的内涵也随之更加宽泛和合理,新型健康保险产品和服务应运而生,主要包括管理式医疗、团体健康保险方案及个人健康维护计划三类。为了规范健康保险行业的发展,国家各部门加快对保险行业的立法监管步伐。2019 年银保监会发布《关于加强保险公司中介渠道业务管理的通知》,指出"其核心原则在于明确保险公司中介渠道管理必须做到管理责任到人、管理制度到位、信息系统健全,建立内部合规审计监督,强化保险公司对中介渠道合作主体的业务合规管理责任"。同年新出台的《健康保险管理办法》出现了医疗意外保险、长期护理保险、长期医疗保险、大数据、康复费用、医疗服务、健康管理服务等一系列词汇,体现了我国健康保险事业的发展新诉求。2020 年 9 月,《中国银保监会办公厅关于规范保险公司健康管理服务的通知》(银保监办发〔2020〕83 号)指出"保险公司提供的健康管理服务,是指对客户健康进行监测、分析和评估,对健康危险因素进行干预,控制疾病发生、发展,保持健康状态的行为,包括健康体检、健康咨询、健康促进、疾病预防、慢病管理、就医服务、康复护理等"。2021 年 1 月,《中国银保监会办公厅关于规范短期健康保险业务有关问题的通知》(银保监办发〔2021〕7 号)指出"保险公司开发的短期健康保险产品应当在保险条款中对保险期间、保险责任、责任免除、理赔条件、退保约定,以及保费交纳方式、等待期设置,保险金额、免赔额、赔付比例等产品关键信息进行清晰、明确、无歧义的表述",进一步规范健康保险行业专业化运营。

中国商业健康保险市场需求变化发生在以下几个方面:

一是经济发展和收入增长提升了潜在需求。从国内 GDP 增速来看,自改革开放以来,我国经济长期保持快速增长的态势。1978—2021 年,我国国内生产总值由 3645 亿元增长到 114.367 万亿元,即使在新冠肺炎疫情的影响下我国经济依然同比增长 8.1%。根据西方国家的发展规律来看,这一经济状况将给我国保险消费支出带来快速的增长,保险业将迎来消费结构升级的"黄金时代"。同时,由于经济的蓬勃发展带动了工业化、城镇化的快速发展,社会各界对保险的需求也大幅提高,保险消费的潜在资源积累规模未来将达到前所未有的水平,为保险业提供了雄厚的发展基础。随着人民生活水平的显著改善,中等收入群体的购买力不容小觑。目前,民众多层次、多样化的健康保障需求已经由传统的费用补偿,逐渐向因疾病导致的其他费用损失补偿,如失能收入损失补偿、生活费用补偿、交通费用补偿扩展,并延伸到获得更好的服务等方面,这将极大地扩展健康保险需求范围和程度。

二是医疗费用增长和保障程度不足预留了巨大需求空间。根据《2021 年医疗保障事业发展统计快报》，2021年全国基本医疗保险基金收入增速大于支出增速，当年结存和累计结存均较同期明显增长，医保基金健康运行。截至2021年末，全国基本医疗保险（含生育保险）累计结存36121.54亿元，较上年（2020年）的31500亿元增加4621.54亿元，增长了14.67%，可供全国使用1.5年。但受新冠肺炎疫情的冲击，就业质量受到影响，医保基金收支平衡受到巨大挑战，谋求多元主体参与医疗保险行业发展已经刻不容缓，商业健康保险具有不可忽视的作用。

三是人口老龄化和慢性疾病的影响成为需求的巨大驱动力。根据美国的统计，65岁以上人群的每年医疗费用支出是18—24岁人群的6.74倍。根据老年人的医疗保障消费分析，随着老龄化进程的加快，长期护理保险等险种具有很大发展空间。在我国家庭人口呈现"421"结构的今天，越来越多的老年人将在晚年面临关怀和照顾缺失的风险，老年人对护理保险产品的需求急剧上升。尤其是其疾病后期的看护费用、营养费用、恢复费用以及后续治疗费用等还需一大笔开支，如果再考虑照顾病人带来的长时期支出损失，慢性病和重大疾病风险将给患病家庭带来巨大的经济负担。不仅仅是老年人，残疾人对护理服务的需求也非常迫切和需要。从疾病前状态人群比例看，疾病前状态（亚健康）人群的不断扩大已经成为伴随经济发展的重要特征。世界卫生组织的一项全球性调查表明，真正健康的人只占5%，患有疾病的人占20%，而75%的人处于亚健康状态。据国内一项调查显示，处于"亚健康"状态的患者年龄多在20—45岁之间。总之，在我国进入小康社会、政府大力实施民生工程、人民生活日益改善的情况下，健康消费需求将成为城乡居民最为刚性且优先选择的需求之一。

四是"互联网+医疗健康"刺激需求。根据《健康保险蓝皮书：中国健康保险发展报告（2021）》，可以发现健康保险行业呈现3个"快"特征。一是互联网健康保险业务发展快，二是互联网健康保险相关创新型公司融资快，三是健康保险直播上量快。

互联网技术的应用促进了服务业的发展，总体可以概括为交易便利化、产品个性化、服务快捷化和数据精准化四个方面，一是在签订保险合同和理赔过程中，健康保险行业构建起日益成熟的交易平台，客户可以足不出户办理业务；二是受新冠肺炎疫情的影响，人们的健康意识不断提高，健康需求持续高涨，消费刺激生产理念变革和经营方式转变，各种保险公司实行差异化战略，推出一系列个性化产品；三是服务便捷化体现在两个方面，一方面保险行业急需大量综合性专业人才，提升了从业人员的整体素质，另一方面互联网技术支持各种APP进行线上24小时自主服务和便捷高效的人工服务；四是数据精准化，一方面体现在保险公司分析大数据，回归预测市场变化方面，可以帮助保险公司精确挖掘客户，另一方面则体现在客户可以准确预测生命健康情况，提前办理专业保险业务，分担风险，减少损失。

三、商业健康保险的实践应用

（一）商业健康保险产品概念

商业健康保险产品是以被保险人的身体为保险标的，保证被保险人在疾病或意外事故所致伤害时的直接费用或间接损失获得补偿的保险，主要包括医疗保险、疾病保险、护理保险和失能收入损失保险四类。

(二)商业健康保险主要类型

根据国际上对商业健康保险产品的划分原则,结合我国商业健康保险的监管规定,下面重点介绍四类健康保险产品的主要特点。

1. 医疗保险

医疗费用保险(medical expense insurance)通常称之为医疗保险,主要是指以保险合同约定的医疗行为的发生为给付保险金条件,为被保险人接受诊疗期间的医疗费用支出提供保障的保险。主要内容如下:目标定位为社会基本医疗保险的补充险;服务人群包括参加基本医疗保险的城镇职工、城镇居民、农民、进城农民工等城市暂住人口和中外籍高收入人群;保障范围包括部分门诊费用、住院起付线以下费用和封顶线以上费用、个人分担费用;特需医疗保险,包括优质、先进的自费诊疗项目、药品、住院、手术和便利服务等费用;保障形式可分为费用补偿型医疗保险和定额给付型医疗保险;给付方式可以分为按服务项目付费、按病种付费、按人头包干、总额预算等四种。

2. 疾病保险

疾病保险是指以保险合同约定的疾病的发生为给付保险金条件的保险。疾病保险通常包括特种疾病保险(如生育保险、牙科费用保险、眼科保健保险)、重大疾病保险(如癌症保险、重大器官移植保险等)和普通疾病保险。其中重大疾病保险(critical illness insurance)是指被保险人在保险期限内确诊患有保单规定的重大疾病时,保险人按照合同规定的保险金额给付保险金的保险。主要内容如下:目标定位于社会保险保障之外的服务保障项目;服务人群为中高收入人群及其家属;保障范围包括保障因疾病带来的医疗费用支出,其他相关费用支出,如陪护看护费用、出行费用、生活费用、不能工作导致的收入损失、丧葬费用、身体恢复后的事业起步费等费用损失;保障形式主要分为特定疾病保险、重大疾病保险和综合疾病保险三类;给付方式按约定的单病种或综合性病种目录给付额度,一次性或多次定额给付,给付条件与约定的疾病、手术发生有关,与实际发生的医疗费用无关。由于不是补偿性质,所以被保险人可以在其他保险补偿的基础上享有疾病保险保障。其中,重大疾病保险、综合疾病保险给付,与疾病、手术的严重程度相连,按总保额一定比例或确定的各病种给付标准给付;特种疾病保险如癌症保险,初次患癌症和癌症死亡保险金,除一次性给付外,其余也可按日额津贴的形式给付保险金。

3. 护理保险

护理保险是指因保险合同约定的日常生活能力障碍引发护理需求需要为给付保险金条件,为被保险人的护理支出提供保障的保险,通常护理保险主要是指长期护理保险(long-term insurance),其保险期限一般可长达半年、数年、十几年、几十年甚至终身。主要内容如下:目标定位于商业健康保险独有的经营领域;服务人群为患有急性、慢性疾病或处于其他失能状况,短期或长期丧失了生活基本能力,需专人看护的人群,主要是老年人、残疾人、意外伤害人群和慢性病患者等;保障范围是被保险人丧失日常生活能力;保障形式根据失能等方面的程度和需要,可以分为短期护理和长期护理两类;保障程度由高到低可以分为四个等级,即医疗护理、中度安养护理、照顾式护理、居家护理;给付方式一般采用定额给付的方式,通常规定一个日额补偿津贴额度,其中疗养院的护理给付比家庭护理的额度要高。

4.失能收入损失保险

失能收入损失保险(disability income insurance),一般又被称为失能收入保险、伤残收入保险,以保险合同约定的疾病或者意外伤害导致工作能力丧失为给付保险金条件,为被保险人在一定时期内收入减少或者中断提供保障的保险。主要内容如下:目标定位于商业健康保险独有的经营领域;服务人群为城乡劳动力人群,尤其是收入比较高的行业、企业;保障范围是保障被保险人因为疾病或意外伤害而丧失工作能力导致的收入损失,主要包括全部失能、部分失能或永久部分失能;形式可以是团体投保,也可以是个人投保,以团体为主;给付方式按照投保时确定的补偿标准,对因疾病等导致的经济收入损失、生活损失或其他损失的费用,以住院天数或所患疾病、失能程度等作为日额等给付津贴的标准,按月或按周对被保险人收入损失进行补偿,不按照实际支付的医疗费用损失给付,给付期限可长可短。

四、商业健康保险与健康管理的关系

商业健康保险和健康管理之间的关系主要体现在商业健康保险规范化发展为健康管理提供资金支持,以及系统化评价为健康管理提升效率,健康管理为商业健康保险指出优化方向。

一方面随着世界各国对金融保险行业的重视,逐步出台各项监管措施,商业健康保险发展日益规范化,需要用户逐渐改变对商业健康保险的观念,并认识到商业健康保险的必要性和重要性,故而逐步形成广阔的商业健康保险市场。商业保险逐步从支付型向管理型转变,本着追求市场利益最大化的原则,商业健康保险企业将保金投放健康管理方面,为健康管理长期发展提供稳定保障。健康管理涉及细节性的监管和长期性的护理,但是目前看来在具体的实践中缺乏健康管理全面系统的评价体系,商业健康保险企业为了实现利益最大化可以积极主动地依靠成熟的互联网技术和专业化的人员对整个健康管理流程进行科学管理,提升健康管理的水平。

另一方面健康管理在实践中发现的各项问题和潜在机遇,可以为商业健康保险开发新的健康保险产品提供思路,促进整个健康保险行业的发展。

≫ 本章小结

1.健康保险是以人的身体为保险标的,当被保险人因疾病或意外事故的伤害,发生费用支出或收入损失而获得补偿的一种人身保险。随着我国改革开放和保险业的发展以及人民生活水平逐渐提高,健康保险的概念逐渐盛行。健康保险体系主要包括商业健康保险体系和社会医疗保险体系两大类。健康保险既是保险中的一种形态,也是市场经济条件下的一种经济现象,具备多种特性和原则。健康管理与健康保险的融合与应用,是提高我国的健康水平,有效应对疾病风险的重要举措。

2.社会医疗保险是当人们因疾病、受伤或生育需要治疗时,根据有关法律或规定,由国家或社会向其提供必需的医疗服务或经济补偿的一项社会保险制度,其实质是社会共担风险。社会医疗保险包括国家保障型、社会保障型、商业保险型等多种类型。我国一直致力于探索和完善社会医疗保险体系的建设,逐步实现了由公费医疗到城镇职工医疗、城镇居民医疗以及农村合作医疗保险的发展和转型,不断对社会医疗保险体系进行完善,促进社会医疗保险和健康管理的紧密结合。

3.商业健康保险伴随着工业化、城市化的进程和发展应运而生。中国现代商业健康保险也随着人们对于健康的需求增加而得到了发展。近年来,健康保险行业需求的新变化以及行业监管的新要求,进一步加强了商业健康保险的补充性作用,从而在实践中积极应对人口老龄化,抵御各类健康风险。

≫ 课后思考题

1.你如何理解健康保险的含义?

2.通过学习本章内容,你认为健康保险的功能及作用有哪些?

3.根据所学知识,你认为商业健康保险在市场中的定位是怎样的?

4.商业健康保险应用健康管理的类型?

5.健康管理在商业健康保险中的应用目的是什么? 具体在实践中是如何应用的(请对比国内外)?

6.请对比分析预付制和后付制的特点。

7.请简要叙述健康保险和健康管理之间的关系。

电子资源

第十二章　健康管理的实践应用

≫ 学习目标

1. 掌握膳食健康管理、运动健康管理、睡眠健康管理、心理健康管理、慢性疾病健康管理的概念及基本内容。

2. 熟悉运动健康的主要内容、慢性疾病健康管理方案、健康心理的标准。

3. 了解膳食健康管理的发展方向、睡眠健康管理的内容。

≫ 结构导图

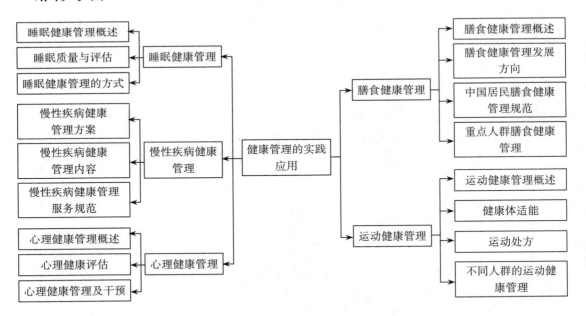

第一节　膳食健康管理

一、膳食健康管理概述

健康是一个全面的概念,不仅包括没有疾病、具有良好的工作状态,还包括完整的身心状态和社会适应能力。为了达到维护和促进健康的目的，需要合适的膳食为健康的机体提供物质基础。"养生之道，莫先于食。"在越来越注重养生的现代社会，如何保持合理膳食和营养平衡，最大限度促进人体健康，逐渐成为健康服务与管理领域的热点问题。

"民以食为天。"食物能供给人们所需要的能量和各种营养用以维持机体正常的生长发育、生活活动以及生产劳动等所需。膳食供给的营养是人类生命的源泉和物质基础，决定着国民健康状况、智力发展与素质的提高，对国家经济、社会发展与民族振兴有着重要的影响。膳食与人们健康关系最为密切，健康受到膳食理念和方式的影响明显，构建合理的膳食管理十分必要。

早在2000多年前，中国传统医学就提出了"平衡膳食"的概念，强调"食养尽之，宜当宜中，无使过之"，即每天摄入的食物要全面、适量，营养要平衡。这是科学膳食的基本原则，满足这个原则，人体将受益，而违反这个原则，无论是"过"还是"欠"，都将有损于人体健康。所谓"过"，是指营养过剩。近代以来，伴随着社会经济的发展，人们能够享受到的食物越加多样化、精细化、营养化，许多人在选择食物时一味强调营养，使得膳食中动物蛋白和脂肪比例过大，食糖过多，因而肥胖症、心血管病等疾病接踵而至，成为影响人体健康的元凶，甚至带来了死亡的威胁。"欠"即不足，不足的饮食方式也会对人体带来不良影响。膳食不足、营养不良会导致人体免疫力下降，从而引发疾病泛滥，病魔缠身。由此，膳食管理越来越成为健康管理的重要组成部分。

如今，随着社会经济的发展和健康观念的进步，公众对膳食健康的要求也越来越高，不仅关注疾病的营养支持，更关注膳食营养对健康的影响。因此，膳食管理不仅仅局限于临床医学领域，还应用在更加广泛的领域，如健康促进、慢性病防控、健康服务等。膳食健康管理主要指通过营养教育、合理营养、平衡膳食、营养治疗等方式，帮助个体或群体提高营养相关知识，树立合理的膳食理念，养成良好的饮食习惯，获得科学合理的指导，以达到促进健康、加快疾病康复等目的。

二、膳食健康管理发展方向

(一)可穿戴设备便利膳食管理

可穿戴计算是一种将计算机"穿戴"在人体上进行各种应用的计算机技术，具有可控性、交互性和环境感知性等特点。而可穿戴设备即直接穿在身上，或是整合到用户的衣服或配件上的一种便携式设备。可穿戴设备不仅仅是一种硬件设备，还需要通过软件支持以及数据交互、云端交互来实现强大的功能，是一种具有数据采集、分析、传输等功能的电子设备。

20世纪60年代，美国麻省理工学院(Massachusetts Institute of Technology)的一位数学教授制造了一款赌博工具——Beat the Dealer，这可能是全世界出现的第一款可穿戴设备；70年代，世界上第一款手腕计算器发布；80年代，科学家们发明了身背式计算机；2012年Google公司发布了智能眼镜，开启了可穿戴设备的发展新纪元，接着华为、苹果、小米、三星等公司也紧随其后开发了智能手表、智能手环、智能运动鞋等高科技可穿戴设备。如今随着生物传感技术和移动互联网技术的不断发展,可穿戴智能设备的制作成本逐渐降低,采集数据的准确度也在逐渐提高,其中医疗健康领域是可穿戴设备的重要应用领域之一。

当前,高速发展的经济和社会让人们生活节奏加快,人们的生活方式发生了巨大的变化,疾病谱正在悄然改变,慢性非传染性疾病成为人类健康的"头号杀手",肥胖已成为全球化的公共卫生问题之一。不良的生活方式特别是饮食方式是导致慢病的主要原因之一,而肥胖则堪称"万病之源"。可穿戴设备可以收集人体各种生理指标数据,如心率、血压、血糖等,结合个人输入信息(身高、体重、性别、年龄等),可实时监测患者或者高危人群的健康状态及营养状况。它的两大优势分别是:一是可以随时反馈给医护人员,以便医护人员评估用户的身体状况,并根据评估结果给予科学合理的膳食指导和管理;二是通过设备将计算机的分析结果反馈给用户,如有异常结果则可提示用户做好自我膳食管理。此外,可穿戴设备及相关技术还可用于特殊人群,如用于孕产妇、婴幼儿、老年人的膳食健康管理中。通过监测个体的活动量,计算出能量消耗量,结合个体的营养所需量(基础消耗量、特殊时段需求量),推荐相应的食谱、食物等方式对用户的膳食进行健康管理。

(二)儿童食育与成人营养教育并举

营养教育主要指通过营养信息交流,帮助个体及群体获取食物与营养知识,养成健康生活方式的教育活动过程,是健康教育的重要分支。

食育也是营养教育的一部分,是指从儿童期便对受教育者给予食品及相关知识的教育,并将这种饮食教育延伸到艺术想象力和人生观的培养。食育主要有两方面的含义,一是指饮食教育,包括营养知识教育和良好饮食习惯的培养;二是指价值观及能力教育,借助食物从农田到餐桌的过程进行德智体美劳等全方位教育,由此构建完美人格。儿童青少年群体正处于快速生长发育期,他们的营养状况不仅影响当前的生长发育,还会影响其成人后的身体与健康状况。因此,儿童食育势在必行。有学者建议将儿童食育纳入国民教育体系,加大媒体科普宣传,减少针对儿童的高糖、高脂肪、高盐食品广告,学校食堂协助进行配餐指导、开放参观,开展家长膳食指导教育等。

儿童青少年时期是建立良好饮食习惯的重要阶段,在此阶段他们会模仿大人的饮食行为,他们的饮食习惯深受周围成人的影响,因此对成人进行营养教育也是不可或缺的。针对成人的营养教育首先应该下沉至社区,可通过发放健康膳食工具、举办专家讲座等方式针对社区居民进行营养教育;同时,还可通过社区医疗机构对慢病人群进行营养教育与干预;此外,还可以利用新媒体,如微博、微信公众号等资源进行宣传教育。如今,膳食健康管理还朝着个体化管理、全生命周期管理及中医食养结合管理等方向发展。

三、中国居民膳食健康管理规范

如今,人们越来越重视健康,膳食的科学管理逐渐成为健康管理的重要组成部分。根据中国营养学会编著的2022年最新《中国居民膳食指南》,目前国民膳食健康管理的原则主要有以下八点:

（一）食物多样，合理搭配。推荐人们坚持谷类为主的平衡膳食模式，每天的膳食应包括谷薯类、蔬菜水果、畜禽鱼蛋奶和豆类食物，平均每天摄入12种以上食物，每周25种以上，合理搭配。建议每天摄入谷类食物200—300g，其中包含全谷物和杂豆类50—150g，薯类50—100g。

（二）吃动平衡，健康体重。《中国居民膳食指南》提出各年龄段人群都应天天进行身体活动，保持健康体重。坚持食不过量原则，保持能量平衡。坚持日常身体活动，每周至少进行5天中等强度身体活动，累计150分钟以上；主动身体活动最好每天6000步。鼓励适当进行高强度有氧运动，加强抗阻运动，每周2—3天。减少久坐时间，每小时起来动一动。

（三）多吃蔬果、奶类、全谷、大豆。蔬菜水果、全谷物和奶制品是平衡膳食的重要组成部分。餐餐有蔬菜，保证每天摄入不少于300g的新鲜蔬菜，深色蔬菜应占1/2。天天吃水果，保证每天摄入200—350g的新鲜水果，果汁不能代替鲜果。吃各种各样的奶制品，摄入量相当于每天300ml以上液态奶。经常吃全谷物、大豆制品，适量吃坚果。

（四）适量吃鱼、禽、蛋类和瘦肉。鱼、禽、蛋类和瘦肉摄入要适量，平均每天120—200g。每周最好吃鱼2次或300—500g，蛋类300—350g，畜禽肉300—500g。少吃深加工肉制品。鸡蛋营养丰富，吃鸡蛋不弃蛋黄。优先选择鱼，少吃肥肉、烟熏和腌制肉制品。

（五）少盐少油，控糖限酒。培养清淡饮食习惯，少吃高盐和油炸食品。成年人每天摄入食盐不超过5g，烹调油25—30g。控制添加糖的摄入量，每天不超过50g，最好控制在25g以下。反式脂肪酸每天摄入量不超过2g，不喝或少喝含糖饮料。儿童青少年、孕妇、乳母以及慢性病患者不应饮酒。成年人如饮酒，一天饮用的酒精量不超过15g。

（六）规律进餐，足量饮水。合理安排一日三餐，定时定量，不漏餐，每天吃早餐。规律进餐、饮食适度，不暴饮暴食、不偏食挑食、不过度节食。足量饮水，少量多次。在温和气候条件下，低身体活动水平成年男性每天喝水1700ml，成年女性每天喝水1500ml。推荐喝白水或茶水，少喝或不喝含糖饮料，不用饮料代替白水。

（七）会烹会选，会看标签。在生命的各个阶段都应做好健康膳食规划。认识食物，选择新鲜的、营养素密度高的食物。学会阅读食品标签，合理选择预包装食品。学习烹饪、传承传统饮食，享受食物天然美味。在外就餐，不忘适量与平衡。

（八）公筷分餐，杜绝浪费。选择新鲜卫生的食物，不食用野生动物。食物制备生熟分开，熟食二次加热要热透。讲究卫生，从分餐公筷做起。珍惜食物，按需备餐，提倡分餐不浪费，做可持续食物系统发展的践行者。

四、重点人群膳食健康管理

（一）婴幼儿膳食健康管理

1.婴幼儿年龄分期及生长发育特点

婴幼儿期包含婴儿和幼儿两个时期，其中婴儿还包含了新生儿期。新生儿期指出生后自脐带结扎到未满28天的4周，此期是小儿出生后适应外界环境的阶段，其生理调节和适应能力尚不够成熟,需要格外注意喂养及护理;婴儿期指出生至未满1岁,此期是小儿出生后生长最为迅速的时期,其生长发育迅速,各类营养素需求量相对较大,但其消化系统发育尚不完全,功能较差;幼儿期指1周岁以后到未满3周岁之前,此期幼儿生长速度稍减慢,但活动范围增大,接触事物增多,神经心理发育较快。

2.婴幼儿营养需求

(1)能量。婴幼儿对能量的需求相对较大,其能量主要供其进行基础代谢(占总能量消耗的50%—60%)、生长发育(婴儿期占总能量消耗的30%—50%,幼儿期占总能量消耗的15%—16%)、活动、食物特殊动力作用(占总能量消耗的7%—8%)、排泄消耗(约占总能量消耗的10%)。

(2)蛋白质。婴幼儿时期是儿童时期生长发育最快的阶段,因此一定要给予小儿足量的蛋白质。婴幼儿的必需氨基酸除成人必需的8种氨基酸外,还包括组氨酸。

(3)脂肪。脂肪是婴幼儿能量和必需脂肪酸的重要来源。婴幼儿年龄越小,每日脂肪需求量越大。中国营养学会推荐婴幼儿脂肪能量来源占总能量为:0—6个月占比48%,7—12个月占比40%,1—3岁占比35%。

(4)碳水化合物。碳水化合物是主要的供能营养素,婴幼儿对其的需要量比成人相对较多。中国营养学会推荐婴幼儿碳水化合物能量来源占总能量为:0—6个月占比60%,7—12个月占比85%,1—3岁占比50%—65%。同时婴幼儿乳糖酶活性较高,但缺乏淀粉酶,故淀粉类食物应在3—4月龄后添加。

(5)常量元素、微量元素及维生素。钙、铁、锌是婴幼儿较易缺乏的元素,而维生素A、维生素D、维生素C及叶酸等维生素也要格外注意补充。

3.婴幼儿膳食健康管理重点

(1)提倡母乳喂养

母乳是婴儿的最佳食品,应提倡母乳喂养。母乳喂养的优点包括以下几点:①营养素齐全,能满足婴儿生长发育的需要;②含丰富的免疫物质,能增强婴儿抵抗力;③喂养方便经济;④增进母子感情,促进母体恢复和避孕。

研究发现,开奶越早越好,健康的母亲产后半小时即可开奶。新生儿宜按需哺乳,生后10—12个月可完全断离母乳,最迟到18个月。若乳母感染HIV、患严重心、肾、精神病、活动性肺结核及其他消耗性疾病,应停止哺乳。乳母患急性传染病或乳腺炎时,可将乳汁挤出消毒后喂哺。乙型肝炎主要通过胎盘及血液传播,因此乙型肝炎病毒携带者可进行母乳喂养。

(2)人工喂养及部分母乳喂养

4—6个月以内的婴儿完全采用配方乳、各种兽乳(牛、羊、马乳)或其他食物代乳品(豆粉等)喂哺婴儿,称为人工喂养。

牛乳不适宜直接喂养婴儿,应经过煮沸、加乳糖、稀释等工序后方可进行喂哺;羊乳长期喂养应补充叶酸和维生素B12;其他兽乳由于蛋白质及脂肪含量较低,只适合消化功能差的婴儿暂时喂养。而配方乳是经过调制的牛乳,使用配方乳时应按年龄选用,按配方进行合理调配。此外,治疗性奶制品只适用于一些缺乏乳糖酶或对牛乳蛋白过敏等的婴儿食用,包括大豆奶粉、水解蛋白奶粉、酸牛乳等。

因母乳不足或其他原因不能按时给婴儿哺乳时,加喂乳制品、代乳品等其他食物作为母乳补充物或替代1—2次母乳喂养,称为部分母乳喂养,主要包括补授法和断奶代授法。

（3）正确进行辅食添加

婴儿4个月后,随着营养物质需求量的增加,需要及时添加辅食。辅食添加原则主要有以下几点:①由少到多;②由稀到稠;③由细到粗;④由一种到多种,一种一种逐个添加。辅食添加种类和顺序可参照表12-1-1。

表12-1-1　婴儿辅食添加的种类和顺序

月龄	添加的辅助食品	供给的营养素和饮食技能训练
1—3个月	鲜果汁、青菜水	维生素A、C和矿物质
	维生素AD制剂	维生素A、D
4—6个月	米糊、乳儿糕、宝宝乐、烂粥等	补充能量,训练用匙进食
	蛋黄、鱼泥、豆腐、动物血	动植物蛋白质、铁、维生素
	菜泥、水果泥	维生素A、B、C,纤维素,矿物质
7—9个月	烂面、烤馒头片、饼干	增加能量,训练咀嚼,促进乳牙萌出
	鱼、蛋、肝泥、肉沫	动植物蛋白质、铁、锌、维生素A、B
10—12个月	厚粥、软饭、挂面、馒头、面包	能量、维生素B
	碎菜、碎肉、油、豆制品	矿物质、能量、蛋白质、维生素、纤维素,训练咀嚼

（二）孕产妇膳食健康管理

1.孕产妇生理特点

孕产妇是指从妊娠至产后42天的妇女,孕产妇摄入的营养物质不仅要满足母体自身的营养需求,还需要满足胎儿生长发育和母体为分娩后乳汁分泌所必需的各种营养素,以达到预防母体和胎儿营养缺乏及并发症的目的。因此孕产妇的膳食健康管理尤为重要。

孕期母体会出现一系列的改变:①内分泌及代谢改变,母体卵巢及胎盘激素分泌增加,甲状腺功能增强,使孕妇对胰岛素敏感性下降,基础代谢水平升高;②消化系统功能改变,孕妇因雌激素水平的变动,更容易出现齿龈炎和龋齿,同时孕酮的升高还会引起消化道平滑肌张力降低,肠蠕动减慢,消化液分泌降低;③孕中期起孕妇血容量明显增加,而血红蛋白及血浆白蛋白含量下降,呈现生理学贫血;④肾功能改变,包括有效肾血浆流量和肾小球滤过率增高;⑤循环系统改变,包括心排出量增加;⑥血压改变,孕早期、中期血压偏低,孕晚期血压轻度升高;⑦肺功能改变,如肺通气量增加。此外,还有体重增加。

分娩后,母体内分泌出现明显改变,如孕酮消退,催乳激素升高等。

2. 孕产妇营养需求

(1)能量:孕早期的能量摄入量与非孕妇女相同,孕中期及孕晚期妇女在原有基础上每日增加1.25—1.90MJ,乳母的推荐能量摄入为每日2300kcal。具体的能量供给主要可通过孕妇的体重增减来调整。

(2)蛋白质:根据中国居民膳食指南建议,孕早、中、晚期及乳母的蛋白质推荐摄入量分别为每日55g、70g、85g及80g。应多摄入优质蛋白,包括动物蛋白及豆类蛋白。

(3)脂肪:孕产妇每日脂肪摄入量以占总热量的20%—30%为宜,注意应多摄入多不饱和脂肪酸。

(4)矿物质及维生素:孕产妇应尤其注意增加铁、钙、锌、碘的摄入,此外,孕产妇还要注意增加维生素的摄入,包括维生素A、D、E、K、C及B族维生素,尤其是孕期叶酸的补充,以预防胎儿神经管畸形。

3. 孕产妇膳食健康管理重点

(1)妊娠糖尿病的营养和膳食

妊娠糖尿病指妊娠期发生或发现的糖尿病,该病会导致孕妇自然流产率升高,抵抗力下降,巨大儿发生率增高。

饮食控制是控制糖尿病的基础,妊娠糖尿病也不例外。妊娠糖尿病患者应调整能量摄入至合理需要量,超重肥胖妇女应降低能量摄入,但不能过分控制饮食,体重不足的妇女应摄入较高能量,保持必要的体重增长;饮食均衡,三大产能营养素比例适宜(碳水化合物摄入占总能量的50%—60%,蛋白质占15%—20%,脂肪占25%—30%);限制单、双糖的摄入量,选择升糖指数(GI)较低的食物,增加膳食纤维摄入量;选择低脂肪的瘦肉类食品;供给充足的维生素、矿物质。

(2)妊娠高血压的营养与膳食

妊娠高血压是孕产妇及围产儿死亡的重要原因,因此,积极防治妊高征是保证母婴平安的必要措施。

膳食防治妊高征是重要的治疗手段之一。膳食调查发现,妊高征患者的总脂肪及饱和脂肪酸摄入量较高,铁、钙、维生素摄入量较少,且血锌水平低。妊高征患者应控制总能量摄入,减少脂肪特别是饱和脂肪酸的摄入,增加不饱和脂肪酸摄入,增加优质蛋白摄入,同时补充足够的钙、镁、锌等矿物质。

(三)老年人膳食健康管理

我国人口老龄化程度持续加深,截至2021年底,我国60岁及以上人口2.67亿人,占全国人口的18.9%;65岁及以上人口突破2亿人,占全国人口的14.2%,比上年提高了0.2个百分点。根据预测,中国将于2035年前后步入"深度老龄化"社会,届时65岁及以上老年人口比重将超过21%,而应对老龄化的关键在于能否显著改善和维护老年群体的健康。中国人口老龄化形势日趋严峻,我国老年人健康需求大大增加,加强老年人的合理膳食健康管理可以增进健康,延长寿命,提升老年人生命质量。

1.老年人生理特点

步入老年,机体将会发生如下变化:①体内成分改变,瘦体组织减少,脂肪组织增加,基础代谢率也随之降低。②组织器官功能降低,如味蕾萎缩及嗅觉改变可影响食欲,胃肠道消化液分泌减少,消化酶活性低下,影响消化吸收能力,骨骼骨密度降低等。③代谢功能降低,特别是合成代谢速度降低。④免疫功能下降。

2.老年人营养需求

(1)能量:由于基础代谢率降低及活动减少,故老年人每天所需能量也随之减少。60岁以上可减少20%,70岁以上可减少30%。老年人应维持理想体重,使摄入与消耗的能量保持平衡。

(2)蛋白质:老年人的蛋白质丢失是持续的,因此不摄入充足的蛋白质则会导致负氮平衡。老年人蛋白质每日摄入量应占总能量的15%,可选用豆类蛋白。

(3)脂肪:老年人摄入脂肪应占总能量的20%—30%,应以植物油为主,少摄入胆固醇含量高的食物。

(4)碳水化合物:老年人摄入碳水化合物应占总能量的50%—65%,因老年人糖耐量降低,应选用淀粉为佳。此外,因肠胃蠕动变慢,易导致便秘,故应多食用膳食纤维,推荐量为30g/d。

(5)维生素与矿物质:老年人应摄入足够的维生素A、D、E、C,可增强机体抗氧化能力,提升免疫力。此外,还应补充足够的钙与硒。

3.老年人膳食健康管理重点

(1)老年妇女膳食健康管理

妇女绝经后雌激素水平下降,较男性更易罹患心血管疾病与骨质疏松症。因此,老年妇女更要重视补充维生素D及钙,同时,要特别注重肥胖症的防治。

(2)老年食品或膳食补充剂摄入

老年人群由于牙齿逐渐脱落、味觉降低、饮食障碍等原因,各类营养素摄入不足,十分容易导致营养不良。故可根据实际情况摄入适宜的老年营养食品或者适量补充膳食补充剂。

(3)饮水管理及运动管理

老年人群对轻度脱水不敏感,通常等到有明显口渴才会想到饮水。这就要求老年人主动足量饮水,养成定时和主动饮水的习惯,少量多次饮水,每次50—100mL。此外,还要配合适量的户外运动,让老年人接受更多阳光照射,利于维生素D的合成,延缓骨质疏松和肌肉丢失。

第二节　运动健康管理

一、运动健康管理概述

(一)运动健康管理的概念及发展

1.运动的概念

"运动"有广义和狭义之分。在广义上,运动包含所有的身体运动,即指以身体练习为基本手段,结合日光、空气、水等自然因素和卫生措施,达到增强体能、增进健康、丰富社会文化娱乐生活为目的的一种社会活动。而狭义的"运动"则指"体育运动",是一种涉及体力和技巧的由一套规则或习惯所约束的活动,通常具有竞争性。在本书中,采用广义的运动定义,指所有以增强体能、增进健康、防治疾病为目的的身体活动,包括散步、跑步、跳绳、健身、球类运动、武术、五禽戏等运动。

2.运动与健康的关系

运动可促进身心健康,提高生活质量。通过运动能改善和提高神经系统和内分泌系统的功能,协调全身各器官系统的活动、适应内外环境的变化和抵抗各种疾病。运动还可调节激素分泌和改善大脑血流量,让人产生愉快感,保持积极、乐观、向上的态度,促进心理健康,提高生活质量。另外,运动还能起到防治疾病、延年益寿和减少慢性病危险因素的作用。科学合理的运动具有促进身心健康的作用,但是如果运动方式不科学,不但达不到锻炼目的,反而会损害身体健康。

3.运动健康管理概念

运动健康管理是指根据个人所提供的健康状况、生活状态、运动习惯,从身体适能评估、运动咨询和沟通等方面了解其运动的需求与目标,建立个人专属的运动处方,提供安全、有效、合理的运动计划,以切合实际的教学方式进行指导,配合运动成效追踪的全方位健康服务,协助提升个人体能及身体适能,进而达到个人运动健身的目标与身体健康的目的。

运动健康管理将运动融入健康管理中,是一种主流的、有效的提升健康水平的手段。许多实验研究已表明运动是促进健康的必要手段,以运动为主导的运动健康管理模式对预防疾病、延缓疾病发生和治疗疾病都具有一定的促进作用。

4.运动健康管理的发展

中国古代就有运动干预健康的思想,强调"生命在于运动"。中医也主张通过体育锻炼增强体质,预防疾病发生、助力身体恢复,还开发了五禽戏、太极拳、八段锦等身体锻炼项目,但尚未形成完整的运动健康管理体系。虽然健康管理的概念早在20世纪60年代就已经提出了,但是关于运动健康管理却是近几十年才提出的,美国是运动促进健康的先行者,从1980年开始就将运动纳入健康管理体系之中。之后,运动健康管理思想逐渐流行,我国在运动促进健康指导服务平台的基础上,建立了"医体结合"的联动管理机制。在发挥中国体育科学学会等社会组织的作用的基础上,细化运动促进健康实施目标、加强复合型运动促进健康指导人才培养,构建全民健身服务体系,从运动理念培养、运动场地及设施建设、运动政策鼓励、健康运动知识教育等多方面完善健康管理体系,营造良好氛围。

(二)运动健康管理服务的主要内容

1.积极进行运动干预

运动是防治疾病的重要手段之一,坚持科学合理的运动,不仅能够提升人的身体素质,还能放松身心,使人保持心情愉悦,锻炼人的意志力。运动干预是健康管理内容之一,主要源于运动对于慢性疾病的有效防控与辅助康复的作用。运动干预的原则是根据不同人群和具体特征,有针对性地选择适合他们的运动方式、较适中的运动强度、适当的运动时间以及适宜的运动环境。

2.建立个人运动健康管理档案

建立和持续维护个人专属的运动健康档案,包括记录的个人信息、各种身体指标检测数据、疾病史、生活习惯、营养状况、运动状况及所有与健康相关的信息。通过查看个人运动健康档案的信息,制订合理有效的运动处方。并根据个人状况适时调整处方,达到促进和维持健康的目的。

3.日常生活中融入运动健康理念

健康的生活方式是身心健康及生活质量的前提保证。随着社会经济的发展,人们作息时间黑白颠倒,生活不规律;出行方式以乘车为主;工作压力大,因工作劳累不愿运动等,这些均会对身体健康产生负面影响。因此,培养健康生活方式显得尤为重要。应建立个人时间安排表,科学、合理地安排生活时间,并严格遵守。如早睡早起,按时吃饭,少吃零食,适当运动,远离恶习,形成良好的生活习惯,保持心情愉悦。

4.发挥学校及社区作用推动运动健康管理

学校要加强对学生体质的监测,通过对身体机能方面的监测和身体素质方面的监测,针对学生肺活量和耐力水平下降等方面问题,科学合理地建立个人健康档案,进行个人健康与危险性评估,制定个人健康计划及运动改善指导。健康管理纳入社区卫生服务范畴,使人们认识到预防比治疗更重要,满足居民对卫生和运动保健的需要。社区体育工作是社区工作的重要组成部分,应转变服务观念,优化服务内容,提升服务水平和服务质量,充分发挥社区体育积极分子的骨干作用和管理作用。此外,还要不断完善运动场地及设施,鼓励学生及居民积极参与体育锻炼,提升自身素质。

二、健康体适能

(一)健康体适能的概述

1.体适能概念

世界卫生组织将体适能(physical fitness)定义为:指身体有足够的活力和精神进行日常事务,而不会感到过度疲劳,并且还具有足够的精力享受休闲活动,应付突发事件的能力。体适能是机体维持自身健康的基础,也是个体拥有或获得与完成体力活动能力相关的一种要素或特征,包括健康体适能和技能体适能。技能体适能是从事各种运动的基础,主要包括灵敏性、平衡性、协调性、爆发力、反应速度等,是运动员在竞赛中为了夺取最佳成绩所需要的体适能。对于大众健身来说主要探讨的是健康体适能,是为了促进健康、预防疾病,提高日常生活、工作和学习效率所追求的体适能。

2.健康体适能

健康体适能是指心血管、肺和肌肉发挥最理想效率的能力,主要由与人体健康水平密切相关的要素组成,主要包括心肺耐力、肌肉力量和肌肉耐力、柔韧性、身体成分。其中心肺耐力的适应能力,是健康体适能中最重要的因素,是以充沛的精力从事日常活动,防治某些慢性疾病,促进身心健康的基础。肌肉力量和耐力适应日常生活、工作、休闲活动和应付突发事件的需要。柔韧性对于保持人体运动能力,防止肌肉拉伤、关节韧带扭伤的发生,或减轻损伤的程度有重要意义。良好的健康体适能是机体健康的重要表现,健康体适能水平越高,身体健康状况越佳。

(二)健康体适能的训练

一般而言,进行持续时间较长的中等或稍高强度的运动可提高和保持健康体适能。心肺耐力训练时应遵循个性化、循序渐进及超负荷原则。每位训练者应根据个人身体能力、潜质和从事专项等各方面特点设计出个性化方案。开始训练时根据自身健康和体适能选择适宜的运动,然后逐渐增加强度和时间。当机体适应某一负荷后需适时适量增大负荷以增加器官功能。心肺耐力训练可选择有氧、球类、民族传统运动。肌肉力量和肌肉耐力训练遵循超负荷、渐增阻力、专门化和合理训练顺序原则,可运用等长、等速、离心及振动训练法等。柔韧性训练可运用动态、静态、被动伸展及本体感觉神经肌肉促进疗法(PNF)等,对大多数人而言,动态伸展和静态伸张是最好的选择。

三、运动处方

(一)运动处方概念

运动处方是由医生、康复治疗师、体育教师、社会体育健身指导员或私人健身教练等,根据患者或体育健身者的年龄、性别、医学检查、运动试验、身体素质、体适能测试等结果,按其年龄、性别、健康状况、身体素质,以及心血管、运动器官的功能状况,结合锻炼经历、生活环境等特点,用处方的形式定量规定锻炼方案以达到锻炼目的。

(二)运动处方历史

"运动处方"这个词在国内外流传的年代较短。20世纪50年代美国生理学家卡波维奇曾提出了"运动处方"的概念,1969年世界卫生组织正式提出了Prescribed exercise(处方性练习或规定性练习),从而在国际上得到了认可,人们通常简称为"运动处方"。在我国,《庄子》《黄帝内经》《左传》等都体现了运动处方的思想。我国在20世纪70年代末引进了有关运动处方的理论,经过50多年的发展,现在运动处方已成为指导人们进行健身、康复的重要方法。随着康复医学的发展,运动处方逐渐受到重视。

(三)运动处方的基本内容

运动处方的基本内容包括运动目的、运动方式、运动强度、运动持续时间、运动频度和注意事项等。

1.运动目的

运动目的是运动处方中应当首先明确的,如增进身体健康、提高身体机能或治疗疾病等,其次确定训练的目的是提高心肺功能、增强肌力、提高柔韧性,还是为了减少多余脂肪、控制血压、血糖、血脂、消除或减轻功能障碍等,通过有目的的训练达到预期的效果。在康复锻炼运动处方中,首先需要考虑康复锻炼的最终目标。

2.运动方式

运动方式多种多样。健身保健运动一般包括有氧耐力训练,如跑步、快走、登山、游泳、跳绳、骑自行车、划船、滑冰、爬楼梯等。伸展运动及健身操,如广播体操、武术、健身迪斯科及各类医疗体操等。力量性锻炼,有克服自身体重的练习,如引体向上、俯卧撑、爬绳等;也有克服器械阻力的练习,如杠铃、哑铃、力量训练器等。平常可选择球类运动,如非竞赛性的篮球、排球、足球、羽毛球、乒乓球、网球、门球等。在运动处方中,最合适的运动项目与训练的有效性和持久性密切相关。选择运动项目,不仅要考虑运动的目的,运动条件(如场地器材、气候等),还要结合运动者的兴趣爱好等。

3.运动强度

运动强度是衡量运动量的重要指标之一,是运动处方的关键也是较难掌握的部分。处方应写明靶强度或靶强度范围,所谓靶强度是指为达到运动目的有效且安全的运动强度。耐力运动时常根据靶心率来确定和控制运动强度,即为了提高心肺功能有效且安全的运动心率。

4.运动持续时间

运动持续时间是决定运动量大小的重要因素。一般运动强度与运动时间相互作用,每次运动时间和强度的配合可明显地改变运动量。

5.运动频度

运动频度指每周运动的次数。运动频度主要取决于运动方式以及选定的运动强度与时间。运动间隔时间过长或过短都会影响其效果,一般每周练习3—5次。

6.注意事项

为了保证安全,应根据锻炼者个人情况写明运动时注意事项。如指出禁止参加的运动项目、异常时应停止运动的标准。运动时应循序渐进,注意平衡饮食,保证良好睡眠。

(四)运动处方的制定与实施

运动处方是运动健康管理的主要方式,可依据筛查的基本程序给予不同人群的健康运动指导与制定。首先全面了解处方对象的体质和健康状况,结合生活环境条件、锻炼基础和运动爱好等个体特点确定运动处方的目的,再用处方的形式规定适当的运动种类、时间及频率,并指出运动中的注意事项。最后处方制定者监督指导处方对象执行运动处方,处方对象应严格按照运动处方分步实施,保证锻炼预期目标的实现。处方制定者监督处方对象的执行情况,定期调整运动处方。

四、不同人群的运动健康管理

不同人群有不同的运动健康管理,一般人群可进行中等强度的运动,每周3—5天,每天30—60分钟。下面主要介绍老年人和女性的运动健康管理。

(一)老年人运动健康管理

老年人积极参与运动对提升身体素质、预防疾病及促进身体康复等都有重要作用。对老年人进行运动健康管理有利于改善老年人的生活质量,提高生理功能和延长寿命,在促进健康的同时也大大减少了医疗支出。

老年人运动时要遵循循序渐进、经常性、全面发展及个别对待原则来设计运动处方。锻炼项目应以简单有效、无副作用、活动量小、对保健养生和疾病防治有积极作用的运动项目为首选,同时也要根据个人的兴趣爱好而定。

适宜老年人的体育锻炼方法主要有有氧锻炼、力量锻炼和放松性练习。有氧锻炼如散步、慢跑、走跑交替、骑自行车、登山、打乒乓球、原地跑、上下楼梯等可以锻炼腿部肌肉,提高心肺功能,对冠心病、糖尿病等慢性病有一定的防治作用。无法完成较大运动量的老年人可选择散步。力量锻炼对减缓老年人骨质流失、防止肌肉萎缩,维持各器官的正常功能均有积极作用。肌力练习宜选择举小沙袋、握小杠铃、拉轻型弹簧带、做单杠悬垂等项目。放松练习如八段锦、太极拳、散步和保健操等。有慢性病的老年人,应在医生的指导下选择合适的运动项目。

(二)女性运动健康管理

女性生命中会经历各种重要的特殊时期,根据不同时期的身体特点进行运动健康管理,促进女性身体健康。

1.青春期

首先,女性青春期时体内分泌开始旺盛,性激素出现,体型、身高、心理、生理及社会功能都发生明显的变化,如月经来潮、乳房增大等。应多进行有氧运动、肌肉力量和柔韧性训练,可选择骑车、行走、游泳、球类运动、肌肉练习、自我牵拉等。注意避免剧烈碰撞、过度节食,积极参加体育锻炼以促进骨骼生长发育和钙吸收。此外,运动还可以提高柔韧性,减少损伤,保持体型,增强自信、自尊,增加与他人沟通、交流,有益于塑造良好性格。

2.妊娠期

妊娠期是女性身体形态和生理机能出现剧烈变化的重要时期,身体重心、机体代谢均会发生改变。适当的运动具有控制体质量增长、调控血糖、缓解疼痛、预防抑郁及改善睡眠等作用。注意严格掌握运动禁忌证,如运动中避免憋气,当出现阴道出血、运动前呼吸困难、眩晕、头痛、早产等应立即停止运动。此阶段一般在妊娠3个月后采取有氧运动,每周3—4天,每天最多30分钟,可选择步行和骑车等。根据孕妇的症状、不适和运动能力进行调整。

3.产后

产后容易引起超重和肥胖,而产后运动能够使腹部和骨盆附近的肌群、韧带以及周围的组织器官的功能得到尽快恢复。采取有氧运动,可增加针对臀部、大腿和腹部的力量练习,正常分娩产妇1—3周后可进行锻炼,剖宫产产妇1个月后可进行锻炼。初始锻炼者运动时间15分钟左右,逐渐增加到30分钟左右。运动量循序渐进,可根据个人情况对处方进行调整。

4.更年期

更年期女性在较短时间内出现分泌激素剧烈波动和雌激素水平降低,身体机能相应发生变化,如关节僵硬和疼痛、睡眠紊乱、情绪抑郁等。大量研究表明,有氧运动、力量练习、跳跃练习和柔韧性练习可减缓绝经期女性身体机能的衰退,改善其体适能。可选择健步走、游泳、交谊舞和太极拳、抗阻练习(如弹力带、哑铃等)等,运动时间控制在30—60分钟,每周3—5次,循序渐进、持之以恒地进行锻炼。

第三节　睡眠健康管理

一、睡眠健康管理概述

(一)睡眠概述

1.睡眠的定义

睡眠是高等脊椎动物周期性出现的一种自发和可逆的静息状态,它不是简单觉醒状态的终结,而是不同的生理、心理现象循环往复的主动过程,是机体复原、整合、记忆的巩固、体力恢复等的重要环节。睡眠是人类生命活动的重要组成部分,同时也是维持机体健康不可缺少的。

睡眠是人类基本行为之一，从出生开始，人就会睡眠，如果把人一生中所有的睡眠时间加在一起，它将占去整个生命的1/3。

2.睡眠的特点

睡眠由专门负责睡眠及觉醒的中枢神经管理，大脑在睡眠时没有停止工作，只是切换了模式，使身体可以更有效地储存所需能量，保持身体健康、恢复体力和提高工作效率。睡眠时的主要表现包括：身体运动自发地减少、对外界的刺激不敏感、同化作用增强、异化作用降低。睡眠是由2个交替出现的不同时相所组成，一个是慢波相睡眠，又称非快速眼动（NREM）睡眠；另一个则是异相睡眠，又称快速眼动（REM）睡眠。睡眠一开始进入NREM，占全部睡眠时间的75%—80%，其特征是全身代谢减慢，大部分神经细胞活动降低，主要用于恢复脑力。NREM可分为4期：1期为入睡期，2期为浅睡期，3期为中度睡眠期，4期为深度睡眠期。然后进入REM，此时相中出现眼球快速运动，并经常做梦，脑活动及脑电图表现与觉醒时相似，但自主神经功能不稳定、肌张力进一步降低，各种感觉功能显著减退，主要用于恢复体力。

3.睡眠对身体的作用

睡眠对于机体主要有两个方面的重要作用：①维持稳态：主要包括清除觉醒期产生的代谢废物、细胞内外环境及形态复原、能耗减少以及修复氧化应激的损伤；②处理信息：觉醒期大脑获得大量信息，特别是记忆信息。睡眠状态下大脑可进行记忆信息的删除、巩固、转移及整合。但睡眠过程如何平衡与调节记忆信息巩固与删除之间的关系目前尚不清楚。

（二）睡眠与健康

1.睡眠障碍及失眠

睡眠障碍是指睡眠—觉醒过程中表现出来的各种功能障碍。多由于长期的思想矛盾或精神负担过重、过度脑力劳动、长期劳逸结合不当、病后体弱等原因引起。临床表现主要有睡眠量异常（过度增多或不足）和睡眠中的发作性异常（梦游、梦呓、梦魇、夜惊、磨牙、肌肉或肢体不自主跳动）。此外睡眠障碍是抑郁、精神分裂症和其他精神障碍早期临床症状之一。

根据睡眠障碍的国际分类标准，主要将睡眠障碍分为睡眠的发动与维持障碍、过度睡眠障碍、睡眠节律障碍以及特定睡眠阶段的睡眠障碍四大类型。临床上最常见的睡眠障碍为睡眠的发动与维持障碍，即"失眠"。失眠指在具备合适的睡眠环境和睡眠条件的情况下，仍然无法获得足够的睡眠时间和睡眠质量，且伴随有记忆力下降、注意力不集中、工作能力受损，甚至出现日间嗜睡等日间认知功能障碍的一种主观体验。目前常用的失眠诊断标准为2014年美国睡眠医学会发布的标准。患者应同时符合下述5条诊断标准：（1）患者主诉或他人代诉存在入睡困难，睡眠持续困难、早醒、晚睡、难以入睡等情况之一的；（2）患者主诉或他人代诉存在疲劳或精神萎靡，注意力、专注力或记忆力下降或易冲动，具有攻击性，家庭、社交、学业功能减退，情绪易激惹，日间嗜睡，动力、精神或工作主动性下降，容易犯错或出事故，对自身睡眠质量不满意等情况之一的；（3）在具有合适的睡眠环境和睡眠机会时仍无法解决上述问题的；（4）上述睡眠困难或日间症状出现频率高于 3 次每周;(5)上述睡眠困难或日间症状无法用其他睡眠障碍解释。上述症状以 3 个月为限,症状短于 3 个月者诊断为短期失眠障碍;症状长于 3 个月者诊断为慢性失眠障碍。而失眠的症状以主观感受为主,其发病涉及生理和心理两方面因素,且会对患者的日常工作能力造成一定的影响。

失眠类型分为:境遇性失眠、慢性失眠、焦虑障碍型失眠、抑郁障碍型失眠、重性精神障碍型失眠、精神活性物质型失眠。按照其病程长短失眠可分为:急性失眠(病程小于 4 周)、亚急性失眠(病程大于 4 周,小于 6 个月)和慢性失眠(病程大于 6 个月)。失眠的临床表现主要有以下 7 种,但最核心的表现强调患者个体的主观感受及患者过去与现在睡眠状态的比较。①失眠主要表现为长时间无法进入睡眠,超过 30min;②夜间不能维持长时间睡眠,每晚觉醒次数≥2 次;③夜间多梦;④睡眠质量差,睡眠浅;⑤缺乏睡眠感:个体体验到的睡眠时间和实际睡眠时间存在明显差异的情况;⑥早醒:觉醒时间提早 60 min 或以上;⑦醒后不适感、疲乏、浑身无力或白天困倦。

2.影响睡眠的因素

影响睡眠的因素是多方面的,大多数睡眠障碍人群都存在生理学和心理学问题,各个因素相互关联,对人体的睡眠质量产生影响。

总的说来,影响睡眠主要有以下几个因素:①年龄因素:睡眠时间随着年龄的增长而减少,新生儿 18—20 小时,儿童 12—14 小时,成年人一般为 7—8 小时,老年人 5—7 小时。②体质因素:体质较为敏感者对外界事物的变化也更为敏感,情绪变化较大,遇事易激动、惊恐,多思多虑。③精神因素:精神受到外界的刺激或干扰时易致失眠。④疾病因素:许多内脏疾病、慢性疼痛也易引起失眠。⑤药物因素:抗精神病药、抗抑郁药、抗焦虑药或安眠药都可能引发失眠。⑥环境因素:如床铺、光源、室内温度、住家周围的施工或马路边行车过多发出的噪声等;或出国时差调整不佳等情况,均容易导致失眠。

3.睡眠与健康的关系

充足的睡眠、适当的运动和均衡的饮食是国际卫生组织提出的三项健康标准。良好的睡眠有助于维持机体健康,是人们正常工作、学习、生活的保障。然而睡眠障碍可引发各种各样的疾病,导致免疫系统功能和认知功能等下降,危害身心健康,同时对心理障碍及各种躯体疾病的康复也会造成负面影响。世界卫生组织把"睡眠质量好"作为健康标准之一,并指出睡眠问题是一个没有得到充分重视和良好解决的公共卫生问题。睡眠在一定程度上影响着一个人的健康水平,包括生理、心理健康水平。

(1)睡眠与生理健康

睡眠质量是影响生理健康的一项重要因素。良好的睡眠质量可以使身体机能得到有效的恢复;而睡眠质量差则影响生理功能的恢复和健康,进而增加患各种疾病的风险。研究表明长期的睡眠障碍可使患者的生理节律紊乱,引发身体免疫功能、生理机能、器官功能等下降,可能会导致肥胖、糖尿病和各类心血管疾病,严重者甚至可能还会诱发癌症等疾病。睡眠障碍与疾病往往相互关联,两者容易陷入一个恶性循环,即睡眠障碍增加疾病的发生率,而疾病的发生又会恶化睡眠障碍。

(2)睡眠与心理健康

睡眠质量良好者主要表现为精力充沛、善于与人沟通、能较好地控制自己的情绪和行为、有良好的环境适应性、乐观向上、个人敏感度低及不易紧张等个性特征,自我肯定性高等健康的心理状况;而睡眠质量差者则主要表现为醒后头脑不清晰、不愿与人交流、自信心不足等,日积月累则可能会表现出自卑、焦虑紧张、情绪稳定性较差甚至抑郁等不良心理。相关研究表明睡眠障碍会影响情绪的调节和焦虑敏感的状态,睡眠障碍与焦虑因子以及显性抑郁之间存在一定的正向相关,即睡眠障碍严重程度越高,焦虑的程度及主观抑郁的程度也相应提高,导致心理活动水平下降,出现烦躁、郁闷、心情低落等不良情绪。生活中,睡眠质量差与心理健康相互关联,二者容易陷入恶性循环。

二、睡眠质量及评估

1.睡眠质量

睡眠质量是对个体睡眠活动整个过程及其效果的一种综合评判,是以睡眠活动的客观情况为基础、个体的主观感受为核心的评价结果,即睡眠质量包括客观生理指标和主观心理评价。它由主观睡眠质量、入睡时间、睡眠时间、睡眠效率、睡眠障碍、催眠药物使用和日间功能7个部分组成。睡眠质量是衡量个体生活质量高低的重要指标,影响人们心理健康,同时可能与许多疾病的发生发展密切相关。

2.睡眠评估

睡眠评估,有助于预防和诊断睡眠相关疾病。睡眠质量的评估方法主要包括主观评估与客观评估。主观评估方法主要包括自评和他评,常用的量表有睡眠状况自评量表、匹兹堡睡眠质量指数、失眠严重程度指数和疲劳严重程度表等。量表法评估睡眠简单直接,但主观性较强。常见的客观评估包括多导睡眠仪、肢体活动记录仪等。

目前,国内广泛运用的睡眠质量评估量表主要是由美国匹兹堡大学医学中心精神科睡眠和生物节律研究中心的睡眠专家Buysse等于1989年研发的匹兹堡睡眠质量指数(PSQI)。该量表共19个条目,从主观睡眠质量、入睡时间、睡眠时间、睡眠效率、睡眠障碍、催眠药物、日间功能障碍7个部分评分,每个部分按0、1、2、3计分(0、1、2、3分别代表没有困难、轻度困难、中度困难和重度困难),各部分累积得分则为PSQI的总分,总分越高表示睡眠质量越差,PSQI≤7分时认为睡眠质量尚可,>7分睡眠质量差。PSQI量表对睡眠的质和量评定较为全面,而且具有良好的信度和效度,适用于我国的一般人群。

三、睡眠健康管理的方式

失眠是临床上的常见病和多发病,已成为一个全球性的普遍问题,且发病率呈明显上升趋势。长期失眠会导致人体功能受损,出现不同程度的焦虑、抑郁情绪,易引发肥胖、心血管疾病、糖尿病、高血压、消化不良、神经衰弱及内分泌失调等多系统疾病。对老年人而言,长期睡眠障碍不仅会影响其原发病的治疗和康复,而且还会增加心脏病、糖尿病、功能性胃肠疾病、跌倒和骨折等躯体疾病的患病风险,是影响老年人身心健康的重要危险因素。因此科学地管理睡眠,掌握睡眠健康管理方法显得尤为重要。

1. 养成良好的睡眠习惯

应该顺应身体的生物钟,尽量保证能够按时睡觉、起床。有些上班族喜欢在双休日"补觉",后来却发现在双休日竟没有平时的精神状态好,其实睡眠时间并不是越多越好。每个人所需的睡眠时间也不尽相同,据统计,有5%的人每天睡眠只需6小时以下,而还有5%的人每天需要睡眠10小时以上,大多数成年人每晚睡眠时间为7—8小时。

2. 保证适宜的睡眠环境

经常开窗通风换气保持卧室空气的清新和温度、湿度的适宜。就卧室的温度和湿度而言,建议卧室室温保持在18—20摄氏度,空气湿度保持在60%—70%,这样的温度和湿度也有利于床垫本身的卫生状况。噪声会明显影响我们睡眠,建议在卧室中尽量不要摆放复杂的电子设备,如在选择闹钟、空调等时应注意静音功能。选择高度、软硬度适合自己的枕头,适中高度的枕头能保证头部和颈部的肌肉能够得到充分的支撑,获得适当的放松。

3. 保持良好的入睡情绪

上床睡觉前应保持情绪稳定,若有烦心事可闭上眼睛慢慢地进行深呼吸,静静聆听节奏缓慢和不会令人心情激动的轻音乐或歌曲,使混乱的心情随着音乐节奏缓和下来,随之慢慢进入梦乡。另外,有的人因为经历过偶发失眠,到了晚间就提前恐惧再度失眠,这种情绪在生理上会增强兴奋点,反而成了失眠的助手。提醒大家要以顺其自然的平和心态看待暂时的失眠,其实偶有失眠,是每个人在一生中都会体验到的一种自然状态,不必过于焦虑。

4. 调节睡眠前饮食

有的人因晚上喝咖啡、浓茶等对中枢神经系统有兴奋作用的饮料难以入睡,而有的人却可以睡着,但有研究证明晚上喝咖啡、茶,吃巧克力等食品之后虽然主观上没有睡眠不良的感觉,但他们的深度睡眠会受到不良影响,因此应尽量在黄昏后不再食用或者饮用刺激中枢神经系统的物质。值得注意的是睡前饮酒虽可以很快入睡,但使得睡眠变浅且易醒,酒中的有害物质在体内蓄积,毒害身体,使身体的适应能力下降。另外,平常我们可以食用一些睡眠诱导食物以促进睡眠,比如睡前喝一杯温热的牛奶等。

5. 形成科学的睡眠认知

关于睡眠以及睡眠中出现的各种现象我们应该要有正确的认知。每个人在睡眠过程中都会做梦,梦是一种普通的生理现象,做梦是睡眠的正常形式,而且进入做梦阶段之前一定经过了深睡眠阶段,所以做梦说明不仅睡觉了,而且体力和脑力均得到了一定的恢复。

还有些人,因为失眠喜欢"赖床",其实"赖床"对改善睡眠并无益处。因而建议要减少非睡眠性的卧床时间,代之以强度适中的体力活动,即使失眠,也不要经常躺在床上。如果一些睡眠习惯已经对睡眠带来不良影响,建议大家在医生的指导下做必要的行为训练,如睡眠限制治疗、刺激限制治疗等,来改变那些非适应性的睡眠习惯。另外,据了解有8%的人在一生中都有不同程度的睡眠障碍,短时间的睡眠障碍不易引起人们的重视,但长期的睡眠问题会引起各种精神疾病和躯体疾病,对于少数睡眠障碍者来说,有可能是某些尚未显露出来或是已经出现的疾病的一种表现形式。

因此,需要注意的是,出现睡眠障碍之后应寻求专业医生帮助。由于睡眠障碍患者发病原因差异大,找出患病原因、正确诊断、个体化干预,从而实现对睡眠障碍的科学、合理的管理就显得尤为重要。

第四节　慢性疾病健康管理

慢性病已经成为21世纪危害人们健康的主要问题。根据《中国慢性病防治工作规划》,慢性病发生和流行与经济社会、生态环境、文化习俗和生活方式等因素密切相关。伴随工业化、城镇化、老龄化进程加快,我国慢性病发病人数快速上升,已成为重大公共卫生问题。过去几十年的经验表明,单靠临床治疗无法控制慢性病的增长趋势,而社区预防却有明显的效果。有研究显示,通过慢性病的社区预防与健康管理,高血压发病率可减少55%,脑卒中发病率可减少75%,糖尿病发病率可减少50%,肿瘤发病率可减少1/3,寿命延长10年。

一、慢性疾病健康管理方案

慢性病是指病程缓慢并逐渐加重,病因复杂,有不可逆性组织器官病理变化及功能障碍,需要长期进行保健治疗和康复的一类疾病。在发病机制上,慢性病常由于多种致病因素长期作用于人体,使重要组织和细胞发生病理改变,这种改变在致病因素的持续作用下以多因相连、多因协同或因因相连,使致病效应积累并超过机体的再生或修复能力,终于从代偿发展为失代偿,造成重要器官功能失调产生病理或临床症状。对该类疾病目前尚无确实有效的特异性预防措施,也无特效的治疗方法治愈,因此只有通过有效的危险因素控制,调动一切保护因素对该类疾病进行预防。

一般认为具有以下一种或一种以上的特征可视为慢性病:①患病时间是长期的;②病后常留下功能障碍;③疾病的病因常可引起不可逆的病理变化;④因病情不同,需要不同的医疗处置;⑤因病情差异需要不同的康复训练。

在我国,符合上述慢性病特征的疾病包括心脑血管疾病,如高血压、冠心病;恶性肿瘤;代谢性疾病,如糖尿病;慢性支气管炎及阻塞性肺气肿;心理异常和精神病;慢性肝、肾疾病以及其他各种器官的慢性、不可逆性损害等。鉴于心脑血管疾病与恶性肿瘤的高发病率、高死亡率、高致残率已成为影响人群健康的主要慢性病,这些疾病都有终身带病倾向,对这些疾病的研究和预防远远超出临床范围,而是需要应用流行病学的方法,研究这些疾病在人群中的发生、发展和防治规律。因而,对这些慢性病又称之为慢性非传染性流行病。通常所指的慢性病主要是指这类具有高发病率、高死亡率和高致残率的慢性非传染性流行病。对带传染性的慢性病,如慢性病毒性肝炎、结核等,因为对人群的危害性较大,预防和保健的问题也很突出,所以值得注意。

　　健康危险因素的认识是在人们认识疾病病因中发展起来的。通过对慢性病发病的流行病学研究,人们发现许多因素与慢性病的发生有统计学上的因果关系。人们把这些危害人们健康、与疾病发生有正相关联系,但其本身又不是充分病因的因素称为危险因素。对慢性病发生具有病因学意义的因素称为慢性病健康危险因素或慢性病危险因素。针对慢性病的特点,建立健康管理和建立长效管理机制是预防和控制慢性病的有效措施。首先,建立居民健康档案,并通过对人们的慢性病防治知识了解程度、态度和行为习惯进行问卷调查,收集患者的身体状况、行为和生活方式、慢性病控制和服药情况及慢性病知识知晓情况。其次,在系统分析数据的基础上,进行科学的个人健康信息评估。然后,由医生在健康风险评估的基础上帮助慢性病患者制订健康改善方案,并对患者进行健康管理理论与实践培训。具体实施方案是健康教育(由医师给患者讲解疾病的基础知识、饮食治疗、运动治疗、合理药物治疗及自我监测等知识)、量化饮食疗法(医师依据患者的身高、体重等参数计算个人能量需要量并开出个性化的饮食处方,包括每天进食的次数、数量等,在满足总热量需求的基础上,强调各营养素间平衡、各餐热能比例平衡等)、量化运动疗法(帮助慢性病患者进行运动治疗,让每位患者记录每周运动次数、运动总周数、每次时长及强度、运动后心率等)、合理用药指导和健康监测(定期监测患者的各项生理、生化指标,作为调整治疗方案的依据)。

二、慢性疾病健康管理内容

　　慢性病健康管理包括慢性病管理、慢性病并发症管理、就医策划管理、健康档案管理、体检管理等,包括通过饮食、运动、心理、睡眠等全面管理和指导,改善亚健康状态。还要保证专属的保健医生看诊、上门保健指导、设计个性化体检方案、制定个性化慢性病管理方案等有效管控慢性病,预防并发症的发生。

(一)高血压患者的健康管理

　　高血压是由于心输出量和总外周阻力关系紊乱导致的血流动力学异常,引起动脉收缩压和(或)舒张压持续升高。中国高血压患者人数的计算模型是根据国家卫健委2019年8月发布的《中国高血压防治现状蓝皮书2018》中公布的2012和2015年18岁及以上的高血压患病率乘以我国18岁及以上人口数量。根据以上测算模型,初步估计2019年我国18岁及以上人口中患病人数达到3.58亿人,每3名成人中就有一名高血压患者,同时该研究还显示:我国高血压患者正呈年轻化趋势,而在高血压患者中,有75%患者的血压没有控制达标。因此,对高血压病人的健康管理就显得任重而道远。

　　高血压的诊断是依据1999年世界卫生组织和国际高血压联盟（WHO-ISH）高血压治疗指南进行诊断的,诊断标准为:收缩压≥140mmHg,舒张压≥90mmHg。

　　目前引发高血压病的危险因素有以下几方面:

　　(1)高钠盐饮食:流行病学和临床观察均显示食盐摄入与高血压的发生密切有关,高钠摄入可使血压升高,而低钠饮食可降低血压。

　　(2)超重与肥胖:体重与血压有高度的相关性。体重指数偏高是血压升高的独立危险因素,对肥胖者和中度过重的人,减肥可降低血压。近年来的研究还发现,不仅超重的人容易患高血压病,而且身体脂肪的分布特点也与高血压有关。身体的脂肪过多地集中于腹部,形成向心性肥胖(通常以腰围/臀围比例来衡量)者患高血压的危险性远远高于一般人群。

　　(3)遗传因素:高血压是多基因遗传性疾病,这种病的发生概率受遗传因素的影响,又与环境因素有关。

　　(4)吸烟:烟草中的尼古丁等有害物质进入血液后会使周围血管收缩,致使血压升高。吸烟者发生恶性高血压病的危险性是不吸烟者的4倍;高血压患者大量吸烟,则导致心脏病及因心脏病致死的危险性大为增加;而且如果高血压病患者吸烟,也会大大增加对降压药的耐药性。

　　(5)饮酒:长期饮白酒50ml/日以上,是高血压病发病的危险因素。

　　(6)精神因素:紧张是由内外紧张因子引起的,紧张可引起血压上升、心跳加快、头部和肌肉血液供应增加,内脏血液供应减少,若过于强烈持久或反复发作,可导致心血管系统的功能性和器质性病理损害。

　　以上6个因素是高血压确定的危险因素。此外,缺乏体力活动、A型性格等在部分研究中显示也是高血压的危险因素。

　　因此,高血压的健康管理主要是针对危险因素进行的,主要有以下几种管理方式:

　　(1)健康教育。开展高血压疾病知识指导,让病人了解自己的病情,包括血压、危险因素及同时存在的临床情况,了解控制血压的重要性和终身治疗的必要性。教会病人及家属正确测量血压的方法,并将测量结果记录于小本子上,每次就诊时供医生参考,作为医生调整药量和用药种类的依据。

　　(2)用药指导。强调个体化药物治疗原则,使患者血压控制在140/90mmHg以内,重视长期药物治疗的重要性。药物治疗是目前控制高血压的重要治疗方法,并且越早得到及时、正确的用药治疗,高血压所带来的危害越小。服用降压药使血压降至理想水平后应继续服用维持量,以保持血压相对稳定。医务工作者要告知相关降压药物的名称、剂量、用法、作用及不良反应,并提供书面资料,嘱咐病人按医嘱定时、定量服药,不可随意增减药量,以免使血压波动;嘱咐病人不可擅自停药或随意更换降压药,突然停药可导致血压突然升高,进而引起其他不适,如:头晕、头痛、乏力、冒汗等,严重者可并发心血管痉挛、心肌梗死或脑血管意外而危及生命;指导患者学会自我监测,如血压波动较大,应及时随诊,按医嘱调整用药。

　　(3)饮食指导。要限制高血压患者的钠盐摄入,提倡淡味饮食,用盐量为正常饮食的三分之一即可。可食用低钠食盐和无盐酱油,尽量少吃或不吃腌制类食品、罐头及咸鱼、咸蛋、皮蛋、卤味、虾米等;保证充足的钾、钙摄入,多食水果、豆类、油菜、芹菜、蘑菇、木耳、虾皮、紫菜等食物;减少脂肪摄入,补充适量蛋白质,以植物蛋白为主,减少高脂肪、高胆固醇、高热量动物蛋白质的摄入,以改善血管弹性,延缓血管硬化,并能促进钠盐的代谢,从而降低血压;增加粗纤维食物的摄入,可预防便秘而引起的血压增高。

（4）心理指导。高血压虽然是一种长期的慢性病,但并非不治之症,只要坚持长期合理有效的治疗,是完全可以控制血压、稳定病情、减少并发症及死亡率的。医疗机构要让患者正确认识疾病,对患者出现的症状、用药后出现的不良反应给予正确解释,消除病人的顾虑与紧张情绪。指导病人学会自我心理调节,遇事不怒、不紧张、不激动,做到心平气和,避免情绪波动而诱发血压升高。同时指导家属应对病人充分理解,多给予关心、支持、包容和安慰,让病人感受到爱与温暖,从而增强面对疾病的信心。

（5）戒烟、限酒。酒精会让体内的肾上腺皮质激素及儿茶酚胺等内分泌激素升高,通过肾素—血管紧张素系统等使血压升高,故高血压病人不宜饮酒。烟中的尼古丁会刺激心脏使心跳加快,血管收缩而使血压升高,使钙盐、胆固醇等在血管壁沉积加速动脉粥样硬化形成,并易发生心肌梗死、动脉硬化性闭塞症等心血管并发症,因此,高血压病人应戒烟。

（6）运动锻炼指导。指导病人根据年龄和血压水平选择适宜的运动方式。中老年人运动应包括:有氧运动、伸展运动以及增强肌力等三类运动,如步行、慢跑、太极拳、气功等。根据自身体力、病情、心肺功能情况量力而行,运动频率一般一周3—5次,每次30—60分钟,劳逸结合,避免竞技性和力量型运动。适当锻炼可促进血液循环,提高机体抗病能力。

（7）控制体重:超重和肥胖已经成为导致血压升高的另一个危险因素,60%超重高血压患者通过降低体重可使血压降低,同时还可增强药物疗效。然而,对大多数超重患者而言,将体重降到理想水平是不现实的,只要降低体重的10%—15%就可以使血压获得实质上的改善。

总体而言,高血压健康管理应"知晓、行动、达标"三管齐下,做到"合理膳食,适量运动,戒烟限酒,心理平衡"。无论是正常高值或高血压患者,即使已接受药物治疗,均需认真、持久地将上述各项落实于日常生活中以达到治疗高血压目的,从而减少其并发症,提高生活质量。

（二）2型糖尿病患者的健康管理

糖尿病是一种由于胰岛素分泌缺陷及作用缺陷引起的以血糖增高为特征的代谢病,近年来其患病率仅次于心血管疾病和肿瘤,并呈快速增长之势。根据2021年国际糖尿病联盟（IDF）的最新统计资料显示:2021年,全球成年人糖耐量受损（IGT）患病率为9.1%,人数高达4.64亿,预计到2045年,这一比例将增加到10.0%,波及6.4亿成年人。从全球范围来看,中国是糖尿病第一大国家,糖尿病患者数量接近第二大国家印度的两倍,2021年20—79岁的糖尿病人数已达1.41亿人。开展糖尿病健康管理和建立长效管理机制作为预防和控制糖尿病的有效措施,推行实施糖尿病健康管理势在必行。

1.糖尿病的危害性

糖尿病的主要危害来自其并发症。其急、慢性并发症已成为人类致死致残的重要原因之一,严重威胁着人们的健康,影响着人们的生活质量。慢性高血糖会导致全身组织器官,特别是眼、肾、心血管及神经系统的功能损害。眼:糖尿病病程15年后,60%以上的患者会发生糖尿病视网膜病变。该病早期有光闪、视力模糊、血管被破坏、大量血浆渗出到血管膜下等症状。如果等到晚期出现视网膜脱离才进行手术治疗,成功率会降低很多。脑:糖尿病患者容易出现血液黏稠度过高的现象,血液流动的速度相当缓慢,所以更容易患脑血栓并发症。如果出现头晕、手脚发麻,应及时就诊,通过神经系统的检查,判断是否因为动脉粥样硬化、动脉狭窄引起。肾:糖尿病肾病是相当常见的并发症,也是非常难治愈的一种并发症,如果病情比较严重,会出现尿蛋白和肾乳头坏死,甚至会发展成肾衰竭和尿毒症,并危及患者的生命。腿:糖尿病患者的末梢神经如果出现病变,会引起下肢供血不足和供氧不足。糖尿病患者也易受细菌病毒的感染,出现脚部疼痛和溃疡等症状。

2.预防糖尿病前期向糖尿病转化的意义

根据国际糖尿病联盟最新的诊断标准,把糖尿病分为3个阶段。一是高血糖状态—空腹血糖受损(IFG)(其定义为:空腹血糖在6.1—7.0mmol/L之间),二是糖耐量受损(IGT)(其定义为:空腹血糖小于7.0mmol/L,OGTT 2h血糖在7.8—11.1mmol/L之间),如果空腹血糖大于7.0mmol/L或者餐后两小时血糖大于11.1mmol/L,就确诊为糖尿病。新的诊断标准中划出了一个处于正常与糖尿病血糖水平间的时期,此时期中血糖水平已高于正常,但尚未到达目前划定的糖尿病诊断水平,称之为糖调节受损期(impaired glucose regulation,IGR)。目前将此期看作任何类型糖尿病均可能经过的由正常人发展至糖尿病者的移行阶段,因此可将此时期称之为糖尿病前期(pre-diabetes)。根据空腹和负荷后血糖值,IGR可分为两种高血糖状态,空腹血糖受损(IFG)和糖耐量受损(IGT)。研究显示:IGT和IFG皆显著增加糖尿病发病的危险性,单纯IGT和单纯IFG增加糖尿病危险性的趋势是相似,而IGT和IFG两者兼有的患者发生糖尿病的危险性最高。IGT和IFG患者大量存在,预示着如不采取有效的预防和干预措施,将难以阻止糖尿病快速增长的趋势。因此,加强对此类人群的管理,预防糖尿病前期向糖尿病的转化有着十分重要的意义。

(三)健康管理在糖尿病防治中的重要作用

目前糖尿病的防治措施主要包括:饮食治疗、运动疗法、糖尿病的系统教育、血糖的监测、药物治疗以及外科治疗。对糖尿病高危人群、糖尿病前期及糖尿病病人进行健康管理能从多方面发挥积极有效的作用,督促他们从降糖、降压、减肥、纠正脂代谢紊乱、改善胰岛素抵抗等多重危险因素着手,全面预防糖尿病及其并发症的发生。

1.高危人群血糖筛查

(1)对高危人群实施血糖的筛查,能及早发现糖尿病前期及糖尿病病人。高危人群包括年龄≥45岁;体重≥正常体重的115%或体重质量指数(BMI)≥25 kg/m² 者;有糖尿病家族史者;以往有 IGT 或 IFG 者；有高密度脂蛋白胆固醇降低和（或）高甘油三酯血症者；有高血压和（或）心脑血管病变者；年龄≥30 岁的妊娠妇女；有妊娠糖尿病史者；常年不参加体力活动者；使用一些特殊药物者，如糖皮质激素、利尿剂等。血糖筛查除空腹血糖测定外，还需重视 OGTT 检测。目前体检套餐中常规筛查空腹血糖，往往忽略餐后血糖的测定。既往在中国普通人群开展的流行病学调查，提示中国人负荷后高血糖的比例较高。

2. 生活方式和药物干预

糖尿病前期人群应及早实行生活方式和药物干预。在美国糖尿病预防计划（DPP）研究中，对 IGT 人群分别进行生活方式和格华止干预（平均 2.8 年），结果显示，生活方式干预可减少 IGT 人群糖尿病发生危险 58%，格华止干预可减少糖尿病发生危险 31%。公布的有 9 个国家 40 个研究中心参加的 STOP2N IDDM 研究，用拜唐苹（100 mg tid）干预 IGT 人群（平均 3.6 年），结果显示：拜唐苹早期干预可使 IGT 发展为 2 型糖尿病的危险减少 36%。同时，芬兰糖尿病预防研究（FDPS）和大庆研究显示，相当程度膳食和运动的改变能减少 IGT 发展至糖尿病 50% 的危险。由此可见，对糖尿病前期进行干预不仅必要，而且是行之有效的，它将大大减少未来患糖尿病的人数。

3. 糖尿病病人的健康教育

糖尿病目前尚无治愈手段，一旦被诊断确诊，需要终生对血糖进行控制。随着各种控制血糖药物的问世，目前对血糖的控制已较为简单，在医师的指导下，定期服用降糖药物，绝大部分的糖尿病患者的血糖可得到控制。因此，被诊断出糖尿病无须过度焦虑，只需按时定量用药，就可对血糖进行有力的控制。血糖的控制，还离不开饮食的控制，由于糖尿病患者自身对糖分的代谢能力较差，因而在食物的摄取上，要对摄入的热量进行控制，在体重达到标准体重的前提下，严格限制高热量、高脂肪食品的摄入，可选择优质蛋白含量丰富的食品，减少或停止食用巧克力、甜点等含糖量极高的食品，此外水分的补充，以白开水为主，禁止饮用各种碳酸饮料、奶茶等含糖极高的饮料。此外，还需要平衡膳食结构，食物的选择上，要具有多样性，以谷类食品为基础，多食用粗纤维蔬菜，同时降低油盐的摄入量，烹调时不使用动物油，养成定量、定餐、多饮用白开水的习惯。同时，要避免过度节食，糖尿病患者使用一定量的肉类、鱼类也是符合要求的，不应该养成全素饮食习惯，导致营养供给不足。此外，某些糖尿病患者不敢食用水果，这也是一个认识误区，由于水果含有丰富的营养，患者在血糖稳定的状态下，可食用一些含糖量较低的水果。同时，糖尿病患者还应该戒烟戒酒，不食用高胆固醇、高脂肪的食品。糖尿病患者还需要加强体育锻炼，许多糖尿病患者由于对自身疾病的认识有限，错误地认为糖尿病需要静养，减少运动。其实糖尿病血糖的控制，与运动量有一定的相关性，通过运动降低体重，可以达到一定的控制血糖的作用，因此，医师是鼓励糖尿病患者进行适度的体育锻炼的，运动以步行或慢跑为主，强度上，由低至高，循序渐进。

4. 糖尿病病人的健康管理

研究结果显示长期高血糖状态下，糖尿病慢性并发症的发生率显著增大。严格控制血糖使其达到理想水平是预防和减少糖尿病各种并发症的重要措施。"控制血糖达标"这一原则包括餐前血糖、餐后2 h血糖、糖化血红蛋白A1c(HbA1c)的全面达标。世界上权威机构对于糖化血红蛋白都有着明确的控制标准,ADA(美国糖尿病学会)建议糖化血红蛋白控制在小于7%,IDF(国际糖尿病联盟)建议糖化血红蛋白控制标准为小于6.5%,我国的《糖尿病防治指南》也建议糖尿病患者糖化血红蛋白控制在6.5%以下,如果大于7.5%则意味着需要加强血糖控制,而目前我国糖尿病控制的现状与治疗指南中的达标要求相去甚远。因此,在广大受检的患者中树立和强化"长期血糖控制达标"的理念至关重要,以唤醒糖尿病患者的自我管理意识。血糖控制未达到目标或治疗方案调整后,糖尿病患者应每3个月检查1次HbA1c,血糖控制达到目标的糖尿病患者应每年至少检查2次HbA1c。对于新发现的糖尿病患者,尤其是2型糖尿病患者,应尽可能早地进行并发症筛查,以便早期发现和处理。除此之外,合理的饮食和适宜的运动是血糖控制的基石。应指导患者多食富含膳食纤维的食物,适当限制钠盐摄入,少食动物脂肪及胆固醇含量高的食物,如蛋黄、动物内脏等。长期坚持有氧运动,安排运动应量力而行,循序渐进。特殊情况特殊处理,对于青少年老年孕妇等特殊人群,应采取特殊方案。

总之,早期发现、积极干预、控制血糖持久达标是对抗糖尿病的根本策略。

三、慢性疾病健康管理服务规范

(1)慢性疾病患者筛查。建议高危人群(血压高值、超重肥胖、高盐饮食、高血压家族史、长期过量饮酒、年龄大于55岁)每半年至少测量1次血压,并接受医务人员的生活方式指导。对工作中发现的2型糖尿病高危人群进行有针对性的健康教育,建议其每年至少测量1次空腹血糖,并接受医务人员的健康指导。

(2)随访评估。对原发性高血压患者,每年要提供至少4次(每季度1次)面对面的随访。对确诊的2型糖尿病患者,每年提供4次免费空腹血糖检测,至少进行4次(每季度1次)面对面随访。

(3)分类干预。(1)对血压或血糖控制满意,无药物不良反应、无新发并发症或原有并发症无加重的患者,预约进行下一次随访时间。(2)对第一次出现血压或空腹血糖控制不满意或药物不良反应的患者,结合其服药依从情况进行指导,必要时增加现有药物剂量、更换或增加不同类的降压或降糖药物,2周内随访。(3)对连续两次出现血压或空腹血糖控制不满意,或药物不良反应难以控制以及出现新的并发症或原有并发症加重的患者,建议其转诊到上级医院,2周内主动随访转诊情况。(4)对所有高血压、糖尿病患者进行针对性的健康教育,与患者一起制定生活方式改进目标并在下一次随访时评估进展,告诉患者出现哪些异常时应立即就诊。

(4)健康体检。对原发性高血压和2型糖尿病患者,每年进行1次较全面的健康检查,可与随访相结合。具体内容参照《居民健康档案管理服务规范》健康体检表。

(5)考核方法。区卫健委组织相关专业人员每季度对区公共卫生服务信息系统慢性病患者档案进行抽查,查看档案信息和随访记录的完整性,并采用电话质控(每单位全年不少于20份)的方式,对慢性病患者健康管理的质量和真实性进行核实。考核指

标 的 设 定 有 规 范 管 理 率 $= \dfrac{\text{抽查按要求进行健康管理的人数}}{\text{抽查人数}} \times 100\%$，血压、血糖控制率 $=$
$\dfrac{\text{抽查管理人群中最近一次随访血压或血糖达标人数}}{\text{抽查人数}} \times 100\%$（若失访则判断为控制未达标）。高
血压或糖尿病患者规范管理率达 50%，高血压患者血压控制率达 45%，2 型糖尿病患者血糖控
制率达 40%。

失访或不真实被判为不规范的情况：失访（电话空号、错号等）；否认自己或核查对象是高
血压、糖尿病患者；否认自己或核查对象接受过随访、体检；随访、体检记录与询问情况不符；随
访表、体检表填写不齐全，或项目内容不符合国家规范要求；随访次数未达到至少 4 次（每季度
1 次）；对连续两次血压或血糖控制不满意未建议转诊；未接受当年 1 次健康检查。

第五节 心理健康管理

一、心理健康管理概述

心理健康是健康的必要组成部分之一，是指个体能以积极有效的心理活动，平稳、正常的
心理状态面对自身和不断发展的社会环境，具有良好的适应能力和调控能力。但如今，随着社
会的不断进步，人们生活节奏也随之不断加快，在快节奏、高压力的生活下，各类应激不可避免
地会影响人们的身心健康，使心理障碍与精神疾病患病率明显上升，成为威胁人民群众健康、
影响经济发展、妨碍社会稳定的重要疾病。世界卫生组织、世界银行和哈佛大学联合研究表
明，抑郁症已成为中国疾病负担的第二大疾病。世界卫生组织（WHO）数据显示，2021 年全球
抑郁症患者累计人数超过 3.5 亿人。其中，中国就有高达 5400 万人患有抑郁症，占到我国总人
口数 4.2%，相当于 1000 个人里面就有 4 个抑郁症患者。因此，心理健康管理的发展与应用势
在必行。

心理学是研究人和动物心理现象发生、发展和活动规律的一门科学。而心理健康管理则
指将健康管理学的理念运用于心理健康领域。心理健康管理又包含两层含义，一是针对个体
心理健康管理，即运用健康管理学的理念，使个体能够达到和保持心理活动处于相对较高水
平，达到身体、心理和社会适应完好状态的一系列活动。二是针对群体的心理健康管理，其定
义为：运用健康管理学的理念，由心理健康政策的制定及实施管理者（政府及相关部门）会同心
理健康技术实施者（如医生、心理咨询师、基层保健人员、社区工作者等）对全民的心理状态进
行管理，以期达到全民身心健康、社会和谐稳定的一系列过程。

二、心理健康评估

1.心理健康的标准

目前，心理健康还未形成统一、公认的衡量标准。美国心理学家杰哈塔提倡一种"积极的
精神健康"，他认为"心理健康"主要包括以下 6 个方面：①自我认知的态度，能对自我做出客观

的分析。②自我成长、发展和自我实现的能力。③统一、安定的人格。④自我调控能力,能保持自我相对的稳定,善于调节自我的情绪。⑤对现实的感知能力,不会产生幻觉、妄想。⑥有积极地改善环境的能力,如顺应环境,适应环境的能力。

此外,心理学家马斯洛和米特尔曼提出的心理健康十项标准也得到了较多认可,这十项标准具体为:①充分的安全感;②充分了解自己并对自己的能力进行恰当的估计;③生活目标切合实际;④与现实环境保持接触;⑤保持个性的完整与和谐;⑥具有从经验中学习的能力;⑦保持良好的人际关系;⑧适度的情绪发泄与控制;⑨在不违背集体意志的前提下有限度地发挥个性;⑩在不违背社会道德规范的情况下,个人基本要求得到恰当满足。

当前,我国学者综合阐述了健康心理的标准,主要包括以下几点:

(1)智力正常。智力正常是人们正常生活、学习、工作的最基本心理条件,是衡量人们心理健康的首要标准。但在智力正常的范围内,一个人智力水平的高低与心理健康水平并无明显相关。

(2)情绪良好。情绪良好是心理健康的核心。心理健康的个体充满希望,乐观、愉快等积极情绪体验较多,消极情绪体验较少且能积极调整。

(3)人际关系和谐。和谐的人际关系不仅是心理健康的必要条件,也是获得心理健康的重要途径。

(4)适应社会环境。能否适应不断发展变化的社会环境是判断一个人心理是否健康的重要标志。心理健康的个体能与社会广泛接触,其心理行为能顺应社会变化的趋势。

(5)人格完整和谐。健全人格是心理健康的最终目标。

2.心理健康状态评估工具

心理评定量表是用来量化观察中所得印象的一种测量工具,是心理卫生评估中收集资料的重要手段之一。

(1)康奈尔医学指数

康奈尔医学指数(CMI)是美国康奈尔大学等编制的自填式健康问卷,康奈尔医学指数最初是作为临床检查的辅助手段而设计的,现在应用领域逐渐扩大,目前也应用于精神障碍的筛查和心理健康水平的测定。康奈尔医学指数主要包括4个方面:①躯体症状;②家族史和既往史;③一般健康和习惯;④精神症状。康奈尔医学指数可作为医院门诊标准化的采集病史方法及筛查精神障碍工具;也可用于在正常人群早期发现心身障碍者,为开展社区、团体的保健工作提供依据;还可用于了解正常人群心身健康水平,为特殊专业的人员选择提供基础数据;同时它还能用于指导心理干预措施的实施及心身疾病、神经症和躯体疾病的临床研究。

(2)症状自评量表

症状自评量表(SCL-90)包含比较广泛的精神病症状学内容,如思维、情感、行为、人际关系、生活习惯等。症状自评量表共有9个因子(躯体化、强迫症状、人际关系敏感、抑郁、焦虑、敌对、偏执、恐怖、精神病),每一个因子都反映出病人的某方面症状痛苦情况,通过因子分析可了解症状分布特点。如今症状自评量表在国内外被广泛应用于临床研究,特别是精神卫生领域中。

（3）自测健康评定量表

自测健康评定量表（SRHMS）为自评量表,由自测生理健康、心理健康和社会健康3个评定子量表组成,包括10个维度:身体症状与器官功能、日常生活功能、身体活动功能、正向情绪、心理症状与负向情绪、认知功能、角色活动与社会适应、社会资源与社会接触、社会支持、健康总体自测。自测健康评定量表主要用于14岁以上各类人群（尤其是普通人群）的健康测量,它从定量化的角度,较为直观、全面、准确地反映了个体的健康状况,且易于管理和操作。因此可应用于人群的健康状况评价、临床医疗效果评价及社区保健服务,其结果可为卫生决策部门等提供依据。

（4）儿童相关量表及其他量表

上述三个评估工具主要针对14岁以上人群使用,而针对儿童的调查量表主要包括Achenbach儿童行为量表（CBCL）、Conners儿童行为问卷、Rutter儿童行为问卷、NYLS 3—7岁儿童气质问卷及Carey儿童气质量表系列,这些均属于心理卫生综合评定量表。此外,心理健康状态评估工具还包括生活质量与幸福感测量、家庭功能与家庭关系评定、人际信任及对人性的态度、应激、抑郁、焦虑、孤独、成瘾、精神障碍评定、自我意识及自尊等方面的量表。

三、心理健康管理及干预

当代社会的快节奏高压力下,人们也可能时不时出现一些"心理症状",因此需要应用心理学知识、现代信息技术从多角度系统地关注和维护人们的心理健康。

1.个体心理健康管理

个体心理健康管理方式多样,包括个性化的教育培训、互动交流、自助调适、专家咨询、心理咨询热线等。目的在于及时了解及监测个体的心理健康状况,为个体推荐适当的调试方法或给予适当的心理干预或治疗,通过个体的积极参与和互动,维护个人的心理健康,提高其生活质量,保障正常生活和工作。

个体心理健康管理的流程如下:①先了解个体基本信息,建立个体心理健康档案;②随后通过多维度多级别的心理健康评估工具及观察等测试、分析、评估了解个体的心理健康状态,以客观、全面了解个体的心理状态;③根据评估结果结合个体实际情况推荐适当的调适、干预方法;④跟踪并监测个体的心理健康状态变化情况,针对个体的心理健康状态反馈及时调整干预方案等;⑤同时根据监测结果,还可对个体的极端心理状态或可能的行为进行预警;⑥全程将个体各个时期的心理健康状态及施加的调适或干预记录在心理健康档案中。

个体心理健康管理具有针对性强、干预精准、反馈及时、可提前预警等优点,但人力物力耗费较多。

2.群体心理健康管理

群体心理健康管理可以是针对普通群体的心理健康管理,也可以是针对特殊群体,如某些职业、特定群体的心理健康管理。群体心理健康管理可利用大数据、网络平台进行数据的录入、收集、整理及分析,了解群体的心理健康水平,探究群体突出的心理健康问题,分析相关危险因素,进而为群体心理健康解决方案的制定和心理健康风险的控制提供重要依据,从而有针对性开展重点的心理健康管理工作。

群体心理健康管理的流程如下:①通过群体心理健康管理平台个人端,利用多维度多级别的心理健康评估工具测试、分析、评估了解个体的心理健康状态;②管理平台根据评估结果结合个体实际情况自动推荐适当的调适方法,若个体达到需要进行心理治疗的程度,系统则自动对用户进行提示并向后台管理人员进行预警;③管理平台抓取用户个人端上传的调适结果、治疗结果等相关信息,记录并监测个体的心理健康状态变化情况,针对个体的心理健康状态反馈及时调整调适方案等;④后台管理人员根据群体心理健康水平、相关危险因素及突出的心理健康问题,针对性地通过平台向用户群体发送健康心理科普宣传知识、心理健康调适小技巧等,同时也可为相关部门制定心理健康促进方案和人群心理研究提供依据。此外,也可利用大数据,从众多个体心理健康档案中整理、提取所需信息,经过分析以供管理使用。

群体心理健康管理能够节省人力物力,并能够短时间内了解一个群体的心理健康水平和主要心理问题,再针对性地采取措施,达到事半功倍的效果。

3.常见心理干预及调适技术

心理干预是指在心理学理论指导下对个体的心理活动、个性特征或行为问题有步骤、有计划地施加影响,使之向预期目标变化的过程。心理干预在身体健康层面,可消除或改善各种心身症状,治愈、缓解症状或辅助治疗疾病,促进疾病的康复,预防疾病的发生及复发;在心理健康层面可解决心理冲突,纠正错误认知、矫正不良行为,调整人际关系,改善认知、情绪、行为等心理条件。此外,还有研究发现,心理调适能力与自杀和自伤行为之间存在紧密联系,因此,掌握一定的心理干预及调适技术对维护人们心理健康十分重要。

如今,现代医学模式被广泛接受,心理健康越来越被人们所重视,因此心理干预的应用范围也越来越广,适用人群包括:①综合性医院各科患者,心理干预可以帮助患者改善情绪,缓解症状,提高疗效及生活质量,达到促进恢复健康的目的。②临终病人,心理干预可通过调整认知、改善情绪使其获得平和的心态,进而减轻痛苦。③精神科及相关患者,对存在某些心理障碍如人格障碍、恐怖症的患者的心理治疗效果较好,此外,心理治疗联合临床治疗的疗效对于一些精神疾病而言效果较好。④社会适应不良者,对于在生活、工作及学习中出现适应困难者也可进行心理治疗。⑤希望改善认知习惯、人格及行为者。

(1)精神分析治疗

精神分析治疗是西方心理学主要流派的心理治疗方法之一,由奥地利精神病学家弗洛伊德创立。其观点主要为精神动力学:潜意识中早年心理创伤在一定条件下会造成人体的心理及精神疾病。因此,精神分析治疗是指采用相关的方法和技术,通过帮助病人将早年压抑在潜意识中的心理冲突(主要为精神创伤及焦虑情绪体验)挖掘出来,在意识层面进行分析和澄清,使病人重新认识该类心理冲突,进而改变原来的心理行为模式,最终达到消除症状的目的。可用于治疗各种神经症、癔症、部分心境障碍、适应障碍、人格缺陷及希望解决特定问题的正常人。

(2)认知治疗

认知治疗是一种主要目的为改变病人对事物的认知的心理治疗方法,强调认识和改变负性思维,适应不良信念,包括理性情绪疗法、贝克认知疗法、自我指导训练等。认知疗法的基本观点认为:认知过程是心理的决定因素,因为认知可影响个体的情绪及行为,且认知可调整或控制,因此认知的改变也进而可以使个体情绪和行为改变。认知疗法可用于治疗抑郁症、各类神经症、依赖与成瘾、自杀、人格障碍、心身疾病等,还可调整个体不良认知习惯。

(3)行为治疗

行为治疗是以行为学习理论为依据的心理治疗方法。该理论认为正常或异常行为(如外显不良行为及异常心理与躯体反应)是学习的结果,故通过新的学习,可改变或消除原有的异常行为。将认知疗法与行为疗法整合,则称为认知行为疗法,可以用于治疗依赖或成瘾、恐怖症等。

(4)人本主义心理疗法

人本主义心理疗法强调人格的自我理论,认为个体是理性的,能够自主、对自己负责,有能力去发现和改变自己心理上的适应不良,并具有自我实现的内在动力,能以现实的知觉来建构自己。该疗法主要用于各种领域的人际关系治疗改善等。

此外,常见心理干预技术还包括生物反馈治疗、暗示与催眠疗法、支持疗法、家庭治疗、团体心理治疗、正念疗法、豁达治疗等。

(5)常见心理调适技巧

针对不良情绪:①解决问题,通过向他人求助、制定和实施解决问题的计划等,降低应激强度。②缓和情绪,包括宣泄情绪、积极评价问题,改变认知。针对压力:首先,识别压力、判断压力的性质,可通过观察某些生理反应(出汗、肌肉紧张、口干、呼吸加速等)来确认;其次,要区分积极性压力和消极性压力,主要通过放松疗法(如静坐放松、深呼吸等)、自我心理暗示、想象法等处理消极性压力。

》 本章小结

1.随着社会经济的发展和健康观念的进步,公众对膳食健康的要求也越来越高,不仅关注疾病的营养支持治疗,更关注膳食营养对健康的影响。膳食健康管理主要指通过营养教育、合理营养、平衡膳食、营养治疗等,帮助个体或群体提高营养相关知识,树立合理的膳食理念,建立良好的饮食习惯,获得科学合理的指导,以达到促进健康、加快疾病康复等目的。而针对婴幼儿、孕产妇、老年人等群体不同的身体特征,需要采用不同的膳食干预措施,为他们提供必需的营养，以满足其健康需求。

2.运动可促进身心健康，提高生活质量。运动健康管理是指根据个人所提供的健康状况、生活状态、运动习惯，从身体适能评估、运动咨询和沟通等方面了解其运动的需求与目标，建立个人专属的运动处方，提供安全、有效、合理的运动计划，以切合实际的教学方式进行指导，配合运动成效追踪的全方位健康服务，协助提升个人体能及身体适能，进而达到个人运动健身的目标与身体健康的目的。针对不同群体的身体状况，需要采取适宜的运动干预方式。

3.良好的睡眠维持机体健康，是人们正常工作、学习、生活的保障。睡眠障碍可引发各种各样的疾病，导致免疫系统功能和认知功能等下降，危害身心健康，同时对心理障碍及各种躯体疾病的康复也会造成负面影响。因此，进行科学合理的睡眠健康管理十分有必要，养成良好的睡眠习惯、保证适宜的睡眠环境、保持良好的入睡情绪、调节睡眠前饮食、形成科学的睡眠认知等是睡眠健康管理的有效方式。

4.慢性病已经成为21世纪危害人们健康的主要问题。单靠临床治疗无法控制慢性病的增长趋势，而社区预防却有明显的效果。慢性病健康管理包括慢性病管理、慢性病并发症管理、就医策划管理、健康档案管理、体检管理等，包括通过饮食、运动、心理、睡眠等全面管理和指导，改善亚健康状态；专属的保健医生看诊、上门保健指导、设计个性化体检方案、制定个性化慢性病管理方案等有效管控慢性病，预防并发症的发生。

5.心理健康是健康的必要组成部分之一，当代社会的快节奏高压力下，人们也可能时不时出现一些"心理症状"，因此需要应用心理学知识、现代信息技术从多角度系统地关注和维护人们的心理健康。通过精神分析治疗、认知疗法、行为治疗、人本主义心理疗法以及常见心理调适技巧可以实现科学的心理健康管理。

≫ 课后思考题

1.你如何理解膳食健康管理的含义？

2.运动健康管理的主要内容有哪些？

3.如何进行睡眠健康管理？

4.健康心理的标准有哪些？

5.常见慢病防治的管理方式有哪些？

电子资源

后　记

　　在各方的督促下，历经三载寒暑，我们完成了《健康服务与管理概论》这本教材的编写工作，值此付梓之际，我们感慨万千。

　　从教材设计之初，我们就一直在思考教材与专著之间的异同，与撰写专著相比，编写教材的要求更高。我们认为，教材应是对本领域最优秀、最前沿的研究成果进行系统梳理，通过编写工作理清教材内容，搭建起一个完整的、系统的知识体系。因此教材内容设计需要遵循科学的原则，不能因个人好恶而随意取舍，这也是本教材在编写中的困点难点所在。基于这一出发点，本教材框架经过健康管理领域相关专家学者多次论证，确保教材结构科学合理；参编人员均具备扎实的专业理论知识和丰富的健康管理实践经验，确保教材内容可读易懂；编写过程中注重汲取权威专家、任课教师以及相关专业学生等各方意见，确保教材满足教学需要、符合教学实际。

　　2000年，以健康体检为主要形式的健康管理在我国出现，2001年，我国第一家专门的健康管理机构注册成立，标志着健康管理在我国正式兴起，此后相关机构如雨后春笋般涌现。经过二十余年发展，我国健康管理形成了依托医院的健康管理、依托社区的健康管理、依托第三方健康管理公司的健康管理三种模式，健康管理业已形成繁荣发展之势。但我国健康管理仍面临发展现实困境，表现在健康管理运营模式不够成熟，专业理论知识不够系统，发展水平不够深化，与发达国家仍存在一定差距等方面。进入新发展阶段，随着我国经济从高速增长转向高质量发展，健康管理业也将实现高质量发展，居民对健康管理的重视度也必将越来越高，健康管理在未来必定大有可为。

　　作为一本跨领域的教材，我们希望借此抛砖引玉，让更多学者参与研究健康管理，探索设计出更加科学合理的健康管理课程体系；让更多学生乐于学习健康管理，做好健康管理知识与实践之间的转化工作；让更多居民自觉践行健康管理，在社会上形成全人群、全生命周期的健康管理模式。从知识构建，课程设置，人才培养，到运行实践，真正构建起完善的健康服务与管理保障网，从而提升全民健康素养、促进全民健康，推动健康中国战略的实施！